肾病合理用药与饮食调养

主 编

尹国有

副主编

饶 洪 李 广 孟 毅

编著者

尹淑颖 朱 磊 徐心阔

陈玲曾 李洪斌 韩振宏

管荣朝 蔡小平

金盾出版社

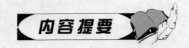

内容提要

　　本书以问答的形式,简要介绍了急性肾炎、慢性肾炎、肾病综合征、慢性肾衰竭、肾盂肾炎、肾结石等临床常见肾病的基础知识;详细阐述了有关肾病的西药治疗、中药治疗及饮食调养。其文字通俗易懂,内容科学实用,可作为肾病患者家庭治疗和自我调养康复的常备用书,也可供基层医务人员和广大群众阅读参考。

图书在版编目(CIP)数据

　　肾病合理用药与饮食调养/尹国有主编 . — 北京 : 金盾出版社,2017.5

　　ISBN 978-7-5186-1083-9

　　Ⅰ . ①肾… 　Ⅱ . ①尹… 　Ⅲ . ①肾疾病—用药法 　②肾疾病—食物疗法 　Ⅳ . ①R692.05②R247.1

　　中国版本图书馆 CIP 数据核字(2016)第 266038 号

金盾出版社出版、总发行

北京太平路 5 号(地铁万寿路站往南)

邮政编码:100036 　电话:68214039 　83219215

传真:68276683 　网址:www.jdcbs.cn

北京天宇星印刷厂印刷、装订

各地新华书店经销

开本:850×1168 1/32 　印张:9.5 　字数:247 千字

2017 年 5 月第 1 版第 1 次印刷

印数:1～5 000 册 　定价:29.00 元

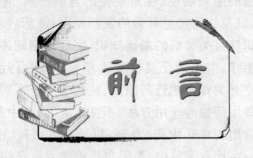

前言

　　肾脏不仅是人体主要的排泄器官,也是一个重要的内分泌器官,具有排泄代谢产物及调节水、电解质和酸碱平衡,维持机体内环境稳定等多种重要功能。肾病主要包括急性肾炎、慢性肾炎、肾病综合征、慢性肾衰竭、肾盂肾炎、肾结石等,是一组严重危害人们健康和生活质量的常见病、多发病。尽管肾病的发病率较高,但其隐匿性很强,公众知晓率极低,故有"沉默的杀手"之称。在肾病的治疗中,药物治疗是首选,饮食调养是最重要的自我调养方法,患者及其家属的参与显得尤为重要。为了普及医学知识,增强人们的自我保健意识,让广大读者在正确认识肾病的基础上,合理地选用药物治疗肾病,恰当地运用饮食调养肾病,我们组织编写了《肾病合理用药与饮食调养》一书。

　　本书以急性肾炎、慢性肾炎、肾病综合征、慢性肾衰竭、肾盂肾炎、肾结石等临床常见肾病的中西医治疗用药和饮食调养为重点,采用问答的形式,系统地介绍了有关肾病的防治知识,认真细致地解答了广大肾病患者在寻求运用药物和饮食治疗调养肾病过程中可能遇到的各种问题,力求让广大读者看得懂、用得上。书中从正确认识肾病开始,首先简要介绍了肾脏的生理功能、容易发生的肾脏疾病、肾病常用的辅助检查，以及临床常见肾病的发病原因、临床表现、诊断和中医学认识等有关肾病的基础知识，之后详细阐述了有关肾病的西药治疗、中药治疗及饮食调养等。在西药治疗中，主要包括治疗有关肾病的选药原则、注意事项及不同种类药物的特点和常用药物的应用方法、不良反应等；在中药治疗中，主要包括常用的单味中药、方剂，辨证选方用药、中成药、单方、验方等；在饮食调养中，主要包括临床常见肾病的饮食调养原则、常用的粥类食疗方、菜肴类食疗方、汤羹类食疗方，以及适宜于不同体质、不同证型患者的食疗药膳等。

书中文字通俗易懂，内容科学实用，所选用的西药、中药、食疗方的功能、适应证及应用方法叙述详尽，可作为肾病患者家庭治疗和自我调养康复的常备用书，也可供基层医务人员和广大群众阅读参考。

需要说明的是，由于疾病是复杂多样、千变万化的，加之肾病患者个体差异和病情轻重不一，在应用本书中介绍的西药、中药及食疗方治疗调养肾病时，一定要先咨询医生，切不可自作主张、生搬硬套地"对号入座"，以免引发不良事件。

在本书的编写过程中，参考了许多公开发表的著作，在此一并向有关作者表示衷心的感谢。由于我们水平有限，书中不当之处在所难免，欢迎广大读者批评指正。

尹国有

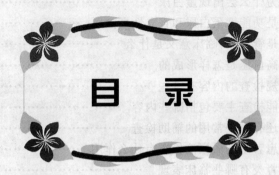

目 录

一、正确认识肾病

二、西药治疗肾病

三、中药治疗肾病

四、饮食调养肾病

一、正确认识肾病

1. 肾脏在人体什么部位,形态如何

　　肾脏位于腰部脊柱两侧,左右各一,紧贴腹后壁,居腹膜后方。左肾较右肾高,上端平第 11 胸椎下缘,下端平第二腰椎下缘;右肾上方因有肝脏,位置比左肾略低半个椎体。左侧第 12 肋斜过左肾的中部,右侧第 12 肋斜过右肾的上部,临床上常以肋骨作为肾定位的标志。肾的位置可随年龄、性别的不同而有所差异,一般女性较低于男性,儿童低于成年人,新生儿可达髂嵴,肾的位置可因呼吸的影响而上下稍有移动。

　　肾脏为成对的实质性器官,形似蚕豆,俗称"腰子",其前后略扁,新鲜时质柔软,呈红褐色,正常成年人的肾表面光滑不分叶。成年人肾脏长 10～12 厘米,宽 5～6 厘米,厚 3～4 厘米,男性肾平均重 120～150 克,女性肾则稍轻。肾可分为内、外两缘,前、后两面和上、下两端。肾的外缘隆凸,内缘中部凹陷,称为肾门,是血管、淋巴管、神经和输尿管等出入的部位。这些出入肾门的结构被结缔组织包裹,合称为肾蒂。右侧肾蒂较左侧者短,故右肾的手术较难施行。肾蒂内主要结构的排列关系,由前向后依次为肾静脉、肾动脉及输尿管。肾门向肾内扩大的空隙称为肾窦,窦内容纳肾小盏、肾大盏、肾盂、肾血管的主要分支、淋巴管和神经等结构,其间充填有脂肪组织。

2. 肾脏内部的结构如何

　　肾脏内部的结构可分为肾实质和肾盂两部分。在肾纵切面可

以看到,肾实质分内外两层,外层为皮质,内层为髓质。肾皮质新鲜时呈红褐色,由100多万个肾单位组成,每个肾单位由肾小体和肾小管构成,部分皮质伸展至髓质的肾锥体间,称为肾柱。肾髓质新鲜时呈淡红色,由10~20个锥体构成,肾锥体在切面上呈三角形,锥体底部向肾凸面,尖端向肾门,锥体主要组织为集合管,锥体尖端称为肾乳头,每一个乳头有10~20个乳头管,向肾小盏漏斗部开口。在肾窦内有肾小盏,为漏斗形的膜状小管,围绕肾乳头。肾锥体与肾小盏相连接。每侧肾脏有7~8个肾小盏,相邻2~3个肾小盏合成一个肾大盏。每侧肾脏有2~3个肾大盏,肾大盏汇合成扁漏斗状的肾盂。肾盂在肾门附近逐渐缩小,出肾门后移行为输尿管。肾单位是肾脏结构和功能的基本单位,每个肾单位由肾小体和肾小管组成。肾小体内有一个毛细血管团,称为肾小球,肾小球是个血管球,由肾动脉分支形成。肾小球外有肾小囊包绕,肾小囊分两层,两层之间有囊腔与肾小管的管腔相通。肾小管汇成集合管,若干集合管汇合成乳头管,尿液由此流入肾小盏。

肾小球是肾脏形成尿液的关键场所,同时也是肾脏疾病的好发部位,所以熟悉肾小球的结构相当重要。肾小球是一团毛细血管肉丛,属于有孔型的毛细血管,又称为血管球。肾小球分成4~8个毛细血管小叶,与输入及输出小动脉相连于血管端。在毛细血管小叶与毛细血管之间,存在着球内血管系膜区,在血管端附近,此区更为明显。肾小球毛细血管壁仅有一层内皮细胞,是一种对分子大小有一定选择性的滤过器,当血液流经肾小球毛细血管时,血浆中的成分便可有选择地滤过而形成原尿。毛细血管周围有一层薄而连续不断的基膜,基膜可分为3层,即致密层、内疏松层和外疏松层,基膜对肾小球的滤过作用有极为重要的意义。在正常情况下,基膜可限制血浆蛋白的大分子滤过;但在发病状态下,如慢性肾小球肾炎时,基膜有缺损,大分子物质便可漏出,在糖尿病、老年性高血压及动脉硬化患者中,基膜明显呈增厚改变,可引起肾小球滤过成分和数量的异常改变。

3. 肾脏有哪些生理功能

肾脏是人体的重要器官,中医视之为"先天之本",具有排泄代谢产物及调节水、电解质和酸碱平衡,维持机体内环境稳定等多种重要功能。

(1)肾小球就像网一样,当血液流经肾小球时,体积大的成分,如红细胞、白细胞、血小板、蛋白质等不能通过网子,故不能从肾小球滤出,仍留在血管内,而体积小的成分如水、钠、尿素、糖等,能通过网子,经肾小球滤出,流进肾小管内,这些液体就叫"原尿"。当原尿流经肾小管时,肾小管有重吸收功能,所以99%的水分会被吸收回体内,营养成分也几乎全部被重吸收回体内,此时只剩下机体的代谢废物和很少的水分,就形成了尿液。肾脏对尿量进行调节,当天热时出汗多,或喝水少时,尿量就少些,而喝水多时尿量就多些,也就是我们吃多少、喝多少,正常肾脏就能工作多少,以保持体内水的平衡。

(2)人体在新陈代谢过程中,会产生许多废物,而肾脏就相当于人体的污水处理厂,许许多多的废物都是由肾脏通过尿液排出体外,从而维持正常的生理活动。肌酐、尿素氮、肌酸等为主要的含氮代谢产物,这些物质都从肾小球滤出。肌酐通常不被肾小管重吸收,尿素则有一部分被重吸收。当肾衰竭时,意味着肾脏罢工了,代谢产物就会在体内蓄积,人体也就变成了一个"大垃圾场"。

(3)人体内环境必须稳定,细胞和组织才能正常代谢,器官才能正常运转。所谓内环境稳定,主要是指体液内的电解质浓度、酸碱度和渗透压在正常的范围内,包括血浆、组织间液等细胞外液。肾脏通过保留钠、钾、氯、碳酸氢盐,排出氢离子,来维持酸碱平衡和电解质平衡,通过排泄水分调节细胞外液的量和渗透压,在维持内环境稳定方面发挥了重要作用。当出现肾功能障碍时,可引起酸中毒、水肿、电解质紊乱等。

(4)肾脏在内分泌方面也有着重要作用,肾脏可以分泌某些激素,如促红细胞生成素、肾素、前列腺素、活性维生素 D 等,影响着全身或肾脏本身的代谢和功能。同时,肾脏也是某些内分泌激素的灭活场所,如胰岛素、胃泌素等。此外,肾脏还是某些内分泌激素的作用部位,如抗利尿激素、甲状旁腺素、降钙素、胰高血糖素等。当肾衰竭时,这些激素的生成、灭活过程不能正常进行,可引起严重贫血、血压升高、钙代谢紊乱等。

总之,肾脏具有多种重要功能,这些功能对于维护人体健康是必不可少的,也正因为如此,当肾脏发生疾病时,会出现多种症状,对人体造成多方面的危害。

4. 尿液是怎样生成的

肾脏是生成尿液的器官,人们所进食物中的水分,以及喝的水、汤等液体,经过胃肠道吸收进入血液,通过血液循环,再经过肾脏处理后形成尿液排出体外。因此,尿直接来源于血液。当血液流过肾小球毛细血管时,除红细胞、白细胞等血细胞和大分子蛋白质外,几乎所有血浆成分,包括少量分子量较小的血浆蛋白都能通过肾小球膜,滤到肾小球囊内形成原尿,这是尿生成的第一步。正常成年人安静时两侧肾脏的血流量每分钟为 1 000～1 200 毫升,相当于心排血量的 20％～25％。这个数据告诉我们,肾小球的滤过液不是都排出体外,其中绝大部分被肾小管重吸收,因此把肾小球的滤液叫作"原尿",而经过膀胱排出的尿才叫尿或称为终尿。原尿的成分与血浆成分很接近,而原尿与排出的终尿有显著差异。尿的生成主要经过以下 3 个过程。

(1)肾小球的滤过作用:血液流经肾小球时,血浆中的水分和其他物质从肾小球滤过,而形成肾小球滤过液,即原尿。

(2)肾小管的重吸收作用:原尿经过肾小管,99％的水分被重吸收,还有葡萄糖和蛋白质等营养物质也全部被重吸收到血液内。钠离子、氯离子、水和尿素虽然在肾小管各段均能重吸收,但主要是在近曲小管重吸收。

(3)肾小管和集合管的分泌作用:尿中有相当一部分物质是从肾小管和集合管的上皮细胞分泌或排泄到管腔中的。人排出的尿量和成分之所以能维持在正常状态,与滤过、重吸收、分泌过程有密切的关系。如果肾小球的通透性增加了,或肾小管的重吸收作用减弱了,或肾小管的排泄与分泌功能失常了,都会直接影响到尿量或尿中成分的改变。因此,对尿量的变化和尿中异常成分的分析,有助于临床诊断和治疗情况的观察。

5. 肾脏是怎样排泄代谢废物的

为维持正常的排泄功能,肾血流量一般保持在恒定范围内,肾小球滤过率约为每分钟 120 毫升。肾脏有自身调节功能,通过管球反馈,肾神经及血管活性物质等环节调节肾血浆流量,使肾小球滤过率维持在一定的范围内。肾小球滤过率受毛细血管内压、肾血浆流量、动脉血白蛋白浓度及滤过膜的通透系数等的影响,当血压过低、肾血浆流量减少、血浆胶体渗透压增高或通透系数下降时,肾小球滤过率显著降低或停止。

肾小球滤过膜对大分子物质具有屏障作用,滤过膜的屏障由两部分组成:一是电荷屏障,肾小球滤过膜带负电荷,可以阻止带负电荷的白蛋白滤出;二是机械性屏障,与滤过膜上的孔径大小及构型有关。在某些病理状态下,滤过膜上的负电荷消失,使大量白蛋白经滤过膜滤出,从而形成病理性的蛋白尿。

肌酸、肌酐、尿素为主要含氮代谢产物,由肾小球滤过排泄,而尿酸、苯甲酸及各种胺类等有机酸则经过肾小管排泄。主要通过肾小管上皮细胞向管腔内分泌的途径来排泄代谢废物,以肾小管近端排泄为主,除排泄有机酸外,还排出许多进入体内的药物,如庆大霉素、头孢菌素等也从近端肾小管排出。

正常成年人血浆中尿酸的浓度为188~488微摩/升,其中大约25%与血浆蛋白结合,大部分以游离钠盐的形式溶解在血浆中,可以自由地滤过肾小球,但98%~99%会被近端小管重新吸收。近端小管还能主动分泌尿酸,但大部分也在排泄过程中被重新吸收。通过重新吸收、分泌、重新吸收的循环过程,经尿排出的尿酸占肾小球滤过量的6%~10%,每日尿中所含的尿酸为0.1~1.0克。肌酸及肌酐也是可以通过肾小球滤过的小分子物质,滤过后在近端小管中可全部重新吸收,故正常成年人尿中没有肌酸排出。肌酐主要由肌酸通过脱水反应在肌肉中缓慢地形成,再释放到血液中,随尿液排出,因此与肌酐排泄量密切相关的是体内肌肉的总量,而很少受饮食的影响。

尽管经尿液排泄的体内代谢废物种类很多,但临床中判断肾功能时,常以血清肌酐、血尿素氮及血尿酸的客观指标为标准来进行分析,其中最重要的是血肌酐的指标。

6. 肾脏是如何对钠、钾、氯等电解质进行排泄和调节的

当肾病患者到医院定期复查时,医生在让其复查尿、分析肾功能的同时,还常让其检查钠、钾、氯等电解质。医生之所以对肾病患者的钠、钾、氯等电解质特别关注,是因为维持电解质的平衡对人体十分重要,同时肾脏是钠、钾、氯的主要排泄场所。在体液中,钠离子是细胞外液中最主要的电解质,钾离子是细胞内液中最主要的电解质,钠、钾、氯的排泄直接关系到体内这些离子的相对平衡,对保持正常体液的渗透压、体液量及酸碱平衡具有极为重要的意义。

(1)钠的排泄:尿钠是通过肾脏的滤过和重吸收作用而排出体外的。正常成年人血浆的钠离子浓度为138~145毫摩/升,绝大

部分是以氯化钠的形式存在,其次是碳酸氢钠等。影响肾脏钠排泄的有多种因素。

①肾小球滤过率与球管平衡。每单位时间从肾小球滤过的钠离子量,对尿钠的排出具有重要影响,近端小管重吸收钠离子的量随肾小球滤过率的变化而变化。若无球管平衡,当滤过的钠离子增加1%时,终尿中排出的钠量会增加2倍以上。

②糖皮质激素。糖皮质激素都有保钠作用,其中以醛固酮的作用为最强,醛固酮增多可导致水钠潴留。

③肾动脉压或肾静脉压。肾动脉压或肾静脉压增加可使钠的重吸收减少。

(2)钾的排泄:正常人血浆钾浓度为3.5~5.5毫摩/升,每日从尿中排出钾1.2~3.2克,肾脏保留钾的能力不如保钠,血清钾几乎全部可以从肾小球滤过,其中98%左右在近曲小管重吸收,小部分在髓襻吸收,肾脏排泄钾的量主要取决于肾小管分泌钾的速率。

①钾平衡。正常人摄入钾盐增加时,尿钾排出也增加。

②肾小管细胞内钾的浓度。当肾小管细胞内钾离子浓度增加时,远曲小管对钾的重吸收减少,尿钾的排出增加,反之则尿钾排出减少。

③远曲小管和集合管中钠离子的含量。每当远曲小管对钠的重吸收增加时,钾的分泌量即增加。

④醛固酮的影响。当血清钾离子浓度升高时,可促进肾上腺皮质分泌醛固酮,从而使钾排泄增加,使钾离子浓度恢复正常,这对维持正常血钾浓度具有重要意义。

(3)氯的排泄:正常人血浆中氯离子的浓度为98~108毫摩/升,主要存在于细胞外液,细胞内液的氯离子浓度只有1毫摩/升,血液中氯几乎都以氯化钠的形式存在。肾小球滤过液中的氯离子,99%在肾小管中重吸收入血,其中60%~80%在近曲小管重吸收,由于钠在近端小管主动重吸收,引起水被动重吸收,使管腔中氯、钾离子等的浓度升高,通过扩散而被动重吸收。

因此,钠的主动重吸收直接关系着包括氯在内的钾、钙等离子的重吸收。凡未被重吸收的氯,主要以氯化钠形式随尿排出,部分以氯化铵的形式由尿排出。尿氯的排泄量主要受摄入钠盐的影响,其次与肾小管液中的酸碱度有关,肾小管分泌氢离子增加,远曲小管重吸收氯离子减少,尿中排氯增加。

综上所述,肾脏通过对钠、钾、氯等电解质排泄的调节,保持体内钠、钾、氯等处于正常水平,这对维持机体正常的生理功能具有重要意义。

7. 肾脏在酸碱平衡中的作用如何

人体的体液有一定的酸碱度,并保持着动态平衡,这种酸碱平衡是维持人体生命活动的重要基础。在正常膳食情况下,体内产生大量的酸性物质和少量的碱性物质。酸性物质主要有两大类,即碳酸(挥发性酸)和固定酸(非挥发性酸)。糖类、脂类、蛋白质氧化分解产生的硫酸、磷酸、乳酸、丙酮酸等酸性物质,主要由肾脏排出体外,称为固定酸,固定酸主要由蛋白质生成,体内生成固定酸的数量和食物蛋白质含量呈正比,固定酸必须被中和并由肾脏排出,否则会对机体造成严重的危害。

正常情况下,代谢产生的酸性物质或碱性物质进入血液不会引起血液 pH 值的显著变化,主要是由于体内有一系列的调节机制,这种调节机制主要包括体液中的缓冲系统、呼吸系统和肾脏,肾脏的调节作用缓慢,但能完整地调节血液 pH 值,这是肾脏的重要功能之一。机体产生的固定酸,每日为 40～60 毫摩氢离子,它们可以通过肾小管泌氢作用自尿中排出。近曲小管、远曲小管、集合管细胞都可以泌氢。肾小管在排出酸性尿时,通过氢离子-钠离子交换,生成新的碳酸氢根离子,从而使在体液缓冲系统和呼吸系统调节机制中损失的碳酸氢根离子得到补充。同时,血浆氢离子浓度和二氧化碳分压的升高,均可刺激呼吸中枢,加强呼吸运动,使二氧化碳排出增多,血浆碳酸浓度下降。由于碳酸氢根离子的补充和碳酸的减少,使血浆中碳酸氢根离子与碳酸的比值不因固定酸的缓冲而发生明显改变,使血浆 pH 值保持在正常范围。这样,肾脏通过对肾小球滤过的碳酸氢盐的重吸收和生成新的碳酸氢盐,从而使细胞外液中的碳酸氢盐的浓度保持稳定,以维持体液的酸碱平衡。此外,肾脏的泌氢离子和碳酸氢根离子重吸收功能受动脉血的二氧化碳分压、血钾浓度等多种因素的影响。原发性代谢性酸中毒或碱中毒的形成,主要与呼吸运动和肾脏活动有关,其中肾脏起着更大的作用。

8. 肾脏是如何调节血压的

提起影响血压的因素,人们首先想到的是心血管系统、神经系统,其实血压与肾脏的关系也甚为密切,肾脏在人体血压调节方面起着非常重要的作用。一般来说,人体血压的快速调节以神经系统为主,缓慢调节则以肾脏为主,肾脏对人体血压的调节主要有以下几种机制。

(1)肾脏-体液机制:肾脏通过对水、钠排出量的调节来改变循环血量及心排血量,从而起到调节血压的作用。

(2)肾素-血管紧张素-醛固酮系统:在生理情况下,该系统通过缩血管效应直接对动脉血压进行调节。通过影响醛固酮分泌,钠和体液量保持平衡,使血压相对稳定。肾素为肾小球旁细胞所分泌,其分泌量受肾小动脉压及流经致密斑原尿中的钠浓度等因素影响。肾素作用于血浆内的血管紧张素原,产生无活性的血管紧张素Ⅰ,后者在血管紧张素转化酶的作用下,成为有活性的血管紧张素Ⅱ。血管紧张素Ⅱ主要有两种作用,一是引起小动脉血管收缩,二是促进肾上腺皮质合成和分泌醛固酮。醛固酮分泌增加,促进了肾小管对钠的主动重吸收和水的被动重吸收,使循环血量增加,血钠浓度升高,血钠还可使血管壁对缩血管物质的反应性加强。

(3)肾脏分泌的其他血管活性物质:前面说过,肾素-血管紧张素-醛固酮系统活性增强可引起高血压;另有报道提示,肾脏激肽释放酶-激肽系统受到抑制与肾实质性高血压的发生有关。近年来还发现利钠激素、加压素等物质与肾性高血压存在一定的关系。

(4)神经系统:肾脏的交感神经兴奋性增高可使肾脏血流动力学改变,肾血流量和肾小球滤过率下降,促进肾素分泌,同时神经系统可直接作用于肾小管,促进水钠潴留,这是导致血压升高的两个重要因素。

9. 肾脏易发生哪些疾病

按照肾脏的组织结构分类,肾脏疾病可分为肾小球疾病、肾小管疾病、肾间质疾病、肾血管疾病等。

(1)肾小球疾病:是指病变主要累及双肾的肾小球的疾病,分为原发性、继发性和遗传性肾小球疾病。根据原发性肾小球疾病的临床表现可分为急性肾小球肾炎(简称急性肾炎)、急进性肾小球肾炎(简称急进性肾炎)、肾病综合征、慢性肾小球肾炎(简称慢性肾炎)、隐匿性肾小球肾炎。继发性肾小球疾病是指全身性疾病中的肾小球损害,常见的可由系统性红斑狼疮、过敏性紫癜、系统性血管炎、乙型肝炎、类风湿关节炎、高血压、糖尿病等引起。遗传性肾小球疾病为遗传变异基因所致,如 Alport 综合征等。

(2)肾小管疾病:最常见的是肾小管酸中毒,分为远端型肾小管酸中毒、近端型肾小管酸中毒、四型肾小管酸中毒和混合型肾小管酸中毒。

(3)肾间质疾病:包括急性间质性肾炎、慢性间质性肾炎和反流性肾病。

（4）肾血管疾病：包括肾动脉狭窄、肾动脉栓塞和血栓形成、肾静脉血栓形成、小动脉性肾硬化症。

（5）其他：除上述疾病外，还有肾盂肾炎、药源性肾脏疾病、肾肿瘤、肾结石、急性肾衰竭、慢性肾衰竭等多种肾病存在。

在诸多肾脏疾病中，以急性肾炎、慢性肾炎、肾病综合征、慢性肾衰竭、肾盂肾炎、肾结石等较为常见，由于篇幅所限，本书主要介绍上述临床常见的肾病。

10. 肾脏病变常有哪些临床表现

（1）疼痛：各种急、慢性肾病患者都有可能出现肾区疼痛之症状，通常称为"腰痛"。不同的肾病疼痛的性质可不一样，有的患者一侧肾区疼痛，有的患者两侧肾区疼痛，有的患者感到肾区持续性隐痛，而有的患者是突发性的绞痛，不过绝大多数肾病患者表现为肾区隐痛和钝痛。

（2）排尿异常：排尿异常包括尿频、尿急、尿痛及尿量异常、尿的颜色异常等多种情况，也是肾脏疾病的常见症状。正常人白天排尿4～6次，晚上睡后排尿0～2次，如排尿次数增多，就叫尿频。尿急是指刚排完尿又急着要排尿，而且一有尿意即迫不及待，甚至尿湿内裤，但尿量却不多。尿痛是指排尿时尿道有疼痛和烧灼感。尿量异常包括多尿、少尿、无尿和夜尿增多，不同肾病尿量异常的表现也不一样。尿的颜色异常主要包括颜色变深、变浊及变成血红色，如果尿的颜色变成血红色就称为血尿。此外，绝大多数肾病患者在尿常规检查时也会出现诸如蛋白尿、管型尿等，这也属排尿异常。

（3）水肿：体重骤然增加是水肿的一个极其敏感的指标，此时不一定有水肿的表现，称为隐性水肿。如果水肿进一步加重，开始可见眼睑水肿，继而身体的下垂部位也出现水肿，如脚踝、下肢，严重者还可出现腹腔积液、胸腔积液等。用手指按压小腿胫骨前部，出现凹陷窝,据此可判断出体内多余的水分已达 4 000~6 000 克。

（4）高血压:高血压在临床中极为常见,可分为原发性高血压和继发性高血压两大类。因肾脏疾病引起的高血压称为肾性高血压,是最常见的继发性高血压之一,占成年人高血压的 5%~10%。在无明显水肿或未做尿液检查时,肾性高血压容易误认为是原发性高血压,所以一旦有高血压出现,应想到是否患有肾病。

11. 排尿异常包括哪些

肾脏的主要功能是形成和排泄尿液,因此肾脏疾病往往有排尿异常,这一点不难理解。排尿异常从表面上看,主要有尿量异常、尿的颜色异常,以及排尿时的感觉异常,从显微镜下可以发现尿液的成分也有异常。就不同的肾病患者来讲,排尿异常的内容各不一样,当然引起排尿异常的原因也是多种多样的。

（1）尿量异常:尿量异常包括多尿、少尿、无尿和夜尿过多。健康人的尿量为每日 1 000~2 000 毫升。如果每日超过 2 500 毫升,就称为多尿;如果每日尿量少于 400 毫升,就称为少尿;如果每日的尿量少于 100 毫升,就称为无尿;如果夜里的尿量超过白天的尿量,或是夜里的尿量超过 750 毫升,就称为夜尿增多。多尿、少尿、无尿和夜尿增多都是肾脏疾病的常见症状,当然,不同的肾病,尿量的异常表现也不一样。例如,慢性间质性肾炎常出现多尿且以夜尿多为特点,而急性肾衰竭常有少尿或无尿的症状。虽然肾病常有尿量的异常改变,但并不是尿量改变就一定是肾病引起的,如健康人饮水过多会尿多,运动后出汗过多会出现尿少等,这些情况都属于正常生理现象,应予以区别。

（2）尿的颜色异常:肾病患者的尿液颜色常有异常变化,一般是颜色变深、变浊和变成血红色,如果尿的颜色变成血红色,就称为血尿。尿的颜色之所以发生异常变化,是因为尿液中的成分发生变化所致,如健康人的尿液中不含红细胞,当发生急性肾炎时尿液中会出现红细胞,尿液由此而变成血红色。引起尿液颜色改变的成分有很多种,如蛋白质、红细胞、脓细胞等,这些成分在健康人的尿液中是不会出现的,只有在肾脏出现疾病时,尿液成分出现了变化,才会发生尿液颜色的异常。

(3)排尿时的感觉异常:排尿时的感觉异常主要包括尿频、尿急和尿痛。健康人白天排尿 4～6 次,夜间睡觉后排尿 0～2 次。如果排尿次数明显增多超出上述范围,则称为尿频。尿急是指尿意一来就要排尿的一种感觉,而且一有尿意即迫不及待,甚至尿湿内裤,但尿量却不多。尿痛是指排尿时尿道有疼痛和烧灼感。健康人在排尿时是没有痛苦感觉的,但在发生某些肾病的情况下,患者在排尿时会非常痛苦,这些症状都属于排尿异常,大多发生在尿路受到感染的患者身上,出现这些症状的病因主要是炎症刺激,如肾盂肾炎、肾结石合并感染或膀胱炎等,均会出现尿频、尿急、尿痛的症状。

(4)尿液的成分异常:绝大多数肾病患者在尿常规检查时会出现尿液的成分异常。正常尿液中一般是不含蛋白质、红细胞等物质的。当肾脏发生疾病时,尿液中可能就会出现白细胞、红细胞、蛋白质等。有些成分可以在显微镜下看到,如白细胞、红细胞,还有一些成分需要化学分析才能查明,如蛋白质。尿常规检查是检查分析尿液成分异常的可靠方法,也是肾病患者最常用的辅助检查。

12. 什么是尿路刺激征,形成原因有哪些

尿路刺激征又称尿道综合征,包括尿频、尿急、尿痛,为膀胱颈和膀胱三角区受刺激所致。尿路刺激征多见于膀胱炎、急性肾盂肾炎,泌尿系结石、前列腺炎和肾结核等疾病。

(1)尿频:尿频是指排尿次数增多,正常成年人白天排尿 4～6 次,晚睡后排尿 0～2 次,如排尿次数增多,就叫尿频。尿频需与多

尿相区别,尿频只是排尿次数频繁,但每次尿量不多,其病因与泌尿道炎症刺激、精神因素关系密切。而多尿则不仅排尿次数多,尿量也多,其病因多与糖尿病、尿崩症有关。

(2)尿急:尿急是指刚排完尿又急着要排尿,而且一有尿意即迫不及待,甚至尿湿内裤,但尿量却不多。尿急常伴有尿频,但尿频并不一定有尿急。临床上我们把尿急分为两种,一种常见于泌尿系炎症,尤其是膀胱三角区黏膜发炎,酸碱度改变的尿液和感染性尿液,对黏膜有较强的刺激,容易产生尿急合并尿痛;另一种是患者由于神经因素引起排尿反射异常,产生了无痛性尿急。

(3)尿痛:尿痛是指排尿时尿道有疼痛和烧灼感。尿痛是由于炎症刺激,使膀胱收缩、痉挛或是尿液流经发炎的尿道而引起。一般来说,如果尿痛合并尿急,其炎症刺激部位在膀胱,如果尿痛合并排尿困难,则炎症刺激部位在尿道或尿道阻塞。

13. 肾病患者为什么会出现腰痛

各种急慢性肾病患者都有可能出现肾区疼痛之症状,通常称为"腰痛"。腰痛可见于多种疾病,除肾病外,腰肌劳损、泌尿系统感染、腰椎病变等也均可呈现腰痛之症状。肾病患者之所以会出现腰痛,主要有以下原因。

(1)肾包膜、肾盂和输尿管遭受刺激或使其张力增高,从而引起内脏神经痛;肾脏或周围病变侵犯局部肌肉和皮肤时,则出现躯体神经痛。

(2)肾脏病变时,由于肾包膜或肾盂的牵拉,或病变侵犯局部神经所致。肾实质或肾周围化脓性炎症时,可出现内脏神经痛与躯体神经痛,在体检时脊肋角特别是肋腰点有压痛及叩击痛。

(3)中医学认为,腰为肾之府。说明腰痛与肾的关系非常密切,机体感受寒湿、湿热,肾气亏虚,以及气滞血瘀等,均可出现腰痛。

肾病引起的腰痛,可为钝痛、剧痛,也可为绞痛、酸痛等,不过多数患者为酸痛或钝痛。钝痛即通常说的慢性隐痛,大多数肾病患者的疼痛为钝痛,如慢性肾盂积水、多囊肾、急性肾炎等;持续剧烈的胀痛则多见于肾脏化脓性炎症,如肾脓肿、急性肾盂肾炎等;而突然发生的间歇性剧烈刀绞样疼痛,患者辗转不安,多见于肾与输尿管结石患者;至于腰部酸痛,则常见于肾下垂、慢性肾炎等患者。肾病患者的腰痛与风湿病患者的腰痛是不一样的,后者一般是患有多年风湿病的人,病史很长,而且风湿病患者的腰痛一般都伴有下肢关节或手臂关节的疼痛,尤其是在阴雨天气较多的季节容易发生。

14. 出现水肿就是患有肾病吗,水肿的原因有哪些

水肿是肾脏疾病最常见的症状,有时更是肾病的首发表现,尤其是在早晨起床时,眼睑的水肿最为多见。那么出现水肿就是患有肾病吗?其实,引起水肿的原因复杂多样,出现水肿并不都是患有肾病。除肾病外,心脏病、肝病、内分泌疾病等多种疾病都可出现水肿,同时有些水肿并非是疾病的表现,如特发性水肿、反应性水肿、体位性水肿、经前期水肿、药物性水肿等。

(1)特发性水肿:有些20～40岁的女性,早晨起床后眼睑及颜面常出现轻度水肿,下肢有凹陷性水肿或紧绷感,随着活动逐渐减轻消退,各种辅助检查均无异常,与神经精神因素及自主神经功能紊乱有关,称之为特发性水肿。

(2)反应性水肿:有些人,特别是高温作业或身体较胖又不爱活动者,夏天受环境高温的影响,皮肤血管扩散体液渗透并积聚于皮下组织,常在手、足等处发生水肿,夏天过后则自行消退,但每夏必发,反复多年,此为反应性水肿。

(3)体位性水肿:长时间站立、行走、下蹲或坐位,可因下肢血

液回流受阻、淤积而造成水肿,改变体位后一段时间,水肿可自行减轻、消失,此为体位性水肿。

(4)经前期水肿:有些健康的女性在月经来潮前1～2周,出现眼睑、手背、脚踝,甚至双下肢轻度水肿,以及烦躁、失眠、疲乏、头痛等症状,月经来潮时水肿及其他症状可逐渐消退,此为经前期水肿。

(5)药物性水肿:使用某些药物,如糖皮质激素、睾酮、雄激素、胰岛素,以及甘草酸等药物,可导致脸、手、足出现水肿,停药后水肿会逐渐消退,此为药物性水肿。

由上可以看出,引起水肿的原因复杂多样,一旦出现水肿,不必过于担心,更不可乱用药物,应仔细寻找原因,以确定恰当的处理方式。

15. 肾性水肿是如何分类的

水肿是由于液体在组织间隙中潴留所致,用指端加压,维持压力10秒钟,皮下水肿部位可出现凹陷。肾性水肿是全身性水肿的一种,多从眼睑、颜面开始而后遍及全身,在水肿的同时伴有肾脏病的其他临床表现,如蛋白尿、管型尿、高血压、肾区疼痛等。

肾性水肿分肾病型水肿与肾炎型水肿两类。临床上如果只将水肿确定为肾性水肿是不够的,还应进一步确定是肾病型水肿还是肾炎型水肿,如何判断主要应结合肾脏病的具体临床诊断。若诊断为原发性肾病综合征,那么患者的水肿即为肾病型;若诊断为急性肾小球肾炎或慢性肾小球肾炎,那么患者的水肿即为肾炎型。之所以要分清肾病型水肿和肾炎型水肿,这是因为两类水肿的发生机制不同,其治疗方法也不一样。

(1)肾病型水肿:主要是由于血管内外的液体交换失衡,尿蛋白的大量丢失以致低蛋白血症,使血浆胶体渗透压降低,组织液滞留,从而引起水肿。同时,血浆容量下降等引起一系列体液因子改变,促使钠、水潴留而更加剧水肿。按说肝脏每日可合成 14 克白蛋白,当低蛋白血症时,肝脏合成蛋白质可呈代偿性增加。然而,为什么还出现低蛋白血症呢? 主要原因是患者白蛋白分解加速。有实验证明,肾病综合征动物的肾脏对白蛋白的更新增速。肾小管上皮细胞是分解蛋白质的部位,肾病患者有大量蛋白尿,每日丢失的蛋白量不等,最多的可高达每日 30 克。低白蛋白血症是指血浆白蛋白<30 克/升,一般<20 克/升即出现水肿,有的患者甚至<10 克/升左右。由于血浆胶体渗透压降低,使动脉端滤出过多,而静脉端回吸收减少,以致组织液潴留引起水肿,这就是血管内外液体交换失衡。血浆容量下降是由血浆外渗所致,通过容量调节反射,神经体液性因子发生变化,如抗利尿激素分泌增加,以致肾小管重吸收水增多;分泌醛固酮增多,使肾小管对钠的重吸收增多;抑制利钠因子,则使肾脏排钠减少。上述环节均加剧水、钠潴留,而使水肿加重。

(2)肾炎型水肿:主要是由于机体细胞内外的液体交换失衡。一方面是由于肾小球滤过率降低,肾小球滤过率与肾小球毛细血管表面积的大小及其孔隙的功能状况呈正相关。急性炎症时,肾小球毛细血管腔狭窄或闭塞,以致有功能的肾小球数目减少,有效滤过面积显著减少,而使肾小球滤过率大大降低,因此肾脏排出钠、水减少而发生水肿。另一方面是球-管失衡,正常人球-管平衡,从而维持内环境的稳定,急性炎症时虽有肾小球滤过率的急剧降低,但肾小管的重吸收功能则相对地保持良好,即肾小球与肾小管的功能失去平衡,钠、水由肾小管重吸收相对而言增多而致水肿。再者,肾小球毛细血管炎症或梗阻可引起小管周围流体静压低于小管静压,以致肾小管重吸收钠、水增加。血容量增高及动、静脉毛细血管的压力增高,可引起毛细血管流体静压增高,从而使毛细血管内液移向组织间隙增多而产生水肿。

16. 肾病为什么会出现蛋白尿

正常情况下,由于肾小球滤过膜的滤过作用和肾小管的重吸收作用,人的尿液中蛋白质的含量极微(每日排出量<150毫克),尿蛋白定性检查时呈阴性反应。当24小时尿中蛋白质含量>150毫克,或尿常规检查蛋白质呈阳性时,即称蛋白尿。

临床上蛋白尿有生理性和病理性之分。病理性蛋白尿主要见于肾脏疾病,是肾脏疾病的主要临床表现,大多数肾脏疾病具有不同程度的蛋白尿。临床中之所以出现蛋白尿,主要有以下几种情况。

(1)肾小球性蛋白尿:凡能引起肾小球滤过膜通透性增加的各种肾小球疾病,均可促进肾小球滤液中的蛋白质增多,并超过了肾小管的重吸收能力,肾小球性蛋白尿一般是以白蛋白为主。

(2)肾小管性蛋白尿:肾小管性蛋白尿的发病机制是由于肾小管对正常滤过的蛋白质的重吸收障碍。当肾小管损伤,尤其是由各种抗生素或镇痛药、重金属等原因引起的肾小管损伤时,尽管肾小球滤出的蛋白质数量并未增加,但肾小管重吸收蛋白质的能力下降,尿中出现了蛋白。肾小管性蛋白尿主要是 β_2 微球蛋白、球蛋白质片段、溶菌酶等小分子量的蛋白。现在 β_2 微球蛋白和溶菌酶测定已作为近端肾小管重吸收功能的检查方法应用于临床。

(3)溢出性蛋白尿:血中有异常蛋白质,可经过肾小球滤出。由于溢出量过多,肾小管不能完全将其吸收,因而产生了蛋白尿。

(4)分泌性蛋白尿:肾组织本身可分泌含蛋白质的物质进入尿中。正常情况下,肾小管分泌一种 T-H 蛋白,每日排出量为10~140毫克,在各种原因引起的蛋白尿中这种蛋白均会增加。另外,正常尿液中也会有少量免疫球蛋白,在肾小管-间质性炎症及肿瘤时,含蛋白的分泌物亦会进入尿中,由这些原因引起的蛋白尿,称为分泌性蛋白尿。

临床所见的蛋白尿,主要是肾小球性蛋白尿和肾小管性蛋白尿,在具体病例中,往往是两者同时存在。

17. 什么是功能性蛋白尿和直立性蛋白尿

(1)功能性蛋白尿:系指健康人出现的暂时性、轻度、良性的蛋白尿。这种蛋白尿通常发生于运动后或发热时,亦可见于高温作业、过度寒冷、情绪紧张等应激状态,这些因素引起短暂的肾内血液循环变化,可能是造成功能性蛋白尿的主要原因。也可由于体内某些因素使肾血管痉挛或充血,滤过膜通透性一过性增加,因而导致了蛋白尿的发生。一旦诱发因素消失,蛋白尿也不再存在,这是功能性蛋白尿的主要特点。

剧烈的体力劳动或大量运动后,促使健康人的尿蛋白排泄增加,影响了肾小管对蛋白质重吸收的能力,这种现象临床上谓之运动性蛋白尿,属于功能性的。运动性蛋白尿多见于青少年,休息后可迅速消失,蛋白尿的程度与运动量、运动的强度及持续时间有密切关系。功能性蛋白尿的主要成分以白蛋白为主,这种蛋白尿并不反映肾脏有实质性病变,因此不能作为肾脏病看待,但应注意与原有肾脏病的患者由于运动、发热等影响,使尿蛋白量增加的情况相区别。

(2)直立性蛋白尿:又称为体位性蛋白尿,是在直立位或腰部前突时出现的蛋白尿。其特点为清晨在卧位时尿蛋白排泄量正常,而起床活动后逐渐出现蛋白尿,长时间直立、行走或活动时,尿蛋白增多,但平卧休息后可转为阴性,24 小时尿蛋白含量一般在 1克以下。直立性蛋白尿可分为间歇性及持续性两种,间歇性蛋白尿常见于生长发育迅速的青少年,一般多有循环系统不太稳定的表现,如直立性低血压及指(趾)端发绀,预后是良好的。近年来发现,少数持续性蛋白尿患者存在轻微的肾小球病变。

一般认为,直立性蛋白尿是良性、暂时的状态,并无肾脏病变存在,这符合多数人的实际情况,但也有一些是肾脏疾病的早期表现,不能忽视。因此,对有直立性蛋白尿的人应具体分析,认真检查,在平卧后尿蛋白检查阴性才能考虑为直立性蛋白尿,并且还要经过长期的临床观察,以明确有无肾脏疾病。

18. 什么是管型尿,临床意义是什么

(1)管型尿:管型是尿蛋白在肾小管及集合管中凝聚而形成的一种圆柱状物,其基质是肾小管分泌的一种糖蛋白。正常人尿内可有少量透明及细胞颗粒管型,通常 12 小时尿中管型应在 5 000个以下,每毫升尿内含 2～5 个,或每一个低倍视野<1 个,如果尿液中管型数量增多或尿中出现其他管型,称为管型尿。肾小管上皮细胞分泌的蛋白,由于浓缩和在酸性环境中凝固形成透明管型,若同时伴有红、白细胞凝聚在内,称为细胞管型;若有退行性变的细胞碎屑则形成颗粒管型;蜡样和脂肪管型则是细胞颗粒管型再度退化形成的。

(2)临床意义

①透明管型。透明管型可以出现于正常尿液中,有蛋白尿时透明管型则会增多。在肾小球肾炎、肾盂肾炎、高血压、心功能不全,以及剧烈运动、体力劳动后和发热时,常出现透明管型。

②红细胞管型。红细胞管型属病理性,表明血尿的来源在肾小管或肾小球,主要见于急性肾小球肾炎、急进性肾炎、急性肾盂肾炎、溶血性尿毒症综合征、过敏性间质性肾炎、急性肾衰竭等。

③白细胞管型。白细胞管型属病理性,主要见于急性肾盂肾炎、过敏性间质性肾炎、急性肾小球肾炎早期。白细胞管型是诊断肾盂肾炎及间质性肾炎的重要证据,若尿内有较多此类管型时,更具有诊断价值,可作为区别肾盂肾炎及下尿路感染的依据。

④上皮细胞管型。上皮细胞管型在尿内大量出现,表明肾小

管有活动性病变,主要见于急性肾小管坏死、肾淀粉样变性、重金属或化学药物中毒、肾小球肾炎等。上皮细胞管型常与颗粒管型、透明管型或红细胞管型、白细胞管型并存。

⑤颗粒管型。颗粒管型是由上皮细胞管型退化而来,或是由已崩解的上皮细胞的原浆黏合形成。颗粒管型的存在意味着在蛋白尿的同时有肾小管上皮细胞的退变、坏死,多见于各种肾小球疾病及肾小管的毒性损伤,如急性肾小球肾炎、慢性肾小球肾炎、肾盂肾炎、肾移植排异反应等。颗粒管型有时也可出现于正常人的尿中,特别是剧烈运动之后,如经常反复出现,则属异常。

⑥蜡样管型和脂肪管型。蜡样管型和脂肪管型的出现常反映肾小管有萎缩、扩张,多见于慢性肾病尿量减少的情况下;或是肾病综合征存在脂肪尿时,如肾功能不全晚期及肾淀粉样变性均可出现蜡样管型和脂肪管型。

19. 肾性高血压是怎样形成的

直接因肾病引起的高血压称为肾性高血压,占成年人高血压的 5%～10%,是继发性高血压的主要组成部分。其中,肾动脉狭窄导致肾缺血引起的高血压称肾血管性高血压;由单侧或双侧肾实质疾病所引起的高血压统称为肾实质性高血压,几乎每一种肾实质疾病都可以引起高血压。

各种肾病引起高血压的概率与其病变的性质、对肾小球功能的影响、造成肾实质缺血的程度及病变的范围等因素有关。一般肾小球肾炎、系统红斑狼疮性肾炎、先天性肾发育不全等可伴有血管病变或肾缺血,出现高血压的概率较高;而肾结石及肾盂肾炎引起继发性高血压的概率相对较少。不同病理类型的肾小球肾炎发生高血压的概率亦不相同,如微小病变和膜性肾病较少出现高血压;而膜增殖性肾炎、局灶性节段性肾小球硬化极易出现高血压。此外,肾性高血压与肾功能状态有关,随着肾功能的减退,患者伴有高血压的比例也随之增加,肾衰竭后期80%以上的患者伴有不同程度的高血压。

肾脏疾病时,影响血压升高的因素有很多,如水、钠潴留导致的血容量增加;肾素-血管紧张素系统活性增加;肾内降血压物质(如前列腺素、缓激肽)分泌减少,活性减弱;交感神经兴奋性增高,致使全身小动脉痉挛;可交换钠与肾素关系异常等。其中以前两种因素最为重要,因而我们通常将肾性高血压分为容量依赖型高血压和肾素依赖型高血压。

容量依赖型高血压的发病机制是,肾实质损害后,肾脏处理钠、水的能力减退,当钠的摄入量超过机体的排泄能力时,即出现水、钠潴留,如水、钠潴留主要在血管内,使血容量扩张,即可发生高血压。同时,水、钠潴留可使血管平滑肌细胞内水、钠含量增加,血管壁增厚,弹性降低,血管的阻力及对儿茶酚胺的反应性增强,并使血管紧张素Ⅱ对血管受体亲和力提高,此时即使血管紧张素正常亦可使血压升高。肾素依赖型高血压的发病机制为肾动脉狭窄,肾内灌注压降低,肾实质疾病,以及分泌肾素的细胞肿瘤等,均能使球旁细胞释放大量肾素,引起血管紧张素Ⅱ活性增高,全身小动脉收缩而产生高血压,同时肾素及血管紧张素Ⅱ又能促使醛固酮分泌增多,导致钠、水潴留,使血容量增加而产生高血压。肾实质损害后激肽释放酶及前列腺素的释放减少,这些舒张血管物质的减少也是高血压形成的重要因素。

20. 尿常规检查的内容有哪些

尿常规检查是临床不可缺少的一项辅助检查,有相当一部分肾病患者的主要表现就是尿常规检查异常。尿常规检查对急性肾炎、慢性肾炎、肾病综合征、肾盂肾炎等肾病的诊断具有重要意义。尿常规检查是肾病的基本检查项目,内容主要包括尿的颜色、透明度、酸碱度、红细胞、白细胞、上皮细胞、管型、蛋白质、比重及尿糖等。

(1)颜色:正常尿液的色泽主要由尿色素所致,其每日的排泄量大体是恒定的,故尿色的深浅随尿量而改变。正常尿呈草黄色,异常的尿色可因食物、药物、色素、血液等因素而变化。

(2)透明度:正常新鲜尿液,除女性的尿可见稍混浊外,多数是清晰透明的,若放置过久则出现轻度混浊。

(3)酸碱度:正常尿为弱酸性,也可为中性或弱碱性,尿的酸碱度在很大程度上取决于饮食种类、服用的药物,以及疾病的类型。

(4)红细胞:正常人尿中可偶见红细胞,离心沉淀后每个高倍视野不超过3个。若尿中出现大量红细胞,则可能由于肾脏出血、尿路出血等原因所致。

(5)白细胞:正常人尿中有少数白细胞,离心沉淀后每个高倍镜视野<5个。异常时尿中含有大量白细胞,表示泌尿道有感染性病变,如肾盂肾炎、膀胱炎及尿道炎等。

(6)上皮细胞:正常尿液中有时可发现少数脂肪变性的小圆上皮细胞。若肾小球肾炎时尿中上皮细胞可增多,若肾小管有病变时可出现较多小圆形上皮细胞。

(7)管型:正常尿液中仅含有极微量的白蛋白,一般没有管型,或偶见少数透明管型。若尿中出现1个管型,可以反映至少1个肾单位的情况,是肾脏疾病的一个信号,对诊断具有重要意义。

(8)蛋白质:一般认为,正常人每日排出尿中蛋白质的量在150毫克以内,最多不超过300毫克,常规定性检测为阴性。病理性蛋白尿见于肾小球肾炎、肾病综合征、急性肾衰竭、高血压肾病、糖尿病肾病、系统性红斑狼疮肾炎等。

(9)比重:尿液的比重为1.015~1.025,婴幼儿的尿比重偏低。尿比重受年龄、饮水量和出汗的影响。尿比重的高低主要取决于肾脏的浓缩功能,故测定尿比重可作为肾功能试验之一。

(10)尿糖:正常人尿内可有微量葡萄糖,每日尿内含糖量为

23

0.1~0.3克,最高不超过0.9克,定性试验为阴性。尿糖阳性多见于肾性糖尿、糖尿病及甲状腺功能亢进等疾病。

21. 肾功能检查主要包括哪些内容

肾脏具有强大的储备能力和代偿能力,即使最敏感的检查方法也不能查出早期和轻微的肾脏损害,因此肾功能检查的目的是了解肾脏是否有较广泛性的损害。肾功能检查的内容主要包括血尿素氮、血肌酐、血尿酸等。

(1)血尿素氮:尿素氮是蛋白质代谢的终末产物,体内氨基酸脱氨基分解成 α-酮酸和氨,氨在肝脏内和二氧化碳生成尿素,因此尿素的生成量取决于饮食中蛋白质摄入量、组织蛋白质分解代谢及肝功能状况。尿素主要经肾小球滤过随尿排出,正常情况下30%~40%被肾小管重吸收。当肾实质受损害时,肾小球滤过率降低,致使血尿素氮浓度升高,因此目前临床上多测定尿素氮以粗略观察肾小球的滤过功能。正常成年人尿素氮参考值为 3.2~7.1 毫摩/升。血中尿素氮升高见于肾脏疾病,如慢性肾炎、肾动脉硬化症、严重肾盂肾炎、肾结核和肾肿瘤的晚期等。肾功能轻度受损时,尿素氮可无变化。当尿素氮升高时,说明肾脏有 60%~70%已受损害,因此血尿素氮不能作为肾脏疾病的早期功能测定指标。但对肾功能不全,尤其是尿毒症的诊断有特殊价值,其增高的程度与病情严重性呈正比,故对病情的判断和预后的估计有重要意义。此外,尿量显著减少或无尿时,如脱水、水肿、腹腔积液、循环功能不全、尿路结石或前列腺增大引起的尿路梗阻等也可见血中尿素氮升高。

(2)血中肌酐:包括饮食摄入的外源性肌酐和肌肉分解代谢产生的内源性肌酐两部分。一般而言,饮食摄入的肌酐是相对恒定的,而一个人的肌肉量也是相对恒定的,所以血中肌酐浓度也维持在一个恒定的水平上。血中肌酐主要由肾小球滤过排出体外,而肾小管基本上不吸收,所以血中肌酐浓度取决于肾小球的滤过能力。当肾实质受到损伤,肾小球滤过下降至某一临界点时,血中肌酐含量就会急剧上升,所以测定血中肌酐浓度可作为肾小球滤过功能受损的指标之一。男性血肌酐浓度参考值为53~106微摩/升,女性为44~97微摩/升。由于肾脏的储备力和代偿力很强,故肾小球受损的早期或轻度损害时,血中肌酐浓度可正常;当血中肌酐含量明显升高时,常表示肾脏功能已严重受损。

(3)尿酸:尿酸是机体内嘌呤代谢的最终产物,大部分经肾脏排出。在肾脏的排泄过程中,全部尿酸由肾小球滤过,在肾小管中有98%~100%被重吸收,故尿酸的清除率很低。如肾小球滤过功能受损,尿酸更容易潴留于血中,致使其含量升高。肾脏病变早期时,血中尿酸浓度首先增加,因而有助于早期诊断。正常成年人血尿酸参考值男性为149~417毫摩/升,女性为89~357毫摩/升。血中尿酸升高见于急性肾炎、慢性肾炎,且其增高较尿素氮、肌酐更显著,出现也较早;其他肾脏病的晚期(如肾结核、肾盂肾炎、肾盂积水等)血尿酸浓度亦可增高。

22. 肾病还有哪些常用的辅助检查

除尿常规和肾功能检查外,肾病常用的辅助检查还有X线腹部平片、肾脏B超、CT及磁共振检查、静脉造影、肾活体组织检查等。

(1)X线腹部平片:X线腹部平片是诊断肾结石最常用的检查方法,90%以上的肾结石X线腹部平片上显影,显影的深浅与结石的化学成分、大小、厚度有关。不同成分的结石,按其显影的满意程度依次排列为草酸钙、磷酸钙、磷酸镁、胱氨酸、含钙尿酸盐,纯尿酸结石不显影。结石在X线腹部平片上显影程度受很多因素影响,如结石太小、肠气多、肥胖患者,其显影常不满意。

(2)肾脏B超检查:肾脏B超检查系无创性检查,对了解肾脏形态、有无结石、肾盂积水及肿瘤等有重要价值。X线不显影的尿酸结石可借助B超进行诊断,B超检查还可发现多囊肾、孤立肾、重复肾等肾脏畸形。通过显示肾脏的形态、大小,B超可提示肾脏的急、慢性病变。正常肾脏大小为10厘米×5厘米×3.5厘米。若肾脏体积增大,说明存在肾脏的急性病变,应排除多囊肾、肾脏淀粉样变等;若肾脏体积明显变小,说明患者存在慢性肾脏病变。彩超检查较B超检查分辨率更高,更清晰,能充分了解血管和血液供应等情况,也是肾脏疾病常用的辅助检查。

(3)CT及磁共振检查:CT及磁共振检查是近年发展较快的影像学检查手段,可以观察肾脏的形态、大小、位置及相邻脏器的解剖结构等,对诊断肾及其周围脓肿、肾肿瘤、肾囊肿等,较B超、彩超等图像更清晰,现在也已广泛应用于临床。需要指出的是:其检查费用较高,通常不作为首选检查方法。

(4)肾活体组织检查:由于肾脏疾病的种类繁多,病因及发病机制复杂,许多肾脏疾病的临床表现与肾脏的组织学改变并不完全一致,如临床表现为肾病综合征,病理可以呈现为微小病变、系膜增生、膜性肾病、膜增生性肾炎、局灶节段硬化等多种改变,其治疗方案及病情的发展结果也差别极大。另外,肾脏病的不同发展时期其组织病理的改变也不一致,如同样为IgA肾病,可以在病理上表现为从接近正常的肾组织到多数肾小球硬化的几乎所有发展阶段,所以了解肾脏组织形态学的改变对临床医生判断病情、治疗疾病和估计预后方面提供了重要的依据。可以说,肾脏病理检查的开展是肾脏病学发展的一个飞跃。目前,肾脏病理检查结果已经成为肾脏疾病诊断的金标准。肾脏病理检查的意义主要有三点:一是明确诊断,通过肾活体组织检查可以使超过1/3的患者的临床诊断得到修正;二是指导治疗,通过肾活体组织检查可以使将近1/3的患者的临床治疗方案得到修正;三是判断预后,通过肾活体组织检查可以更为准确地评价肾脏病患者的预后。

23. 肾病患者定期做尿液检查有什么作用

在诸多的肾病中,有的表现出明显水肿、高血压、肉眼血尿等症状,有的却无明显症状,仅有蛋白尿和镜下血尿,前者容易引起患者的注意,得到了及时的治疗;后者只有做尿液检查才能被发现,往往被患者所忽视,耽误了治疗的时机。也有的患者曾有过肾炎病史,经治疗休息后尿检为阴性,以后再没做尿液检查,在门诊有不少患者来就诊时已发展成慢性肾衰竭,到了肾病的晚期,此时治疗颇为困难,这些都是没有做定期尿液检查所造成的。

定期做尿液检查作用,能及时发现隐匿之肾病,准确了解病情的变化情况,有效指导治疗用药。因此,无论是曾经有肾病的患者,还是没有肾病史的正常人,定期做尿液检查都是非常必要的。

(1)对于一般人来说,通过尿常规检查,看看有没有蛋白、红细胞、白细胞等,可及时发现是否有肾炎和肾盂肾炎等疾病。

(2)对于曾经患过肾病,经治疗康复的患者,尿液检查的次数要勤些,看看病情是否有反复。

(3)对于正患肾病的患者,定期进行尿液检查更为重要。血尿和蛋白尿的增减可以反映肾小球的修复或破损情况,持续性的血尿说明肾小球基底膜的破损一直存在,一般要求患者每周做1次尿液常规检查,2~4周查1次24小时尿蛋白定量,并定期做血肌酐、尿素氮、尿比重等多项检查,以监测肾功能的情况。

(4)对一些高血压、糖尿病患者,经常做尿液检查也非常重要,可以了解这些疾病是否已累及肾脏,是否出现了肾损害。

24. 急性肾炎有哪些临床表现

急性肾炎是急性肾小球肾炎的简称,是以急性肾炎综合征为主要临床表现的一组疾病。其特点为急性起病,患者出现血尿、蛋白尿、水肿和高血压,并可伴有一过性氮质血症。急性肾炎多发于链球菌感染后,任何年龄均可发病,但以学龄儿童最为多见,青年次之,中年及老年人较少见,男性多于女性。通常于前驱感染后1～3周(平均 10 日左右)起病,潜伏期相当于致病抗原初次免疫后诱导机体产生免疫复合物所需的时间,呼吸道感染者的潜伏期较皮肤感染者短。

急性肾炎起病较急,病情轻重不一,轻者呈亚临床型(仅有尿常规及血清 C3 异常),典型者呈急性肾炎综合征表现,重症者可发生急性肾衰竭。本病大多预后良好,常可在数月内临床自愈。典型的急性肾炎具有以下临床表现。

(1)前驱症状:病前 1～3 周患者多有呼吸道或皮肤感染史,如急性咽炎、扁桃体炎、牙龈脓肿、猩红热、水痘、麻疹、皮肤脓疱疮等,部分患者可无前驱症状。

(2)尿异常:几乎全部患者均有肾小球源性血尿,约 30％患者可有肉眼血尿,常为起病的首发症状和患者就诊的原因。可伴有轻、中度蛋白尿,少数患者(<20％患者)可呈肾病综合征范围的大量蛋白尿。尿沉渣除红细胞外,早期尚可见白细胞和上皮细胞稍增多,并可有颗粒管型和红细胞管型等。

(3)水肿:80％以上患者均有水肿,常为起病的初发表现,典型表现为晨起眼睑水肿或伴有下肢轻度可凹性水肿,少数严重者可波及全身。

(4)高血压:约 80％的患者出现一过性轻、中度高血压,常与其钠、水潴留有关,利尿后血压可逐渐恢复正常。少数患者可出现严重高血压,甚至高血压脑病。

(5)肾功能异常:患者起病早期可因肾小球滤过率下降、钠水潴留而尿量减少(常在每日 400～700 毫升),少数患者甚至少尿(每日<400 毫升)。肾功能可一过性受损,表现为轻度氮质血症。多于 1～2 周尿量渐增,肾功能于利尿后数日可逐渐恢复正常。仅

有极少数患者可表现为急性肾衰竭,易与急进性肾炎相混淆。

(6)免疫学检查异常:起病初期血清 C3 及总补体下降,8 周内渐恢复正常,对诊断本病意义很大。患者血清抗链球菌溶血素"O"(ASO)滴度可升高,提示近期内曾有过链球菌感染。另外,部分患者起病早期循环免疫复合物及血清冷球蛋白可呈阳性。

25. 急性肾炎的发病原因有哪些

急性肾炎常因 β-溶血性链球菌"致肾炎菌株"(常见为 A 组 12 型等)感染所致,常见于上呼吸道感染(多为扁桃体炎)、猩红热、皮肤感染(多为脓疱疮)等链球菌感染后。感染的严重程度与急性肾炎的发生和病变轻重并不完全一致。本病主要是由感染所诱发的免疫反应引起,链球菌的致病抗原从前认为是胞壁上的 M 蛋白,而现在多认为胞质或分泌蛋白的某些成分可能为主要致病抗原,导致免疫反应后可通过循环免疫复合物沉积于肾小球致病,或种植于肾小球的抗原与循环中的特异抗体相结合形成原位免疫复合物而致病。肾小球内的免疫复合物激活补体,导致肾小球内皮细胞及系膜细胞增生,并可吸引中性粒细胞及单核细胞浸润,导致肾脏病变。

急性肾炎时,肾脏体积可较正常增大,病变主要累及肾小球,类型为毛细血管内增生性肾小球肾炎。光学显微镜下通常为弥漫性肾小球病变,以内皮细胞及系膜细胞增生为主要表现,急性期可伴有中性粒细胞和单核细胞浸润。病变严重时,增生和浸润的细胞可压迫毛细血管襻使管腔狭窄或闭塞。肾小管病变多不明显,但肾间质可有水肿及灶状炎症细胞浸润。免疫病理检查可见 IgG 及 C3 呈粗颗粒状沿毛细血管壁和(或)系膜区沉积。电子显微镜检查可见肾小球上皮细胞下有驼峰状大块致密物沉积。

26. 如何正确诊断急性肾炎

急性肾炎起病较急,病情轻重不一。急性肾炎的诊断并不困难,通常于链球菌感染后1～3周发生血尿、蛋白尿、水肿和高血压,甚至少尿及氮质血症等急性肾炎综合征表现,伴血清C3下降,病情于发病8周内逐渐减轻到完全恢复正常者,即可临床诊断为急性肾炎。若肾小球滤过率进行性下降或病情于2个月尚未见全面好转者,应及时做肾穿刺活组织检查,以明确诊断。

急性肾炎的临床表现多种多样,诊断急性肾炎必须抓住其临床诊断要点。急性肾炎的临床诊断要点应具备急性肾炎综合征的主要表现,即血尿、蛋白尿、少尿、水肿和高血压,其中血尿是诊断急性肾炎的必备条件。如果具备其他表现,但没有血尿,即使病史很短,也不能诊断为急性肾炎。急性肾炎的血尿可以是肉眼血尿,也可以是镜下血尿。蛋白尿可轻可重,少尿、水肿及高血压见于部分患者。

在确立急性肾炎的诊断时,还应注意与其他病原体感染后急性肾炎、系膜毛细血管性肾小球肾炎、系膜增生性肾小球肾炎、急进性肾小球肾炎、全身系统性疾病肾受累(如系统性红斑狼疮肾炎及过敏性紫癜肾炎),以及运动后尿异常、原发性肾病综合征、急性肾盂肾炎等疾病相鉴别。

27. 慢性肾炎有哪些临床表现

慢性肾炎是指以蛋白尿、血尿、高血压、水肿为基本临床表现,起病方式各有不同,病情迁延,病变进展缓慢,可有不同程度的肾功能减退,最终将发展为慢性肾衰竭的一组肾小球病。由于本组疾病的病理类型及病期不同,主要临床表现可各不相同,疾病表现呈多样化。

慢性肾炎可发生于任何年龄,但以青中年为主,男性多见,多数起病缓慢、隐袭。临床表现呈多样性,蛋白尿、血尿、高血压、水肿为其基本临床表现,可有不同程度肾功能减退,病情时轻时重、迁延,渐进性发展为慢性肾衰竭。早期患者可有乏力、疲倦、腰部疼痛、食欲缺乏,水肿可有可无,一般不严重,有的患者可无明显临床症状。

实验室检查多为轻度异常,尿蛋白常在每日 1～3 克。尿沉渣镜检红细胞可增多,可见管型。血压可正常或轻度升高。肾功能正常或轻度受损(内生肌酐清除率下降或轻度氮质血症),这种情况可持续数年,甚至数十年,肾功能逐渐恶化并出现相应的临床表现(如贫血、血压增高等),最终导致尿毒症。有的患者除上述慢性肾炎的一般表现外,血压(特别是舒张压)持续性中等以上程度升高,患者可有眼底出血、渗出,甚至视盘水肿,如血压控制不好,肾功能恶化较快,预后较差。另外,部分患者因感染、劳累呈急性发作,或用肾毒性药物后病情急骤恶化,经及时去除诱因和适当治疗后病情可在一定程度上缓解,但也可能由此而进入不可逆慢性肾衰竭。多数慢性肾炎患者肾功能呈慢性渐进性损害,病理类型为决定肾功能进展快慢的重要因素(如系膜毛细血管性肾小球肾炎进展较快,膜性肾病进展较慢),但也与是否合理治疗和认真护理等相关。

28. 慢性肾炎的发病原因有哪些

大多数慢性肾炎的病因尚不清楚,仅有少数慢性肾炎是由急性肾炎发展所致(直接迁延或临床痊愈若干年后再现)。慢性肾炎的病因、发病机制和病理类型不尽相同,但起始因素多为免疫介导炎症,导致病程慢性化的机制除免疫因素外,非免疫非炎症因素占有重要作用。

慢性肾炎可由多种病理类型引起,常见类型有系膜增生性肾小球肾炎(包括 IgA 和非 IgA 系膜增生性肾小球肾炎)、系膜毛细血管性肾小球肾炎、膜性肾病及局灶性节段性肾小球硬化等,其中少数非 IgA 系膜增生性肾小球肾炎可由毛细血管内增生性肾小球肾炎(临床上急性肾炎)转化而来。病变进展至后期,所有上述不同类型病理变化均可转化为程度不等的肾小球硬化,相应肾单位的肾小管萎缩、肾间质纤维化。疾病晚期肾体积缩小、肾皮质变薄,病理类型均可转化为硬化性肾小球肾炎。

慢性肾炎临床表现与病理之间未见密切联系,仅靠临床表现难以推断患者的病理类型,但慢性肾炎的各种病理类型在临床表现上仍有一定的倾向性。系膜增生性肾炎多见于青少年,男性多于女性,临床表现为持续性镜下血尿,经常反复肉眼血尿发作,病程可延续多年。膜性肾病 80% 表现为肾病综合征,25 岁以后发病多见,一般为隐匿发病。膜增生性肾炎多见于 30 岁以前的青年及少年,一般起病急,有前驱感染表现,易与急性肾炎混淆,肾功能常呈进行性减退。局灶节段性肾小球硬化几乎所有病例都是隐匿发病,临床表现以肾病综合征为主,也有开始表现为慢性肾炎的,并常伴有高血压。

29. 慢性肾炎应与哪些疾病相鉴别

凡尿化验异常(蛋白尿、血尿、管型尿)、水肿及高血压病史达一年以上,无论有无肾功能损害,均应考虑慢性肾炎,在除外继发性肾小球肾炎及遗传性肾小球肾炎后,临床上可诊断为慢性肾炎。

由于慢性肾炎的临床表现呈多样性,个体间差异较大,故要特别注意因某一表现突出,而易造成误诊。如慢性肾炎高血压突出而易误诊为原发性高血压,增生性肾炎(如系膜毛细血管性肾小球肾炎、IgA 肾病等)感染后急性发作时易误诊为急性肾炎,应予以特别注意。在临床中,慢性肾炎主要应注意与继发性肾小球肾炎、Aiport 综合征、其他原发性肾小球病、原发性高血压肾损害相鉴别。

（1）继发性肾小球肾炎：如系统红斑狼疮性肾炎、过敏性紫癜肾炎等，依据相应的系统表现、特异性实验室检查，一般不难鉴别。

（2）Aiport综合征：常起病于青少年（多在10岁以前），患者有眼（球型晶状体等），耳（神经性耳聋），肾（血尿、轻中度蛋白尿及进行性肾功能损害）异常，并有阳性家族史（多为性连锁显性遗传）。

（3）其他原发性肾小球病：主要包括隐匿型肾小球肾炎和感染后急性肾炎。

①隐匿型肾小球肾炎。临床上轻型慢性肾炎应与隐匿型肾小球肾炎相鉴别，后者主要表现为无症状性血尿和（或）蛋白尿，无水肿、高血压和肾功能减退。

②感染后急性肾炎。有前驱感染并以急性发作起病的慢性肾炎需与感染后急性肾炎相鉴别，慢性肾炎急性发作多在短期内（数日）病情急骤恶化，血清C3一般无动态变化有助于与感染后急性肾炎相鉴别。此外，疾病的转归不同，慢性肾炎无自愈倾向，呈慢性进展，可资区别。

（4）原发性高血压肾损害：血压呈明显增高的慢性肾炎需与原发性高血压继发肾损害（即良性小动脉性肾硬化）相鉴别。后者先有较长期高血压，其后再出现肾损害，临床上远曲小管功能损伤（如尿浓缩功能减退、夜尿增多）多较肾小球功能损害早，尿改变轻微（微量至轻度蛋白尿、可有镜下血尿及管型），常有高血压的其他靶器官（心、脑）并发症。

30. 慢性肾炎是从急性肾炎发展而来的吗

很多人认为，急性肾炎和慢性肾炎是同一疾病的两个阶段，慢性肾炎是从急性肾炎发展而来的，就像急性肝炎迁延不愈转为慢性肝炎一样。其实，这是一种误解，慢性肾炎并非都是从急性肾炎

33

发展而来的。

我们首先应该明确的是：慢性肾炎和急性肾炎是两种不同的病，在临床表现、病理改变，以及治疗和预后方面都有着不同的特点。那么，急性肾炎和慢性肾炎之间就没有任何联系吗？当然也不是的，慢性肾炎中确实有一少部分是由急性肾炎发展所致（直接迁延或临床痊愈若干年后再现）。我们知道，急性肾炎大部分可以获得临床痊愈，但仍有 20％左右迁延不愈，病程超过 1 年，尿蛋白持续存在者，说明急性肾炎已演变为慢性肾炎。也有某些急性肾炎患者虽然临床治愈，没有任何临床症状，但病理改变并未治愈，若干年后而表现为慢性肾炎。

慢性肾炎的绝大部分不是从急性肾炎发展而来的，开始发病即是慢性肾炎，这是由患者肾小球的病理改变的类型所决定的。急性肾炎的病理改变为肾小球毛细血管内增生，慢性肾炎的病理改变则有系膜增生性肾炎、膜性肾病、膜增生性肾炎、局灶节段性肾小球硬化等多种。因此，单纯根据发病年龄、病程及临床表现将急性肾炎与慢性肾炎完全分开有时是很困难的，特别是中老年患者，这时就需要做肾穿刺活组织检查以鉴别之。

31. 肾病综合征有哪些临床表现

肾病综合征不是对疾病做出的最后诊断，是指由不同原因造成肾脏病理损害而致的一组临床表现相似的症候群，是肾小球疾病的常见表现。引起肾病综合征的原因有很多，临床表现亦有一定的差异，但其主要临床特点是大量蛋白尿（每日≥3.5 克）、低蛋白血症（血浆白蛋白≤30 克/升）、高脂血症和水肿，即所谓的"三高一低"，其中以高度的蛋白尿及低蛋白血症为诊断的必备条件。

水肿是肾病综合征最突出的临床表现之一，但程度轻重不一，重者可出现全身水肿，包括头面部、阴囊（阴唇）、腹壁、腰背部、双下肢及胸腔积液、腹腔积液等。水肿的发生可急可缓，多自疏松组织(如眼睑部或下肢踝部附近)开始,继而蔓延全身。水肿的形成主要与低蛋白血症所致的血浆胶体渗透压降低,以及水、钠潴留有关,水肿的程度与病情的严重程度无明显对应关系。

肾病综合征是否出现高血压与病理类型有关,某些严重水、钠潴留的患者,可出现一过性高血压。某些少尿患者可出现氮质血症,这一点应引起注意,不要误认为是肾衰竭。随着病情的缓解,这种现象可自行消失。同时,肾病综合征还容易出现感染、急性肾衰竭、蛋白质及脂肪代谢紊乱,以及血栓、栓塞等并发症。肾病综合征患者血液检查可见低蛋白血症和高脂血症,尿液检查除有高度的蛋白尿外,还可出现血尿,尿液检查中是否出现血尿与肾病综合征患者的病理类型有关。微小病变型肾病综合征一般尿中无红细胞增多,系膜增生性肾炎常有红细胞尿,尿沉渣镜检可见较多的管型,包括透明管型、颗粒管型、蜡样管型及细胞管型。

32. 肾病综合征的发病原因有哪些

根据肾病综合征发病原因的不同,可将其分为原发性和继发性两大类。原发性肾病综合征为原发性肾小球疾病所致,如微小病变性肾病、膜性肾病、系膜增生性肾炎等,原发性肾病综合征的诊断必须尽一切可能排除继发性肾病综合征后才能得出。导致继发性肾病综合征的原因有很多,归纳起来大致有以下几类。

(1)系统性疾病:如系统性红斑狼疮、混合性结缔组织疾病、干燥综合征、类风湿关节炎、多动脉炎等。

(2)代谢性疾病:如糖尿病、肾淀粉样变、多发性骨髓瘤、黏液水肿等。

(3)过敏性疾病:如过敏性紫癜、药物过敏(如青霉胺、海洛因、驱虫剂等)、毒蛇咬伤、花粉和其他过敏源致敏。

(4)感染性疾病:如梅毒、疟疾、血吸虫病、亚急性细菌性心内膜炎等。

(5)肾毒性物质:如汞、铋、金、二甲双酮等。

(6)遗传性疾病:如家族遗传性肾炎、先天性肾病综合征等。

(7)恶性肿瘤:如多发性骨髓瘤、霍奇金病、淋巴细胞白血病等。

(8)其他:如妊娠高血压综合征、肾移植的慢性排异、肾硬化、肾动脉狭窄等。

以上罗列了众多引起肾病综合征的病因,但临床上常见的只有其中的少数几种。常见的肾病综合征主要为原发性肾小球疾病所致。在肾病综合征中,成年人继发性肾病综合征约占20%,儿童占4%左右。在继发性肾病综合征中,又以系统性红斑狼疮、糖尿病肾病、肾淀粉样变、多发性骨髓瘤为多见。

33. 为什么肾病综合征会出现"三高一低"

所谓肾病综合征的"三高一低",是指大量蛋白尿(每日≥3.5克)、高脂血症、水肿和低蛋白血症(血浆白蛋白≤30克/升),此乃肾病综合征的主要临床特点。肾病综合征之所以会出现"三高一低",是由其病理特点所决定的。

(1)大量蛋白尿:在正常生理情况下,肾小球滤过膜具有分子屏障及电荷屏障作用。当这些屏障作用、特别是电荷屏障受限时,肾小球滤过膜对血浆蛋白(多以白蛋白为主)的通透性增加,致使原尿中蛋白含量增多,当远超过近曲小管重吸收量时,形成大量蛋白尿。在此基础上,凡增加肾小球内压力及导致高灌注、高滤过的因素(如高血压、高蛋白饮食或大量输注血浆蛋白)均可加重蛋白尿的排出。

(2)高脂血症:高胆固醇和(或)高三酰甘油血症,血清中低密度脂蛋白、极低密度脂蛋白和脂蛋白a浓度增加,常与低蛋白血症并存,其发生机制与肝合成脂蛋白增加和脂蛋白分解减弱相关,目前认为后者可能是高脂血症更为重要的原因。

（3）水肿：肾病综合征时低白蛋白血症、血浆胶体渗透压下降，使水分从血管腔内进入组织间隙，是造成肾病综合征水肿的基本原因。近年的研究表明，约 50％患者的血容量正常或增加，血浆肾素水平正常或下降，提示某些原发于肾内的钠、水潴留因素在肾病综合征水肿发生机制中起一定作用。

（4）低蛋白血症：肾病综合征时大量白蛋白从尿中丢失，促进白蛋白在肝的代偿性合成和在肾小管分解的增加，当肝白蛋白合成增加不足以克服丢失和分解时，则出现低白蛋白血症。肾病综合征患者因胃肠道黏膜水肿导致饮食减退、蛋白质摄入不足、吸收不良或丢失，也是加重低白蛋白血症的原因。除外血浆白蛋白减少外，血浆的某些免疫球蛋白（如 IgG）和补体成分、抗凝及纤溶因子、金属结合蛋白及内分泌素结合蛋白也可减少，尤其是大量蛋白尿，在肾小球病理损伤严重和非选择性蛋白尿时更为显著。患者易产生感染、高凝、微量元素缺乏、内分泌紊乱和免疫功能低下等并发症。

34. 如何正确诊断肾病综合征

（1）诊断要点：要正确诊断肾病综合征，必须掌握诊断要点，并注意做好鉴别诊断。肾病综合征的诊断包括以下几方面。

①确诊肾病综合征。肾病综合征的诊断标准是尿蛋白每日＞3.5 克、血浆白蛋白＜30 克/升、水肿和血脂升高，其中尿蛋白每日＞3.5 克和血浆白蛋白＜30 克/升为诊断所必需。

②确认病因。必须首先除外继发性病因和遗传性疾病（表1），才能诊断为原发性肾病综合征，最好能进行肾活检，以做出病理诊断。

③判定有无并发症。肾病综合征常见的并发症有感染、急性肾衰竭、蛋白质及脂肪代谢紊乱，以及血栓、栓塞并发症等。

表1　肾病综合征的分类和常见病因

分类	儿童	青少年	中老年
原发性	微小病变型肾病	系膜增生性肾小球肾炎 系膜毛细血管性肾小球肾炎 局灶性节段性肾小球硬化	膜性肾病
继发性	过敏性紫癜肾炎 乙型肝炎病毒相关性肾小球肾炎 系统性红斑狼疮肾炎	系统性红斑狼疮肾炎 过敏性紫癜肾炎 乙型肝炎病毒相关性肾小球肾炎	糖尿病肾病 肾淀粉样变性 骨髓瘤性肾病 淋巴瘤或实体肿瘤性肾病

(2)鉴别诊断：需进行鉴别诊断的继发性肾病综合征病因主要包括过敏性紫癜肾炎、系统性红斑狼疮、乙型肝炎病毒相关性肾炎、糖尿病肾病、肾淀粉样变性，以及骨髓瘤性肾病等疾病。

①过敏性紫癜肾炎。好发于青少年，有典型的皮肤紫癜，可伴关节痛、腹痛及黑粪，多在皮疹出现后1～4周出现血尿和(或)蛋白尿，典型皮疹有助于鉴别诊断。

②系统性红斑狼疮。好发于青少年和中年女性，依据多系统受损的临床表现和免疫学检查可检出多种自身抗体，一般不难明确诊断。

③乙型肝炎病毒相关性肾炎。多见于儿童及青少年，以蛋白尿或肾病综合征为主要临床表现，常见的病理类型为膜性肾病，其次为系膜毛细血管性肾小球肾炎等。国内依据以下3点进行诊断：血清乙型肝炎病毒抗原阳性；患肾小球肾炎，并可除外系统性红斑狼疮肾炎等继发性肾小球肾炎；肾活检切片中找到乙型肝炎病毒抗原。我国为乙型病毒性肝炎的高发区，对有乙型病毒性肝

炎的患者,儿童及青少年蛋白尿或肾病综合征患者,尤其是膜性肾病者,应认真排除之。

④糖尿病肾病。好发于中老年,肾病综合征常见于病程 10 年以上的糖尿病患者。早期可发现尿微量白蛋白排出增加,以后逐渐发展成大量蛋白尿、肾病综合征。糖尿病病史及特征性眼底改变有助于鉴别诊断。

⑤肾淀粉样变性。好发于中老年,肾淀粉样变性是全身多器官受累的一部分。原发性淀粉样变性主要累及心、肾、消化道(包括舌)、皮肤和神经,继发性淀粉样变性常继发于慢性化脓性感染、结核、恶性肿瘤等疾病,主要累及肾、肝和脾等器官。肾受累时体积增大,常呈肾病综合征。肾淀粉样变性常需肾活检确诊。

⑥骨髓瘤性肾病。好发于中老年,男性多见,患者可有多发性骨髓瘤的特征性临床表现,如骨痛、血清单株免疫球蛋白增高、蛋白电泳有 M 蛋白及尿本周蛋白阳性,骨髓象显示浆细胞异常增生(占有核细胞的 15% 以上),并伴有质的改变。多发性骨髓瘤累及肾小球时可出现肾病综合征。上述骨髓瘤特征性表现有利于鉴别诊断。

35. 高血压肾病有哪些临床表现

高血压肾病是指由原发性高血压引起的良性肾小动脉性肾硬化(又称高血压肾小动脉硬化)和恶性肾小动脉性肾硬化,并伴有相应临床表现的疾病。

高血压肾病早期的主要症状有夜尿增多,随后出现蛋白尿,个别患者可因毛细血管破裂而发生短暂性肉眼血尿,但不伴明显腰痛。常合并动脉硬化性视网膜病变、左心室肥厚、冠心病、心力衰竭等。其病程发展缓慢,多数患者表现为肾功能常年轻度损害和尿常规异常,少数患者会慢慢发展为肾衰竭。若是恶性高血压者,其舒张压超过 120 毫米汞柱,伴有明显的心脑并发症且迅速发展,有大量蛋白尿,常伴有血尿,肾功能进行性减退。

高血压病史时间越长,年龄越大,并发肾病的概率越大。长期高血压对肾脏的损害呈进行性进展。年龄大的高血压患者会出现轻度的肾小动脉玻璃样变,因此很多资料中把衰老当成肾小动脉硬化的因素之一。夜尿增多与蛋白尿的出现也可反映肾小管、肾小球已发生损害。尿毒症者可出现相应的症状,尿毒症的早期症状有疲乏无力、腰酸腿软等虚弱症状,食欲缺乏或恶心、呕吐等消化道症状,以及面色萎黄、舌质淡、口唇和眼睑苍白等贫血的表现。一旦出现相关症状,应及时检查肾功能,以确认有无异常。

临床中根据高血压肾病患者的症状表现和实验室检查情况,通常将其分为Ⅰ期、Ⅱ期和Ⅲ期。Ⅰ期又称微量白蛋白尿期,以尿中白蛋白排泄量异常为特征,检查肾功能正常,尿常规蛋白阴性。Ⅱ期又称临床蛋白尿期,以尿常规蛋白阳性,24小时尿蛋白定量＞0.5克为特征,肾功能正常。Ⅲ期为肾功能不全期,以内生肌酐清除率下降,血清肌酐升高为特征,并可分为非透析期和透析期(尿毒症期)两个阶段。

36. 糖尿病肾病有哪些临床表现

糖尿病肾病是糖尿病常见的慢性并发症之一,是指由于糖尿病患者糖代谢异常引起肾小球硬化的病症,属于糖尿病微血管病变。

糖尿病肾病在糖尿病的基础上发生,当糖尿病患者出现早期糖尿病肾病时,常没有任何肾病的临床表现,而80%的患者会在10年内发展为临床糖尿病肾病,主要症状为水肿、高血压,如果出现持续的蛋白尿,并伴有食欲缺乏、恶心呕吐、贫血等,则说明已出现慢性肾功能不全,严重时可出现腹腔积液、胸腔积液等症状。根据糖尿病患者肾功能和结构病变的演进及临床表现,糖尿病肾病可分为以下几个阶段。

（1）第一期：糖尿病肾病初期，又称肾小球高滤过期。以肾脏体积增大和肾小球滤过率升高为特征，这一期可没有病理组织学的损害和临床症状。

（2）第二期：正常白蛋白尿期。发生在糖尿病起病后2～3年，但没有明显的临床表现，尿白蛋白排泄率正常，运动后可出现尿白蛋白增高，经休息后可恢复，这一期肾小球已出现结构改变，肾小球系膜细胞增生，肾小球硬化和基底膜增厚，肾小球滤过率多高于正常并与血糖水平一致。糖尿病肾损害第一、第二期的患者血压多正常。

（3）第三期：微量白蛋白尿期。发生在糖尿病起病后5～7年，主要表现为尿白蛋白排泄率持续高于每分钟20～200微克。高滤过率可能是患者持续微量白蛋白尿的原因之一，当然还有长期代谢控制不良的因素。这一期患者血压轻度升高，降低血压可部分减少尿微量白蛋白的排出。患者的肾小球基底膜增厚和系膜基质增加更明显，已有肾小球局灶型或弥散型病变，以及小动脉玻璃样变，并已开始出现肾小球荒废。当前观点认为，对这一期进行干预治疗，能够逆转白蛋白尿并阻止或延缓肾病的进展。

（4）第四期：临床糖尿病肾病期。这一期的特点是大量白蛋白尿，尿白蛋白排泄率每分钟＞200微克，或持续24小时尿蛋白定量＞0.5克，为非选择性蛋白尿。可伴有高血压、水肿甚至肾病综合征样表现，肾小球滤过率正常或稍下降，患者的肾小球基底膜明显增厚，系膜基质增宽，荒废的肾小球增加，残余肾小球代偿性肥大。这一期患者肾小球滤过率持续下降，但大多数患者血肌酐水平尚不高。对此期进行干预治疗，只能延缓而不能逆转肾衰竭的进展，但如果不给予治疗，肾功能会逐渐下降，如果伴有高血压或吸烟，肾功能下降会更快。

（5）第五期：终末期肾病，又称尿毒症期。多发生在糖尿病起病后20～40年。这一期的糖尿病肾病患者，由于其肾小球基底膜广泛增厚,肾小球毛细血管腔进行性狭窄和更多的肾小球荒废,肾脏滤过功能进行性下降,导致肾衰竭,最后患者的肾小球滤过率＜10毫升/分,血肌酐和尿素氮增高,伴严重的高血压、低蛋白血症和水肿。患者普遍有氮质血症引起的胃肠反应,如食欲缺乏、恶心呕吐,并可继发贫血和严重的高血钾、代谢性酸中毒和低钙抽搐,还可继发尿毒症性神经病变和心肌病变。这些严重的并发症常是糖尿病肾病尿毒症患者致死的原因。

糖尿病肾病患者处于第一、二、三期时,一般没有明显的临床表现,处于第四期后可表现为蛋白尿、水肿、高血压、肾功能减退及肾小球滤过率改变等。目前对于糖尿病肾病的观点为预防重于治疗,一旦疾病进展到第四期以后,药物的干预也只能起到"亡羊补牢"的效果,而不能达到逆转疾病的目的。

37. 慢性肾衰竭分为几期

慢性肾衰竭是常见的临床综合征。各种慢性肾脏疾病,随着病情的进展恶化,肾单位进行性破坏,以致残存有功能肾单位不足以充分排出代谢废物和维持机体内环境稳定,进而发生泌尿功能障碍和内环境紊乱,包括代谢废物和毒物的潴留,水、电解质和酸碱平衡紊乱,并伴有一系列临床症状的病理过程,称之为慢性肾衰竭,严重时称为尿毒症。

慢性肾衰竭不是一种独立的疾病,它发生在各种慢性肾脏病的基础上,缓慢地出现肾功能减退而至衰竭。肾功能损害是一个较长的发展过程,不同阶段有其不同的程度和特点,按肾功能损害的程度通常将慢性肾衰竭分为肾储备能力下降期、氮质血症期、肾衰竭期和尿毒症期。

(1)肾储备能力下降期:肾小球滤过率减少至正常的50％～80％(临床上常用内生肌酐清除率来代表肾小球滤过率),血肌酐正常,患者无症状。

（2）氮质血症期：是肾衰竭的早期，肾小球滤过率减少至正常的 25%～50%，出现氮质血症，血肌酐高于正常，但＜450 微摩/升，通常无明显症状，可有轻度贫血、多尿和夜尿。

（3）肾衰竭期：肾小球滤过率减少至正常的 10%～25%，血肌酐显著升高（450～707 微摩/升），贫血较明显，夜尿增多及水电解质失调，并可有轻度胃肠道症状、心血管症状和中枢神经系统症状。

（4）尿毒症期：是肾衰竭的晚期，肾小球滤过率减少至正常的 10%以下，血肌酐＞707 微摩/升，肾衰竭的临床表现和血生化异常已十分显著。

38. 尿毒症早期有哪些征兆

尿毒症并不能与慢性肾衰竭画等号，不是一个独立的疾病，而是各种晚期肾脏疾病共有的临床综合征，是进行性慢性肾衰竭的终末阶段。在此阶段中，除了水与电解质代谢紊乱和酸碱平衡失调外，由于代谢产物在体内大量潴留而呈现消化道、心、肺、神经、肌肉、皮肤、血液系统等广泛的全身中毒症状。也就是说，尿毒症这一名词是从临床表现这一角度来谈的，因而医生诊断时不仅要结合血尿素氮、血肌酐的数值来衡量，更重要的是要根据患者所出现的机体自身中毒的症状来判断，不能随便地下"尿毒症"的诊断，以免加重患者的思想负担。

肾脏有强大的潜在代偿能力，在肾功能受损时，通常代偿能承担人体的基本生理功能，因此患者可自感"一切正常"。尽管尿毒症的发生和发展有一个较长的逐渐加重的过程，且这个过程有时十分隐匿，但早期也常有不少"蛛丝马迹"可以寻找，只要善于发现这些不显眼的迹象，及时到医院找医生就诊，检查尿液和血液，便能尽早发现尿毒症。

（1）身困乏力：身困乏力可能是早期的表现，但最容易被忽略，因为引起身困乏力的原因的确太多了。特别是那些在事业上"全力拼搏"的人,大多将之归咎于工作紧张和劳累,若稍加休息而症状好转,则更易被忽视。

(2)面色萎黄:面色萎黄主要由贫血所致。由于这种表现发生和发展十分缓慢,因而在一段不太短的时间内不会出现明显的"反差",这像人们在早期见面难以发现各种缓慢发生的变化一样。

(3)水肿:水肿是一个比较容易觉察的症状,是因肾脏不能清除体内多余的水分而导致液体滞留在体内组织间隙所致,早期仅在足踝部及眼睑部水肿,休息后消失;若发展至持续性或全身性水肿时,病情已不轻。

(4)尿量改变:由于肾脏滤过功能下降,部分患者随病程进展尿量会逐渐减少。即使是尿量正常,由于尿液中所排除的毒素减少,质量下降,不能排出体内过多的废物,所以在一定程度上尿量并不能完全说明肾脏功能的好坏。

(5)高血压:因为肾脏有排钠、排水的功能,肾功能受损时体内会发生钠和水的潴留。另外,此时肾脏会分泌一些升高血压的物质,因此尿毒症患者早期会有不同程度的高血压。若有高血压加之凝血机制差易致鼻或齿龈出血,要引起注意。

(6)食欲不佳:食欲不佳是由于毒素在体内潴留,影响消化功能所致,多数人不以为然。待病情发展,将会出现腹部闷胀不适、恶心、呕吐等,甚至大便次数增多或便质稀烂,此时病已较重,这也往往是患者不得不就医的重要原因。

39. 慢性肾衰竭有哪些临床表现

在慢性肾衰竭的早期,除血肌酐升高外,往往无临床症状,而仅表现为基础疾病的症状,到了病情发展到残余肾单位不能调节适应机体最低要求时,肾衰竭症状才会逐渐表现出来。尿毒症时每个器官系统的功能均失调而出现尿毒症的各种症状,透析可改善尿毒症大部分症状,但一些症状可持续,甚至加重。

(1)水、电解质和酸碱平衡失调:肾衰竭时常有钠、水潴留,如果摄入过量的钠和水,易引起体液过多而发生水肿、高血压和心力衰竭。同时还容易导致钠、水平衡失调,钾的平衡失调,代谢性酸中毒,磷和钙的平衡失调,以及高镁血症,而引发相应的症状和体征。

(2)各系统症状

①心血管疾病。是肾衰竭最常见的死因,心血管系统主要表现为高血压和左心室肥大、心力衰竭、心包炎,以及动脉粥样硬化。

②呼吸系统。表现为在酸中毒时呼吸深而长,体液过多可引起肺水肿,尿毒症毒素可引起"尿毒症肺炎"。

③血液系统。主要有贫血、出血倾向,以及白细胞异常。

④神经、肌肉系统。在肾衰竭早期主要有疲乏、失眠、注意力不集中,其后会出现性格改变、抑郁、记忆力减退、判断错误,并可有肌肉兴奋性增加。尿毒症时常有精神异常,对外界反应淡漠、谵妄、惊厥、幻觉、昏迷等。

⑤消化系统。肾衰竭时患者常有胃肠道症状,食欲缺乏是常见的早期表现,尿毒症时常口气有尿味和恶心、呕吐。

⑥皮肤症状。主要表现为皮肤瘙痒,有时难以忍受。肾性骨营养不良症可表现为纤维囊性骨炎、肾性骨软化症、骨质疏松症等。

⑦内分泌系统。由于内分泌失调,可出现性功能障碍、闭经、不孕不育等。

⑧感染。肾衰竭时易并发感染,且尿毒症患者易并发严重感染,以肺部感染为最常见,感染时发热没有正常人那么明显。

⑨其他。肾衰竭患者还常有代谢失调,出现体温过低、糖代谢异常、高尿酸血症,以及脂质代谢异常等。

40. 如何正确诊断慢性肾衰竭

要正确诊断慢性肾衰竭,必须掌握诊断慢性肾衰竭的方法。慢性肾衰竭的诊断通常不难,过去病史不明的,有时需要和急性肾衰竭相鉴别;贫血、尿毒症面容、高磷血症、低钙血症、血甲状旁腺激素浓度升高、双肾缩小,支持慢性肾衰竭的诊断。需要时可做肾活检,同时应尽可能地查出引起慢性肾衰竭的基础疾病,寻找促使肾衰竭恶化的因素。

(1)基础疾病的诊断:早期肾衰竭的基础疾病诊断较易,这主要是肾影像学检查和肾活检危险性较小,而诊断意义较大。晚期肾衰竭则较难,但仍是重要的,因为有一些基础疾病可能仍有治疗价值,如系统红斑狼疮肾炎、肾结核、缺血性肾病、止痛药肾病和高钙血症肾病等。

(2)寻找促使肾衰竭恶化的因素:肾脏有强大的储备能力,当肾功能只有正常的 $25\%\sim50\%$ 时,通常患者仍可无肾衰竭症状。但在此时如稍加重其损害,则患者即可迅速出现肾衰竭症状。促使肾功能恶化的因素主要有以下几个方面。

①血容量不足。可使肾小球滤过率下降,加重肾衰竭,常见于有钠、水丢失的患者。

②感染。常见的是呼吸道感染、尿路感染,败血症伴低血压时对肾衰竭影响尤大。

③尿路梗阻。最常见的是尿路结石。

④心力衰竭和严重心律失常。心力衰竭和严重心律失常可影响肾脏血液供应等,对肾衰竭有不利影响。

⑤肾毒性药物。如使用氨基糖苷类抗生素等。

⑥急性应激状态。如严重创伤、大手术等。

⑦高血压。如恶性高血压或高血压的降血压过快、过剧。

⑧高钙血症、高磷血症或转移性钙化。高钙血症、高磷血症或

转移性钙化亦是促使肾衰竭恶化的因素之一。

41. 肾盂肾炎的易感因素有哪些

肾盂肾炎是一侧或两侧肾盂和肾实质受非特异性细菌直接侵袭所引起的感染性疾病,一般伴下泌尿道炎症,临床上不易区别。肾盂肾炎在尿路感染中称为上尿路感染,大肠埃希菌为主要致病菌。肾盂肾炎的易感因素是多方面的,主要因素与感染有关。

(1)由于女性尿道短,细菌容易侵入,受感染的概率大,故女性发病率比男性高 8～10 倍。

(2)女性尿道口有大肠埃希菌存在,性交常常是引起感染的重要原因。

(3)妊娠妇女雌激素分泌增多,输尿管张力降低,蠕动减弱,导致尿路不畅,尿液反流的发生率较高,故妊娠期的尿路感染多数为肾盂肾炎。肾盂肾炎多由膀胱炎上行感染所致,尤其是膀胱-输尿管反流,是上行感染的重要原因。

(4)膀胱炎如未能及时或充分地治疗,有 30%～50% 可上行感染引起肾盂肾炎。

(5)尿路梗阻,如尿路结石、肿瘤、狭窄、前列腺肥大及神经源性膀胱等,致使尿流不畅,局部抗菌能力降低,有利于感染并致尿道压力增高,这是肾盂肾炎的重要诱因。尿路梗阻者约 60% 并发肾盂肾炎。

(6)肾实质病变,如肾小球肾炎、肾囊肿、肾肿瘤及慢性肾小管间质性疾病,可使肾脏局部抗菌能力减退,易并发肾盂肾炎。

(7)全身性因素,如糖尿病、高血压、长期低血钾、心力衰竭及许多慢性消耗性疾病易并发肾盂肾炎。

(8)除上行性感染外,肾盂肾炎还可经血行和淋巴道及附近脏器直接感染,同时肾盂肾炎与免疫也有一定关系。

42. 肾盂肾炎的主要临床表现有哪些

临床中根据肾盂肾炎的发病病情可分为急性肾盂肾炎和慢性肾盂肾炎。急性肾盂肾炎经积极彻底治疗,绝大多数可获根治;少数患者由于各种原因使感染持续,病程迁延,反复发作,也可发展为慢性肾盂肾炎,是导致慢性肾衰竭的重要原因之一。

(1)急性肾盂肾炎:多发生于生育年龄的妇女,一般起病急骤,突然畏寒或寒战,随即发热,患者常主诉腰痛,肾区有压痛及叩击痛,多数患者表现为尿频、尿急、尿痛等膀胱刺激症状,并伴随有全身不适、头痛、恶心、呕吐等全身症状,血常规检查白细胞总数升高,一般无高血压及氮质血症。尿常规检查脓尿为其特征性改变,尿细菌培养及菌落计数是明确急性肾盂肾炎的重要指标。必须注意的是:不少急性肾盂肾炎的临床表现与膀胱炎很相似,有膀胱刺激症状而全身感染现象不明显,临床上有时很难与膀胱炎区别,常需借助实验室检查才能做出正确的诊断。

(2)慢性肾盂肾炎:多数由急性肾盂肾炎未积极治疗或诱发因素(如泌尿道梗阻等)未能解除转变而来,亦有无明显的急性起病阶段者。慢性肾盂肾炎的症状轻微而且复杂,在漫长的肾盂肾炎病程中,患者常无明显的临床症状,其主要表现是真性细菌尿,尿中仅有少量白细胞和蛋白;有时仅有疲乏感,不规则低热、腰酸、腰痛等。患者多有长期或反复发作的尿路感染病史,有时可出现急性尿路感染的症状。在晚期可有贫血及血尿素氮升高,逐渐出现肾衰竭的现象,并可出现形体消瘦、神疲乏力、食欲缺乏等消化道症状,有些患者可有高血压。由于慢性肾盂肾炎病变主要在肾髓质和乳头部,故肾小管的功能常先受累,肾浓缩作用障碍,所以有些患者出现多尿的症状,有的患者出现尿酸化功能失常而致继发肾小管性酸中毒;亦有的患者由于多尿性失钠或丢钾过多而演变为失钠性肾病或失钾性肾病。有些无明显临床症状的慢性肾盂肾炎患者可以肾功能不全为其第一个临床表现。

43. 如何正确诊断肾盂肾炎

(1)急性肾盂肾炎

①临床表现。发热，体温多在 39℃ 以上，伴有头痛、全身酸痛，以及恶心呕吐等；腰痛，可单侧或双侧腰痛，有肾区压痛，肋脊角叩痛；膀胱刺激症状，主要表现为尿频、尿急、尿痛。

②尿常规检查。可有白细胞、红细胞、蛋白及管型。

③尿细菌学检查。尿细菌定量培养$\geqslant 10^5$/毫升，尿涂片镜检平均每个视野$\geqslant 1$个细菌。

④血常规检查。白细胞计数升高，中性粒细胞升高、核左移。

⑤影像学检查。B 超、CT 等检查有助于确定有无梗阻、结石等。

(2)慢性肾盂肾炎

①临床表现。一般无症状，少数可间歇发生症状性肾盂肾炎，更为常见的是间歇性无症状性细菌尿和(或)间歇性尿急、尿频等下尿道感染症状，和(或)间歇低热；可有慢性间质性肾炎的表现，多尿、夜尿，易发生脱水、低钠，低或高钾血症，肾小管酸中毒。

②尿常规检查。白细胞增多。

③尿细菌学检查。尿细菌定量培养$\geqslant 10^5$/毫升。

④影像学检查。X 线肾盂造影可见局灶的粗糙皮质瘢痕伴附属的肾乳头收缩，肾盂的扩张和变钝，B 超、CT 等检查有助于鉴别诊断，必要时可进行肾活组织检查以求确诊。

44. 肾盂肾炎应与哪些疾病相鉴别

在确立肾盂肾炎的诊断时，应注意与急性膀胱炎、肾结核、慢性肾炎，以及尿道综合征相鉴别。

(1)急性膀胱炎：急性膀胱炎应与急性肾盂肾炎伴有膀胱刺激

症状者相鉴别。膀胱炎多无发热、腰痛，但尿路刺激症状明显，伴有下腹部疼痛和压痛，可应用感染定位细菌培养的方法做鉴别。

（2）肾结核：肾结核与慢性肾盂肾炎有类似症状，但起病缓慢，肉眼血尿较多见，尿频及排尿困难更为显著，尿浓缩涂片、培养等常可获得结核杆菌阳性结果，X线肾盂造影可发现肾盏被破坏或有空洞形成，B超、CT等检查也有助于鉴别诊断。

（3）慢性肾炎：慢性肾炎无感染症状，以高血压、水肿等表现为主，尿中有蛋白、红细胞及管型。肾盂肾炎有反复泌尿道感染病史，尿中脓细胞较多，尿细菌培养阳性，与慢性肾炎不难鉴别。

（4）尿道综合征：尿道综合征一般发于女性患者，有明显的尿频、尿急、尿痛，而无全身性感染症状，尿常规检查正常或有少量白细胞，反复地做尿培养无细菌生长，症状发作或多或少与精神因素有关，亦可能与过敏、性交受伤，以及妇科疾病有关，以上特点可与肾盂肾炎相鉴别。

45. 肾结石的发病原因有哪些

肾结石是指发生于肾盏、肾盂及肾盂与输尿管连接部的结石，多数位于肾盂肾盏内，肾实质结石少见。肾脏是泌尿系形成结石的主要部位，其他任何部位的结石都可以原发于肾脏，输尿管结石几乎均来自肾脏，而且肾结石比其他任何部位结石更易直接损伤肾脏，因此积极预防、早期诊断和恰当治疗肾结石非常重要。引发肾结石的原因较为复杂，至今尚未完全清楚，认为与以下几方面密切相关。

（1）饮水的水质不佳，含晶体钙较高，使人的尿钙增高，容易形成结石。天气炎热，出汗多而饮水少，尿液浓缩，尿中晶体饱和度高，容易形成结石。

（2）不良的饮食习惯，摄入过多的高糖、高蛋白、高脂肪饮食，食用含草酸钙较高的食物，如动物内脏、菠菜、豆腐等，饮浓茶、咖啡等,以及食物过于精细,吃肉类食物多而吃富含纤维素的食物少等,均容易引发肾结石。

(3)不良的生活习惯,如日常生活中运动过少也容易引发肾结石。长期卧床者,如骨折后久卧病床,容易使血钙增高,加之不当补钙,进一步造成尿钙增加,而容易形成肾结石。

(4)身体患有某些疾病,如溃疡病患者服用硅酸镁可形成硅酸盐结石,青光眼患者服用乙酰唑胺可形成磷酸钙过饱和而容易引发肾结石。各种原因的尿路梗阻使尿液淤积、尿路感染也容易出现肾结石。体内或肾内存在的某种代谢紊乱,如甲状旁腺功能亢进患者,由于血钙增高,血磷降低,尿钙增高容易形成肾结石;痛风患者,嘌呤代谢紊乱,血中尿酸增高,尿中尿酸排泄增加,尿酸易于沉积而形成结石。

(5)孕妇由于妊娠子宫被撑大,压迫到输尿管,易造成输尿管蠕动减慢,淤滞或不畅通,加之妊娠期内分泌的变化,也较容易产生肾结石。

46. 肾结石有哪些临床表现

肾结石的临床表现个体差异很大,取决于结石的大小、数目、位置、活动度、有无梗阻感染,以及肾实质病理损害的程度等。轻者可以完全没有症状,严重的可发生无尿、肾衰竭、中毒性休克,甚至死亡,其中以疼痛和血尿为肾结石最突出和常见的症状。

肾结石引起的疼痛可分为隐痛、钝痛和绞痛。较大的结石压迫局部摩擦或引起肾积水,可引起隐痛或钝痛,较小的结石在肾盂、肾盏,以及肾盂与输尿管连接部移动或在输尿管内下降时引起绞痛。40%～50%的肾结石患者有间歇发作的疼痛史,疼痛常位于腰部和腹部,多数呈阵发性,亦可为持续性疼痛。有的疼痛可能仅表现为腰部酸胀不适,活动或劳动可促使疼痛发作或加重。肾结石之绞痛呈严重刀割样疼痛,常突然发作,疼痛常放射至下腹部、腹股沟或股内侧。肾绞痛发作时患者呈急性病容,蜷曲一起,两手紧压腹部或腰部,甚至在床上翻滚,呻吟不止,可伴有大汗不止、恶心呕吐等,发作常持续数小时,亦可数分钟即缓解。

由于结石对黏膜损伤较重,故常有血尿。血尿可为肉眼或镜下血尿,其中以后者居多,大量肉眼血尿并不多见,体力活动后血尿可加重。肾结石患者尿中可排出沙石,特别在疼痛和血尿发作时,尿内混有沙粒或小结石,结石通过尿道时发生阻塞或刺痛。肾结石并发感染时尿中出现脓细胞,有尿频、尿痛症状。当继发急性肾盂肾炎或肾蓄脓时,可有发热、畏寒等全身症状;尿路梗阻时可引起肾积水,出现上腹部或腰部肿块;双侧上尿路结石或肾结石完全梗阻时可导致无尿、肾衰竭等。

肾结石的诊断一般不难,通过病史、临床体检和必要的辅助检查(如 B 超)等综合分析即可确诊。肾结石的典型症状是肾绞痛和血尿,仔细询问病史常可获得很有价值的资料,如腹痛的性质、位置和放射的部位,以及是否有血尿和排尿不畅、是否从尿中排出结石等。肾绞痛不发作时,除患侧脊肋角有轻度叩击痛外,其他无异常;在肾绞痛发作时,患者脊肋角有压痛及局部肌紧张。B 超检查是当今确诊肾结石最常用的手段,X 线腹部平片、彩超、静脉尿路造影和逆行肾盂造影等是诊断肾结石的重要手段,若有必要还可进行 CT 检查。应当注意的是:肾绞痛需与胆结石、急性胰腺炎及急性阑尾炎相区别,肾绞痛伴尿血时应注意与肾结核、肾肿瘤相鉴别。

47. 急性肾炎的西医治疗原则是什么

急性肾炎的西医治疗原则是解除患者的急性症状,预防和控制并发症,以休息及对症治疗为主;急性肾衰竭病例应予透析,待其自然恢复。本病为自限性疾病,不宜应用糖皮质激素及细胞毒药物。

（1）一般治疗：急性期应卧床休息，待肉眼血尿消失、水肿消退及血压恢复正常后逐步增加活动量。急性期应予低盐饮食（每日3克以下）。肾功能正常者不需限制蛋白质摄入量，但氮质血症时应限制蛋白质摄入，并以优质动物蛋白为主。明显少尿的急性肾衰竭者需限制液体摄入量。

（2）治疗感染灶：以往主张病初注射青霉素10～14日（对青霉素过敏者可用大环内酯类抗生素等），但其必要性现有争议。反复发作的慢性扁桃体炎，待尿蛋白（±）、尿沉渣红细胞＜10个/高倍视野可考虑做扁桃体摘除，术前、术后2周注射青霉素等。

（3）对症治疗：对症治疗包括利尿消肿、降血压，预防心脑并发症的发生。经休息、低盐和利尿后，高血压控制仍不满意时，可加用降血压药物。

（4）透析治疗：少数发生急性肾衰竭而有透析指征时，应及时给予透析治疗以帮助患者度过急性期。由于急性肾炎具有自愈倾向，肾功能多可逐渐恢复，一般不需要长期维持透析。

48. 慢性肾炎的西医治疗原则是什么

慢性肾炎的治疗应以防止或延缓肾功能进行性恶化、改善或缓解临床症状及防治严重合并症为主要目的，而不以消除尿红细胞或轻微尿蛋白为目标。目前西医尚无满意的治疗慢性肾炎的方法，常用的治疗手段为几种西药联合应用或采取中西医结合的综合措施。

（1）积极控制高血压：高血压是加速肾小球硬化、促进肾功能恶化的重要因素，积极控制高血压是十分重要的环节。力争把血压控制在理想的水平，尿蛋白每日≥1克，血压应控制在125/75毫米汞柱以下；尿蛋白每日＜1克，血压控制可放宽到130/80毫米汞柱以下。选择能延缓肾功能恶化、具有保护作用的降血压药物。高血压患者应限盐（每日＜3克），有钠、水潴留容量依赖性高血压患者可选用噻嗪类利尿药,对肾素依赖性高血压则首选血管紧张素转化酶抑制药或血管紧张素Ⅱ受体拮抗药,此外也常用钙拮抗药。

(2)限制食物中蛋白质及磷的摄入量:减少摄入蛋白质能使血尿素氮水平下降,尿毒症症状减轻,还有利于降低血磷和减轻酸中毒,因为摄入蛋白常伴有磷及其他无机酸离子的摄入,同时限制磷的入量能防治高磷血症及磷、钙平衡失调等,所以肾功能不全氮质血症患者应限制蛋白质及磷的摄入量。

(3)应用抗血小板聚集药:大剂量双嘧达莫(每日300～400毫克)、小剂量阿司匹林(每日40～300毫克)有抗血小板聚集作用。以往有报道服用此类药物能延缓肾功能衰退,但近年来有对照、长期观察的研究结果并未证实该疗效。目前研究结果仅显示,对系膜毛细血管性肾小球肾炎有一定的降尿蛋白的作用。

(4)糖皮质激素和细胞毒药物:鉴于慢性肾炎为一临床综合征,其病因、病理类型及其程度、临床表现和肾功能等变异较大,故此类药物是否应用应区别对待。一般不主张积极应用,但患者肾功能正常或仅轻度受损,肾体积正常,病理类型较轻(如轻度系膜增生性肾炎、早期膜性肾病等),尿蛋白较多,如无禁忌者可试用,无效者逐步撤去。

(5)避免加重肾损害的因素:感染、劳累、妊娠及应用肾毒性药物(如氨基糖苷类抗生素等),均可能损伤肾,导致肾功能恶化,应予以避免。

49. 肾病综合征的西医治疗原则是什么

肾病综合征的西医治疗,包括一般治疗、对症治疗、抑制免疫与炎症反应,以及防治并发症等几个方面,由于单纯西医治疗肾病综合征之疗效有一定的局限性,通常采取中西医结合的方法进行治疗。

（1）一般治疗

①凡有严重水肿、低白蛋白血症者需卧床休息。水肿消失、一般情况好转后，可起床活动。

②给予正常量每日 0.8～1.0 克/千克体重的优质蛋白（富含必需氨基酸的动物蛋白）饮食。热能要保证充分，每日不应 ＜126～147 千焦/千克体重。尽管患者丢失大量尿蛋白，但由于高蛋白饮食增加肾小球高滤过，可加重蛋白尿并促进肾病变进展，故目前一般不再主张应用。

③水肿时应低盐（每日＜3 克）饮食。为减轻高脂血症，应少进富含饱和脂肪酸（动物油脂）的饮食，而多吃富含多种不饱和脂肪酸（如植物油、鱼油）及富含可溶性纤维（如燕麦、米糠及豆类）的饮食。

（2）对症治疗：水肿和蛋白尿是肾病综合征最主要的临床表现，对症治疗主要是利尿消肿和减少尿蛋白。利尿消肿可根据病情的需要应用噻嗪类利尿药、潴钾利尿药、襻利尿药、渗透性利尿药，并可提高血浆胶体渗透压。对肾病综合征患者利尿治疗的原则是不宜过快、过猛，以免造成有效血容量不足、加重血液高黏倾向，诱发血栓、栓塞并发症。

持续性大量蛋白尿本身可导致肾小球高滤过、加重肾小管-间质损伤、促进肾小球硬化，是影响肾小球病预后的重要因素，已证实减少尿蛋白可以有效延缓肾功能的恶化。应用血管紧张素转化酶抑制药及其他降血压药物，如血管紧张素转化酶抑制药（如贝那普利每次 10～20 毫克，每日 1 次，口服；或卡托普利每次 12.5～50 毫克，每日 3 次，口服）；血管紧张素Ⅱ受体拮抗药（如氯沙坦每次50～100 毫克，每日 1 次，口服）；长效二氢吡啶类钙拮抗药（如氨氯地平每次 5 毫克，每日 1 次，口服）等，均可通过其有效的控制高血压作用而显示出能不同程度地减少尿蛋白。此外，血管紧张素转化酶抑制药通过降低肾小球内压和直接影响肾小球基底膜对大分子的通透性,可有不依赖于降低全身血压的减少尿蛋白作用,血管紧张素Ⅱ受体拮抗药也具有相似的作用。

(3)抑制免疫与炎症反应:抑制免疫与炎症反应是治疗肾病综合征的主要原则,可选用糖皮质激素、细胞毒药物、环孢素等。

①糖皮质激素可能是通过抑制炎症反应、抑制免疫反应、抑制醛固酮和抗利尿激素分泌,影响肾小球基底膜通透性等综合作用而发挥其利尿、消除尿蛋白的疗效,其使用原则和方案一般是起始足量、缓慢减药、长期维持。根据患者对糖皮质激素的治疗反应,可将其分为"激素敏感型"(用药8～12周肾病综合征缓解)、"激素依赖型"(激素减药到一定程度即复发)和"激素抵抗型"(激素治疗无效)3类,其各自的进一步治疗有所区别。长期应用激素的患者可出现感染、药物性糖尿病、骨质疏松等不良反应,少数病例还可能发生股骨头无菌性缺血性坏死等,需加强监测,及时处理。

②细胞毒药物。可用于"激素依赖型""激素抵抗型"的肾病综合征患者,协同激素治疗,若无激素禁忌,一般不作为首选或单独治疗用药。细胞毒药主要有环磷酰胺、氮芥、苯丁酸氮芥等。环孢素能选择性抑制T辅助细胞及T细胞毒效应细胞,已作为二线药物用于治疗激素及细胞毒药物无效的难治性肾病综合征,由于该药不良反应有肝、肾毒性,并可致高血压、高尿酸血症、多毛及牙龈增生等,加之其价格较昂贵,停药后易复发,使其广泛应用受到限制。

应用激素及细胞毒药物治疗肾病综合征可有多种方案,原则上应以增强疗效的同时最大限度地减少不良反应为宜。对于是否应用激素治疗、疗程长短,以及是否使用细胞毒药物等应结合患者的肾小球病理类型、年龄、肾功能和有否相对禁忌证等情况而有所区别。

(4)防治并发症:肾病综合征常见的并发症有感染、血栓及栓塞并发症、急性肾衰竭,以及蛋白质及脂肪代谢紊乱等,肾病综合征的并发症是影响患者长期预后的重要因素,应积极防治。

(5)中西医结合治疗:肾病综合征属难治之病,中医和西医治疗肾病综合征各有所长,也各有不足,采取中西医结合的方法,充分发挥综合治疗的优势,有助于提高临床疗效。

50. 慢性肾衰竭的西医治疗原则是什么

慢性肾衰竭总的来说是一个不可逆的变化,至今中西医均无有效的治疗方法,预后不佳,治疗的目的在于阻止或延缓病情的发展。慢性肾衰竭的西医治疗主要包括治疗基础疾病和使慢性肾衰竭恶化的因素、延缓慢性肾衰竭的发展,以及并发症的治疗,并应注意药物的使用,做好追踪随访,必要时可采用替代治疗。

(1)治疗基础疾病和使慢性肾衰竭恶化的因素:有些引起肾衰竭的基础疾病在治疗后有可逆性,哪怕是肾病变有轻微改善,也可望肾功能有不同程度的改善。例如,系统红斑狼性肾炎的尿毒症,若肾活检示病变中度慢性化而活动指数高者,经治疗后肾功能会有所改善。此外,纠正某些使肾衰竭加重的可逆因素,亦可使肾功能获得改善。如纠正水钠缺失、及时地控制感染、解除尿路梗阻、治疗心力衰竭、停止肾毒性药物的使用等。

(2)延缓慢性肾衰竭的发展:延缓慢性肾衰竭的发展应在肾衰竭的早期进行,包括饮食治疗、必需氨基酸的应用、控制全身性和(或)肾小球内高压力,以及治疗高脂血症、高尿酸血症等。中医药在延缓慢性肾衰竭的发展方面有一定疗效,可单独使用,也可与西药配合使用。

①饮食控制可以缓解尿毒症症状,延缓"健存"肾单位的破坏速度,主要包括限制蛋白饮食,重视高热能饮食的摄入,注意控制钠、钾和磷的摄入。给予低蛋白饮食应当个体化考虑,并注意营养指标监测,避免营养不良的发生。要重视高热能饮食的摄入,为了能摄入足够的热能,可多食用植物油和食糖,如觉饥饿,可食甘薯、

芋头、马铃薯、苹果、山药粉等。食物应富含B族维生素、维生素C和叶酸。除有水肿、高血压和少尿者要限制食盐外，一般不宜加以严格限制。只要每日尿量＞1 000毫升，一般无须限制饮食中的钾。同时，要注意低磷饮食，每日不超过600毫克。有尿少、水肿、心力衰竭者，应严格控制摄水量，但对尿量＞1 000毫升而又无水肿者，则不宜限制水的摄入。对于已经开始透析的患者，应改为透析的饮食方案。

②如果肾小球滤过率≤10毫升/分，而患者由于种种原因不能施行透析，由于食欲差致使摄入蛋白质太少（每日为20克左右），如超过3周，则会发生蛋白质营养不良症，必须加用必需氨基酸或必需氨基酸及其α-酮酸混合制剂，才可使尿毒症患者维持较好的营养状态。

③全身性高血压不仅会促使肾小球硬化，而且能增加心血管并发症，故必须控制，首选血管紧张素Ⅱ抑制药，包括血管紧张素转化酶抑制药和血管紧张素Ⅱ受体拮抗药。肾小球内高压力亦会促使肾小球硬化，故虽无全身性高血压，亦宜使用血管紧张素转化酶抑制药和血管紧张素Ⅱ受体拮抗药。

④对于高脂血症应积极治疗。高尿酸血症通常不需治疗，但如有痛风，则应给予别嘌醇0.1克，每日1～2次，口服。

（3）并发症的治疗：慢性肾衰竭之并发症较多，较常见的有水、电解质平衡失调，心血管和肺并发症，血液系统并发症，以及感染、神经精神和肌肉系统症状等，应视具体情况进行相应的治疗。

（4）药物的使用：需经肾排泄的药物，肾衰竭时会在体内潴留，增加其不良反应。因此，应根据药物代谢与排泄途径、内生肌酐清除率及透析对其影响等因素，而决定药物使用的剂量。首次使用时可给予一次正常人的药物量，作为负荷量，以后按内生肌酐清除率查肾衰竭患者用药方法表，可查出其以后用量。

（5）追踪随访：对慢性肾衰竭患者必须定期随访，以便对病情发展进行监护。就诊的频度应按病情决定,如有否高血压、心力衰竭及残余肾功能恶化的速度等,所有的患者至少需每3个月就诊1次,就诊时必须询问病史、体检,同时做必要的实验室检查,如血常规、尿常规、血尿素氮、肌酐浓度,以及电解质情况检测等。

(6)替代治疗:根据慢性肾衰竭的具体情况,可选用替代治疗,包括血液透析、腹膜透析,若有必要还可进行肾移植。

51. 慢性肾盂肾炎的西医治疗原则是什么

慢性肾盂肾炎的治疗应是综合的,其西医治疗原则包括一般治疗、控制和去除复杂因素、抗感染治疗等。

(1)一般治疗:增强体质,提高机体的防御能力,鼓励多饮水、勤排尿,以降低肾髓质渗透压,提高机体吞噬细菌的能力,并冲走膀胱中的细菌,减轻排尿的不适症状。膀胱刺激症状明显时可给予碳酸氢钠每次1克,每日3次,口服,碱化尿液,缓解症状。

(2)控制和去除复杂因素:积极去除结石、梗阻、畸形等病因,对膀胱输尿管反流的患者给予外科治疗,从而制止尿液反流,定期排空膀胱,"二次排尿",必要时可给予长程低剂量抑菌治疗。

(3)抗感染治疗:急性发作时按照急性肾盂肾炎的处理原则治疗,强调治疗前应行尿细菌培养以确定病原菌。针对细菌产生耐药性、病变部位形成瘢痕明显、局部血液循环差、病灶内抗菌药物浓度不足的情况,使用较大剂量细菌敏感抗生素,并遵循下列原则。

①仅治疗有症状的细菌尿,因无症状菌尿往往治疗无效,但如果准备进行尿路器械检查者则可使用3～7日抗生素,有助于减少并发症。

②使用抗生素前最好行清洁中段尿培养,根据药物敏感试验结果选用抗生素,如确需在培养出结果前用药,应选用广谱和耐酶

的抗生素,重症可用氨苄西林加氨基糖苷类、亚胺培南(西拉司丁钠)或哌拉西林,轻者可用复方磺胺甲噁唑、喹诺酮类或含β-内酰胺酶抑制药的青霉素口服。

③切忌盲目使用抗生素而不注意去除复杂因素,如能去除复杂因素,可以采用较长疗程的抗生素(4～6周),以期达到彻底清除细菌的目的,但若短期内不能将复杂因素去除,则采用短程抗菌治疗控制症状比较合适。感染严重者如高热和菌血症,常需联合用药和静脉用药。

④注意保护肾功能,对于已经出现慢性肾功能不全的患者,应给予低蛋白饮食、降血压、排毒等保肾措施,禁用有肾脏毒性的药物,以保护残余肾功能。

52. 中医是怎样认识肾脏生理功能的

中西医有着不同的理论体系,中医对肾脏的认识既有与西医相同的地方,也有其不同之处。西医强调的是解剖学上的肾脏,中医重视的是生理功能上的肾脏。从肾脏的形态和位置来说,中西医的认识是相同的,然而对肾脏的生理功能的认识,中医要比西医广泛得多。西医将肾脏归属于泌尿系统,中医的肾脏为脏腑阴阳之本,生命之源,有"先天之本"之称。中医的肾脏有多方面的生理功能,归纳起来,主要有藏精、主水、主骨和主气。

(1)肾藏精:中医学认为,精气是人体的基本物质,也是人体生长发育及各种功能活动的物质基础,故《素问·金匮真言论》中说:"夫精者,生之本也。"藏精是肾脏的主要生理功能,所藏的精气包括"先天之精"和"后天之精"。先天之精禀受于父母,故称肾脏为先天之本;后天之精来源于后天所得,主要来源于脾胃运化水谷后而化生的水谷精气,以及其他脏腑化生的精气,所谓"肾者主水,受五脏六腑之精而藏之",即为此意。肾脏对精气的闭藏,主要是为了精气在体内能充分发挥其应有的生理效应创造良好的条件,不使精气无故流失,影响机体的生长、发育和生殖能力,所以肾有主生长发育与生殖的功能。"肾其华在发",发为血之余,有赖于精血的濡养,肾之精气的盛衰亦可以从头发的状态反映出来。同时,肾开窍于耳,听觉的灵敏与否与肾之精气也有密切关系。

(2)肾主水:肾主水,主要是指肾中精气的气化功能,对于体内津液的输布和排泄,维持体内津液代谢的平衡,起着极为重要的调节作用,所以《素问·逆调论》称:"肾者水脏,主津液。"中医学认为,肺、脾、肾三脏是水液代谢的主要器官,而且与胃、三焦、膀胱密不可分,在正常生理情况下,津液的代谢是通过胃的摄入、脾的运化和转输、肺的宣散和肃降、肾的蒸腾汽化,以三焦为通道,输送到全身,经过代谢后的津液则化为汗液、尿液和气排出体外。肾中精气的蒸腾汽化,实际上是主宰着整个津液代谢,肺、脾等内脏对津液的气化,均依赖于肾中精气的蒸腾汽化,特别是尿液的生成和排泄,更是与肾中精气的蒸腾汽化直接相关,而尿液的生成和排泄,在维持体内津液代谢平衡中又起着极其关键的作用,故说肾主水液。如果肾中精气的蒸腾汽化失常,则既可引起关门不利,小便代谢障碍而发生尿少、水肿等病理现象,又可引起气不化水,而发生小便清长、尿量增多等。尿液的排泄依赖于膀胱,粪便的排泄依赖于大肠,但均与肾的气化功能有关,前阴主排尿与生殖,后阴主排泄糟粕,故有肾主二阴之说。

(3)肾主骨:《素问·阴阳应象大论》中说:"肾生骨髓。"《素问·六节脏象论》中说肾"其充在骨",都是说肾中精气充盈,才能充养骨髓。肾主骨生髓的生理功能,实际上是肾中精气具有促进机体生长发育功能的一个重要组成部分,骨的生长发育有赖于骨髓的充盈及其所提供的营养。脊髓通于脑,脑为髓之海,脑的功能与肾精充足与否有很大关系,同时齿为骨之余,肾精气充盛,则骨骼强健,齿亦健固。

(4)肾主气:肾主气亦即肾主纳气,纳即固摄、受纳的意思,肾

61

主纳气是指肾有摄纳肺所吸入的清气,防止呼吸表浅的作用,才能保证体内外气体的正常交换。人体的呼吸功能,虽为肺所主,但必须依赖于肾的纳气作用,《类证治裁·喘证》说:"肺为气之主,肾为气之根,肺主出气,肾主纳气,阴阳相交,呼吸乃和。"肾的纳气功能,实际上就是肾的闭藏作用在呼吸运动中的具体体现。肾的纳气功能正常,则呼吸均匀和调;若肾的纳气功能减退,摄纳无权,呼吸就表浅,可出现动辄气喘,呼多吸少等病理现象,这即称为"肾不纳气"。

肾脏的一切生理功能全赖于肾中精气。肾中精气具体的生理活动可表现为肾阴、肾阳、肾精、肾气的功能。凡以充填滋养为主者为肾精的功能;凡以推动、温煦作用为主者为肾气、肾阳的功能,凡以滋润作用为主者为肾阴的功能。

由此可以看出,中医的肾脏功能范围十分广泛,与生殖、水液代谢、大小便排泄、呼吸功能、血液生成、智力活动、骨骼发育、头发生长、牙齿健固等均密切相关,而且十分强调与其他脏腑的关系,如心肾相济、肝肾同源、脾肾互助、肺肾协调等。

53. 中医是如何认识水肿的发病机制的

水肿是肾病最常见的症状,在急性肾炎、慢性肾炎、肾病综合征等诸多肾病中均可出现。中医对水肿有独特的认识,采取中医方法治疗水肿较西医有较大的优势。那么,中医是如何认识水肿的发病机制呢?

水不自行,赖气以动,故水肿是全身气化功能障碍的一种表现,涉及的脏腑亦多,但其病本在肾。若外邪外袭,饮食起居失常,或劳倦内伤,均可导致肺不通调、脾失传输、肾失开合,终至膀胱气化无权,三焦水道失畅,水液停聚,泛溢肌肤,而成水肿。

(1)风邪外袭,肺失通调:风邪外袭,内舍于肺,肺失宣降,水道不通,以致风遏水阻,风水相搏,流溢肌肤,发为水肿。

（2）湿毒浸淫，内归脾肺：肌肤因痈疡疮毒，未能清解消透，疮毒内归于脾肺，导致水液代谢受阻，溢于肌肤，亦成水肿。

（3）水湿浸渍，脾气受阻：久居湿地，或冒雨涉水，水湿之气内侵，或平素饮食不节，多食生冷，均可使脾为湿困，失其健运，水湿不运，泛于肌肤，而成水肿。

（4）湿热内盛，三焦壅滞：湿热久羁，或湿郁化热，中焦脾胃失其升清降浊之能，三焦为之壅滞，水道不通，而成水肿。

（5）饮食劳倦，伤及脾胃：饮食不节，劳倦太过，脾气亏虚，运化失司，水湿停聚不行，横溢肌肤，而成水肿。

（6）房劳过度，内伤肾元：生育不节，房劳过度，肾精亏耗，肾气内伐，不能化气行水，遂使膀胱气化失常，开合不利，水液内停，形成水肿。

上述各种病因，有单一原因发病者，亦有兼杂而致病者，致使病情颇为复杂。在发病机制方面，脾、肺、肾三脏相互联系，相互影响。肾虚水泛，上逆于肺，则肺气不降，失其通调水道之职，使肾气更虚而加重水肿；若脾虚不能制水，水湿壅盛，必损其阳，久则导致肾阳亦衰；反之肾阳衰惫不能温养脾土，脾肾俱虚，亦可使病情加重。正如《景岳全书·肿胀》中所说："凡水肿等证，乃肺脾肾三脏相干之病，盖水为至阴，故其本在肾；水化于气，故其标在肺；水唯畏土，故其制在脾。今肺虚则气不化精而化水，脾虚则土不制水而反克，肾虚则水无所主而妄行。"其中以肾为本，以肺为标，以脾为制水之脏。此外，瘀血阻滞，损伤三焦水道，往往可使水肿顽固不愈。

54. 中医是怎样认识蛋白尿的

中医学认为，蛋白尿的发生与外邪侵袭、湿热蕴结，以及脾肾亏虚密切相关，主要是由于上述原因致使水谷精微不得封藏而外流所致。正如巢元方在《诸病源候论》中所说："劳伤肾虚，不能藏精,故因小便而精微出也。"

(1)外邪侵袭:外邪侵袭,致使肺失宣降和通调水道之功能,精微不能正常散布,必致水谷精微不循常道而流溢于外,从而发生蛋白尿。就临床所见,不但急性肾炎风水相搏,在发病之初就可见到大量蛋白尿,而且慢性肾炎也常因感冒而致蛋白尿加重,甚至使病情急剧恶化。

(2)湿热蕴结:湿热蕴结,影响三焦的气化功能,清浊不分,水谷精微不循常道,加之湿蕴直扰肾关,肾之固摄失职,精微得以从肾关而泄,则发蛋白尿。

(3)脾肾亏虚:脾主运化、升清,脾虚失其摄纳之能,运化失常,精微不得正常转输,精微外泄,则发为蛋白尿。肾气亏虚,失其封藏;肾阴不足,虚火妄动,扰及肾关;肾阳不足,不能蒸腾汽化等,均可导致肾之摄纳精微的功能障碍,而出现蛋白尿。

由上可见看出,肺、脾、肾三脏功能失常在蛋白尿的形成中起着重要作用,但邪气的滞留对蛋白尿的影响也不可忽视,两者相互作用,互为因果,致使蛋白尿迁延难除,肾病多数很难速愈。

55. 中医是如何认识急性肾炎的病因病机的

急性肾炎是现代医学的病名,中医典籍中虽没有这个病名,但对于本病的症状描述和防治方法却早有记载。由于历史条件的限制,古代不能检查尿常规,也没有检测血压的设备,而是以辨证的方法,根据患者主诉的症状,分析发病原因以确定病名,或者择其主要的证候作为病名。根据急性肾炎的临床表现和病程演变,可归属于中医学"水肿""风水""溺血""肾风"等范畴,其中以"水肿"论述者最多。

急性肾炎多在人体正气不足之时,外感六淫之邪(以风寒、风热和风湿之邪为主),或有疮疡痈毒,毒邪内侵,致使风湿毒邪伤及肺、脾、肾三脏，以致肺失宣降，上不能宣散水津，下不能通调水道；脾失健运，水湿内停，失于升清降浊；肾失开合，气化不利，精关不固。加之三焦水道失畅，膀胱气化无权，终致水湿毒邪在体内泛溢，水谷精微大量丢失，而见水肿、蛋白尿诸症。风、湿、毒是急性肾炎发生的主要外因，主要病变在肺、脾、肾三脏。其证候演变趋势是从表及里，由上焦、中焦而达下焦，由实向虚实夹杂演变。发展期（急性水肿期）为正邪剧烈抗争的过程，恢复期（水肿消退期）则进入正虚邪恋阶段。若失治、误治亦可上凌心肺，五脏俱病，变证丛生，或肺、脾、肾三脏俱虚，正不能胜邪，病久不愈，迁延难治。

根据急性肾炎的病情演变过程，可将急性肾炎分为发展期（急性水肿期）和恢复期（水肿消退期）2个阶段。在发展期以风水泛滥、湿毒浸淫、湿热壅盛为主要发病机制，在恢复期则常表现为脾气虚弱、肾阴不足和湿热未清。风邪外袭，内舍于肺，肺失宣降，水道不通，以致风遏水阻，风水相搏，流溢肌肤，发为水肿；肌肤因痈疡疮毒，未能清解消透，疮毒内归于脾肺，导致水液代谢受阻，溢于肌肤，亦成水肿；湿热侵袭，或湿郁化热，中焦脾胃失其升清降浊之能，三焦为之壅滞，水道不通，也可成为水肿。

56. 中医通常将急性肾炎分为几种证型

急性肾炎有发展期和恢复期两个阶段，发展期是初患急性肾炎的时期，患者一般以水肿、尿血为主要症状，但症状的轻重在每个患者身上会有所不同，发展期的患者经一段时间的休息治疗后可很快进入恢复期，此时患者水肿、尿血的症状大部分消失了，但有些患者还会残留着一些症状。根据其发病机制和临床表现的不同，中医通常将其分为风水泛滥型、湿毒浸淫型、湿热壅盛型、脾气虚弱型、肾阴不足型和湿热未清型6种基本证型。

（1）风水泛滥型（发展期）：主要表现为急性肾炎突然发病，眼睑水肿，继则四肢及全身皆肿，来势迅速，多有恶寒、发热、肢节酸楚、小便不利等症状。偏于风热者伴咽喉红肿疼痛,舌质红,脉浮滑数;偏于风寒者兼恶寒、咳喘,舌苔薄白,脉浮滑或浮紧,如水肿较甚亦可见沉脉。

（2）湿毒浸淫型（发展期）：主要表现为急性肾炎,眼睑水肿,延及全身,小便不利,身发疮痍,甚则溃烂,恶风发热,舌质红,苔薄黄,脉浮数或滑数。

（3）湿热壅盛型（发展期）：主要表现为急性肾炎,遍体水肿,皮肤绷紧光亮,胸脘痞闷,烦热口渴,小便短赤,大便秘结,舌质红,苔黄腻,脉沉数或濡数。

（4）脾气虚弱型（恢复期）：主要表现为急性肾炎经治疗后症状明显减轻处于恢复期,有轻度水肿,主要是早晨起床时眼睑水肿,血尿消失,但在尿液检查时发现有少量蛋白,常伴有精神困倦、全身乏力,纳少便溏,面色苍黄,舌质淡,苔薄白,脉缓弱。

（5）肾阴不足型（恢复期）：主要表现为急性肾炎经治疗后症状已不明显,水肿基本消失,肉眼已看不到血尿,但在显微镜下仍可查出少量红细胞,患者一般有乏力的感觉,常伴有腰酸膝软、手足心热等,舌质红,苔薄少,脉细数。

（6）湿热未清型（恢复期）：主要表现为急性肾炎经治疗后症状明显减轻处于恢复期,水肿基本消失,但有气短乏力、神疲纳呆、烦热口渴、小便短赤,尿常规检查可见不同程度的红细胞、蛋白等,舌质红或淡,苔薄。脉细或细数无力。

57. 中医是如何认识慢性肾炎的病因病机的

慢性肾炎是现代医学的病名,以尿化验异常（蛋白尿、血尿、管型尿）、水肿及高血压为主要症状,并常兼有腰痛、疲倦、纳差等,可将其归属于中医学"水肿""腰痛""血尿""虚劳"等范畴。

中医学认为,外邪侵袭,肺、脾、肾三脏功能失调,使体内水精散布及气化功能发生障碍而发病,多属本虚标实之证。慢性肾炎的发生与外邪侵袭和脏腑功能失调有关,外邪侵袭主要是寒、热、风、湿和疮毒的影响,脏腑功能失调主要为肺、脾、肾三脏,其中脾肾亏虚是慢性肾炎发病的基础,脾肾亏虚致使水精散布及气化功能紊乱起着决定性的作用,湿热瘀毒是主要病理因素,乃发病之标。

慢性肾炎的一般演变规律,多数表现为脾肾两虚,气血不足或水湿之邪虽去而正气未复。若以脾阳虚为主,由于脾阳不足,使湿困中焦,则表现水湿滞留的症状;若以肾阳虚为主,由于肾阳不足,使水湿内盛,则表现水湿泛滥的症状;部分脾肾阳虚的病例可以阳损及阴,肾病及肝,则表现为肝肾阴虚,肝阳上亢的症状。病久不愈,肺、脾、肾三脏由虚入损,逐渐使肾的分清泌浊功能丧失,脾的运化输布功能衰退,机体的整个气化功能逐渐衰惫,则表现正虚邪实的证候,这当中瘀血阻滞,三焦水道不利,湿热毒瘀交互出现的表现较为突出。

58. 中医通常将慢性肾炎分为几种证型

根据慢性肾炎发病机制和临床表现的不同,中医通常将其分为脾气虚弱、水湿滞留型,脾肾阳虚、水湿泛滥型,肝肾阴虚、湿热内留型,气阴两虚、瘀血内阻型 4 种基本证型。需要说明的是,由于慢性肾炎病机复杂,病情多变,因此在一个证型中又会出现许多变化,临证时应时刻注意病情的变化。

(1)脾气虚弱、水湿滞留型:主要表现为眼睑及颜面轻度水肿,甚或四肢轻度水肿,面色萎黄无华,倦怠乏力,少气懒言,易患感冒,纳差脘痞,恶心便溏,舌质淡体胖,边有齿痕,苔薄白而润,脉濡缓。

(2)脾肾阳虚、水湿泛滥型:主要表现为周身水肿,面色㿠白,神疲倦怠,形寒肢冷,腰膝酸软,纳差便溏,脘腹痞胀,尿少,可伴有胸腔积液、腹腔积液,甚则咳逆上气不能平卧,舌质淡体胖,边有齿痕,苔薄白,脉沉细。

(3)肝肾阴虚、湿热内留型:主要表现为眩晕耳鸣,眼睑及颜面水肿,面热潮红,目睛干涩,腰膝酸软,心烦失眠,口燥咽干,可有男子遗精滑精、女子月经不调,小便黄少,舌质偏红,苔薄少,脉沉细数。

(4)气阴两虚、瘀血内阻型:主要表现为眼睑及颜面水肿,面色㿠白无华,神疲乏力,气短懒言,心悸失眠,午后低热或有手足心热,口干不渴,小便混浊或黄赤,舌质暗红,苔薄少,脉细弱。

59. 中医是如何认识肾病综合征的病因病机的

肾病综合征属中医学"水肿"之范畴,其发病机制与慢性肾炎有诸多相似之处,主要为肺、脾、肾三脏功能失调,尤其是脾肾阳虚、气虚为主,外因则多为风寒湿邪侵袭。因脾主运化水湿,若冒雨涉水,居处潮湿,脾为湿困,可致水湿内盛而发为水肿。若脾阳不足,或脾气虚弱,运化功能减退,亦可导致水液代谢障碍而发为水肿。肾主水,开窍于二阴,若肾阳衰惫,则膀胱气化不利,水湿潴留,泛溢肌肤,发为水肿。肺主治节,为水之上源,若肺失宣降,不能通调水道,下输膀胱,水液停聚,发为水肿。脾主升清,肾主藏精,人体精微物质(如蛋白质)只宜封固,不可耗泄,肾虚则失封藏,精气外泄,下注膀胱则出现大量蛋白尿;脾虚则致精微物质生化无源,加之肾虚外泄,则可致机体精气更亏,故而出现低蛋白血症。脾肾俱虚,损及肝脏,而使肝阴亦虚,肝阴虚则阳无制而上亢,所以临床也有肝肾阴虚的情况存在。在肾病综合征的整个病变过程中,以肺、脾、肾功能失调为重心,致阴阳气血不足,为该病之本;水湿、湿热、瘀血阻滞为该病之标,表现为虚中夹实之复杂的病理过程。因正气虚弱,易复感外邪而加重病情,形成恶性循环,致使病情迁延难愈。现在普遍认为肾病综合征的病因病机属本虚标实，本虚即肺、脾、肾三脏虚损，有气虚、阳虚、阴虚，标实有风热、水湿、湿热、热毒、瘀阻等，若发展到晚期，则病机为正气衰惫，浊毒内留。

60. 中医通常将肾病综合征分为几种证型

根据肾病综合征发病机制和临床表现的不同，中医通常将其分为脾肾气虚型、脾肾阳虚型、肝肾阴虚型和瘀水互结型 4 种基本证型，下面是其临床表现。

需要说明的是：由于肾病综合征的病因病机复杂，病情多变，可有诸多并见证和兼夹证存在，上述 4 种证型并非能够反映肾病综合征的病情全貌，临证时应时刻注意病情的变化。

（1）脾肾气虚型：主要表现为面色萎黄，少气乏力，水肿较轻，或原有高度水肿，已利尿而水肿减轻，食欲缺乏，食后脘腹胀满，腰部酸困，尿少，舌淡体胖嫩或边有齿痕，苔薄白腻或白滑，脉缓无力。

（2）脾肾阳虚型：主要表现为水肿较甚，以下肢腰背为主，或伴有腹腔积液、胸腔积液，小便不利，纳差便溏，面色㿠白，形寒肢冷，舌质淡体胖大，舌苔白腻或薄白，脉沉细。

（3）肝肾阴虚型：主要表现为面部及下肢水肿，腰膝酸软，头晕耳鸣，心烦少寐，咽痛常发，口燥咽干，小便短涩，大便秘结不畅，舌尖红或质偏红，苔薄白腻或薄黄，脉弦细数或滑数。

（4）瘀水互结型：主要表现为尿少水肿，面色黧黑萎黄，唇及肌肤有瘀点或瘀斑，常伴有腰痛如刺，固定不移，血尿，皮肤粗糙，舌质紫暗或有瘀斑，苔薄少，脉弦或涩。

61. 中医是如何认识慢性肾衰竭的病因病机的

慢性肾衰竭可由水肿、淋证、尿血等多种疾病发展而来。中医学认为，各种肾病日久，损及脏腑功能，并以脾肾虚损为主，病情逐步发展而使病情加重，最后导致正气虚衰，浊邪、瘀血壅滞肾络，肾脏失去开阖之功能，湿浊尿毒潴留于体内，而引发本病。在其发展过程中，往往由于某些因素而使病程进展加快，病情恶化。常见的诱因如感受外邪、饮食不节、劳倦过度等，如外邪侵袭肺卫肌表，致使肺失宣降，治节失职，三焦水道不利，湿浊潴留，或湿热下注，伤及脾肾，或过劳损伤正气，加之素体脾虚，饮食不节，过食生冷、辛辣、肥腻等，使脾肾虚损更甚，尿毒潴留加剧。

慢性肾衰竭病程冗长，病机错综复杂，既有正气的耗损，又有实邪蕴阻，属本虚标实、虚实夹杂之证。正虚有气、血、阴、阳之不同，邪实有外邪、湿浊、热毒、瘀血、动风、蕴痰等。病位涉及脏腑较多，但主要在脾、肾，同时往往波及肝、心、肺、胃等。本病的病机关键在于肾开阖功能失调，而肾的开阖功能有赖于机体的气化作用。肾气亏虚可引起肾的气化功能障碍，肾失开阖，不能及时疏导、转输、运化水液及毒物，因而形成湿浊、湿热、瘀血、尿毒等邪毒。邪毒虽源于正虚，反过来又阻碍气血的生成，因实致虚，成为本病的重要病理因素。湿浊、尿毒等波及五脏六腑、四肢百骸而产生诸多症状。湿浊蕴脾，致使脾失健运，气血生化之源匮乏，则气血亏虚加重；若湿浊阻遏心阳，心气不足，运血无力，则可出现心悸、气短等；水气凌心，则见心悸、胸闷、气促等；湿浊中阻，脾胃升降失常，则见恶心呕吐、纳呆、腹胀等；肝风内动则抽搐；肾脏虚衰，膀胱气化不利，则尿少、水肿，甚则小便点滴全无而为闭证。如果尿毒蒙蔽或扰乱神明，可致精神抑郁或亢奋。浊毒化热，内陷心包，则可致心气欲脱，阴阳离决，危及生命。

62. 中医通常将慢性肾衰竭分为几种证型

慢性肾衰竭病情迁延,呈逐渐加重之势,其临床表现错综复杂。根据慢性肾衰竭发病机制和临床表现的不同,中医通常将其分为脾肾不足、气血两虚型,三焦气机失常型,气虚血瘀型,热毒夹瘀、肾络受损型,以及脾肾阳虚、湿浊内蕴型5种基本证型。

(1)脾肾不足、气血两虚型:一般为慢性肾衰竭早期、中期,肾病病程较长,发展较缓慢者。主要表现为神疲乏力,面色少华,纳差脘痞,夜尿增多,舌质淡,苔薄白,脉沉细。

(2)三焦气机失常型:一般为近期肾功能恶化加快者,或见于IgA肾病系膜增生伴硬化类型,尿中红细胞、蛋白多,但无明显水肿者。主要表现为面色萎黄,恶心,呕吐,口苦,咽干,腰酸,乏力,夜尿多,舌质淡,苔薄白,脉细。

(3)气虚血瘀型:一般为肾功能减退,伴大量蛋白尿、高血压者,肾穿刺常为局灶硬化型者。主要表现为面色苍白,腰酸乏力,夜尿多,下肢水肿,舌质暗淡或有瘀斑,苔薄白,脉弦涩。

(4)热毒夹瘀、肾络受损型:一般为近期因感染而致肾功能迅速恶化,内热偏重者。主要表现为口干,口苦,咽痛,纳呆,腹胀,腰酸,舌质红,苔黄腻,脉细数。

(5)脾肾阳虚、湿浊内蕴型:一般为尿毒症晚期,主要表现为面色萎黄,腰腿酸软,畏寒肢冷,夜尿清长或尿少,水肿,恶心,皮肤瘙痒,鼻衄或齿衄,舌质淡胖嫩,脉沉细无力。

63. 中医是如何认识肾盂肾炎的病因病机的

《金匮要略·消渴小便不利淋病》篇中记载:"淋之为病,小便如粟状,小腹弦急,痛引脐中。"《景岳全书·淋浊》中则有"淋之为病,小便痛涩滴沥,欲去不去,欲止不止者是也"的记载。根据肾盂肾炎的发病机制和临床表现,可将其归属于中医学"淋证""腰痛""虚劳"等的范畴。中医学认为,其发病主要是由于湿热之邪注于下焦蕴蒸而成。

肾盂肾炎的病位在于肾与膀胱,病理是"肾虚膀胱热"。肾与膀胱,为一脏一腑,互为表里,其间有经脉互通,生理功能甚为密切,若脏虚损,腑将失利;若腑受邪,脏即受累。也就是说,当肾虚不能制水,则水道不利,易成湿热蓄于膀胱;而膀胱气化失常,湿热内蕴,亦必然熏蒸于肾。一旦外邪乘虚而入,可由脏及腑,或由腑及脏,均能引起脏腑俱病。膀胱湿热蕴结,肾失开阖,水道不利,以致尿频、尿急、尿痛、腰痛等一系列症状相继而出。疾病过程,由于病的新旧、邪正相交、盛衰情况的不同,以及脏腑受累轻重不一,故可分为急性与慢性。疾病初起,邪实为主,正邪相搏,表现为一派湿热征象,属于本病的急性阶段;湿热久稽,则耗伤津液,损伤正气,致使临床上表现出肾阴不足、脾肾两虚等证候,此时,正虚邪恋,则属于本病的慢性阶段。

64. 中医通常将肾盂肾炎分为几种证型

肾盂肾炎有急性和慢性之不同,其临床表现复杂多样,根据发病机制和临床表现的不同,中医通常将其分为膀胱湿热型,肝胆郁热型,肾阴不足、湿热留恋型,脾肾两虚、余邪未清型4种证。

(1)膀胱湿热型:主要表现为畏寒发热,尿频,尿急,尿痛,少腹胀痛,腰痛,舌质红,苔黄腻,脉濡数或滑数。

(2)肝胆郁热型:主要表现为寒热往来,心烦欲呕,不思饮食,腰痛,少腹痛,尿频而热,舌质红,苔深黄,脉弦数。

(3)肾阴不足、湿热留恋型:主要表现为头晕耳鸣,腰膝酸软,咽干唇燥,尿频而短,小便涩痛,欲出不尽,或伴有低热,舌质偏红,苔薄少,脉弦细而数。

（4）脾肾两虚、余邪未清型：主要表现为面浮足肿，纳呆腹胀，神疲乏力，腰膝酸软，头晕耳鸣，大便溏薄，小便频数，淋漓不尽，舌质淡，苔薄白，脉沉细无力。

65. 中医是如何认识肾结石的病因病机的

肾结石是西医之病名，根据其发病机制和临床表现，可将其归属于中医学"砂淋""石淋""血淋""腰痛"等范畴。中医学认为，在肾虚气化功能失常的基础上，复因饮食不节、情志失调诸因素的影响，致使湿热蕴于下焦，逐渐结而为石。

《诸病源候论·淋病诸候》中说："若饮食不节、喜怒不时、虚实不调，则脏腑不和，致肾虚而膀胱热也。肾虚则小便数，膀胱热则水下涩，数而且涩，则淋漓不宣，故谓之为淋。"《丹溪心法·淋》中也有"诸淋所发，皆肾虚而膀胱生热也"的记载。引发肾结石的病因病机是复杂多样的，肾虚气化功能失常致使水液代谢障碍是发病的基础，饮食不节、情志失调诸因素常是发病的诱因。

（1）饮食不节：饮食不节，嗜食肥甘油腻，使脾失健运，不能及时把湿热排出体外，流注于下焦，致使湿热久蕴不散形成结石。病程日久，热必入血，血络破溢而成血淋。

（2）情志失调：情志失调，气滞不舒，郁而化火，火移下焦，尿液受其煎熬浓缩，使尿中湿热不能及时排出，日久尿中杂质结成砂石，成为石淋。

（3）其他因素：湿热体质者，随着年龄的增长，排泄湿热能力减退，亦使湿热成石；阴虚体质者，不能及时补充阴液，阴虚火旺，津枯煎熬成石。

一般来说，肾结石急性发作期标实突出，标实主要表现为湿热及有形之结石，临床以湿热蕴结型、气滞血瘀型常见。慢性缓解期以本虚标实为主要病理机制，本虚主要责之于肾虚，肾虚有偏阳虚、偏阴虚的不同,临床中以偏于阴虚者为多。在肾结石的发病过程中,若清利过度以致肾阳耗伤,血尿日久使阴亏津枯成肾阴亏损,肾阳、肾阴损伤日久,势必阴损及阳、阳损及阴,而成阴阳两虚之证。

66. 中医通常将肾结石分为几种证型

根据肾结石发病机制和临床表现的不同,中医通常将其分为湿热蕴结型、气滞血瘀型、肾阴虚型、肾阳虚型 4 种证型。

(1)湿热蕴结型:本型常见于肾结石急性发作期,主要表现为腰腹疼痛,突然加剧,少腹急满,身热不扬,小便混赤,尿时涩痛,淋漓不畅,舌质红,苔白腻或黄腻,脉弦滑或滑数。

(2)气滞血瘀型:本型常见于肾结石急性发作期,主要表现为腰部绞痛或胀痛;或尿时小便突然中断,疼痛剧烈,上连腰腹,砂石排出后疼痛即缓;或腰痛如掣如绞,痛引少腹,频频发作,伴有血尿。舌质红或偏紫,脉弦紧或沉涩。

(3)肾阴虚型:本型常见于肾结石慢性缓解期,主要表现为结石久停,小便淋漓或不禁,或时有血尿,腰酸腿软,头晕耳鸣,失眠多梦,五心烦热,腹胀纳差,大便秘结,舌质红,苔薄少,脉细数。

(4)肾阳虚型:本型常见于肾结石慢性缓解期,主要表现为腰腿酸重,精神不振,小便频数,时有小便不利,夜尿尤多,面色㿠白,神疲乏力,畏寒肢冷,腰以下常有冷感,大便溏泻,舌质淡,苔薄白,脉沉细弱。

67. 急性肾炎的病情转归如何

急性肾炎为自限性疾病,大多预后良好,常可在数月内临床自愈;但也有少数急性肾炎患者迁延不愈而转变为慢性肾炎,极个别的急性肾炎患者因病情严重,以及治疗失当等原因出现急性肾衰竭或并发其他严重并发症而死亡。

绝大多数急性肾炎患者经过 2～4 周的利尿、消肿、降血压,尿化验也常随之好转,血清 C3 在 8 周内恢复正常,病理检查亦大部分恢复正常或仅遗留系膜细胞增生,但少量镜下血尿及微量尿蛋白有时可迁延 6～12 个月才消失,仅有<1%的患者可因急性肾衰竭救治不当而死亡,且多为高龄患者。

急性肾炎的远期预后各家报道不一,但均认为多数病例预后良好,可完全治愈。有 6%～18% 的病例遗留尿异常和(或)高血压而转为"慢性",或于"临床治愈"多年后又出现肾小球肾炎表现。一般认为,老年患者,有持续性高血压、大量蛋白尿或肾功能损害者预后可能较差,散发者较流行者预后可能差,肾组织增生病变重,伴有较多新月体形成者预后差。

在急性肾炎恢复期,患者要注意预防受凉、受湿,保证充分的休息,避免应用损害肾脏的药物,这对提高治愈率,防止病情反复有重要意义。

68. 慢性肾炎的预后怎样

慢性肾炎的预后不可一概而论,与患者的临床表现及病理改变有密切的关系。就临床观察来看,发病前有溶血性链球菌感染史者较无链球菌感染史者预后好;患者仅有蛋白尿或伴血尿,或者仅有血尿,而无其他临床症状者,预后较好;慢性肾炎高血压者,预后相对较差,若使用降血压药血压能降至正常,并能较好地保持稳定者,预后相对好些,血压超过 165/110 毫米汞柱,使用一般降血压药反应差,血压经常波动者,预后较差;蛋白尿伴有持续性血尿者,预后相对差些。

就病理改变来说,轻度系膜增生性肾炎预后良好;重度系膜增生性肾炎及膜增殖性肾炎预后差,大部分在数年内可能出现慢性肾衰竭,所幸这类病理变化的患者比例较少。膜性肾病进展缓慢,预后尚属乐观,5 年内不会出现肾功能不全。局灶节段性肾小球硬化预后较差,可见不同的病理改变,有不同的预后。除此之外,以下几种因素对慢性肾炎的预后也有显著影响:新月体的数量形成越多,则预后越差,新月体越大,其预后也越差,一般认为新月体出现 70% 以上者,多数在短期内死于尿毒症;肾小球病变伴有肾间质或肾小管萎缩者预后差;肾内血管病变明显者预后差。

69. 肾病综合征的预后怎样

肾病综合征的临床表现往往比较突出,很容易引起患者的警觉和注意,与此同时也容易导致患者的紧张与不安。肾病综合征的预后到底怎样?对于这个问题不能一概而论,其预后的个体差异很大,决定预后的主要因素包括病理类型、临床因素 2 个方面。

一般来说,微小病变型肾病和轻度系膜增生性肾小球肾炎的预后好。微小病变型肾病部分患者可自行缓解,治疗缓解率高,但缓解后易复发。早期膜性肾病仍有较高的治疗缓解率,晚期虽难以达到治疗缓解,但病情多数进展缓慢,发生肾衰竭较晚。系膜毛细血管性肾小球肾炎及重度系膜增生性肾小球肾炎疗效不佳,预后差,较快进入慢性肾衰竭。影响局灶性节段性肾小球硬化预后的最主要因素是尿蛋白程度和对治疗的反应,自然病程中非肾病综合征患者 10 年肾存活率为 90%,肾病综合征患者为 50%,而肾病综合征对激素治疗缓解者 10 年肾存活率达 90% 以上,无效者仅为 40%。

临床因素也是影响肾病综合征预后的重要方面,大量蛋白尿、高血压和高脂血症均可促进肾小球硬化,上述因素如长期得不到控制,则成为预后不良的重要因素。此外,存在反复感染、血栓栓塞并发症者常影响预后。中医治疗肾病综合征具有较大的潜力,一些现代医学认为难以恢复的肾病综合征病例,经中医或中西医结合治疗后病情好转,有的可获临床痊愈,其作用机制尚需进一步研究。

70. 肾病患者能结婚和怀孕生孩子吗

许多青年肾病患者常常询问医生:患了肾病可不可以结婚,我们说不能一概而论。例如,急性肾炎、肾盂肾炎及肾结石经治疗可以完全康复,待康复后是不影响结婚的。而对慢肾性炎、肾病综合征,结婚应谨慎;在疾病活动期,如有水肿或中等量以上的蛋白尿、血尿及中等度以上的高血压时,宜抓紧时间积极治疗,暂时不考虑结婚问题,待病情基本缓解或完全缓解并稳定时,在征求医生的意见后可以考虑结婚的问题。有些青年在恋爱阶段患了肾病,思想压力很大,心情十分矛盾,这对治疗是不利的,应集中精力配合医生治病,要充满信心,保持乐观的情绪,等病情稳定后再结婚也不迟。对于慢性肾衰竭患者,因为肾功能已受损到一定的程度,结婚后的夫妻生活将进一步加重肾损害,更不利于其治疗,对于结婚之事应慎之又慎,最好在征求医生的意见后综合考虑。

在诸多的肾病患者中,有相当一部分是青年女性患者,能不能怀孕生孩子是十分关注的问题。这里谈一谈肾病患者妊娠的适应证和禁忌证,以供读者参考。首先应了解妊娠对肾脏的影响,妊娠期间为了供应胎儿的生长需要,肾脏的生理负担必然加重,这样就会导致肾脏相对缺血,促使肾血管的病理变化加重,不利于肾功能的恢复,倘若患者已有肾功能不全的表现,到妊娠后期则容易使病情恶化而发生尿毒症。另外,在妊娠前或妊娠初有水肿、蛋白尿和高血压者,到妊娠后期并发先兆子痫或子痫的概率明显较大,且症状重,死胎的发生率也高。由上可以看出,妊娠可加重肾脏疾病的发展,肾脏疾病患者常不能正常妊娠,而且对胎儿及母亲的生命也有较大威胁,因而在肾病患者临床症状突出阶段(即活动期),以及肾功能不全患者应注意避免怀孕生孩子。

当然,任何事情都应具体分析,有下列条件的患者是可以怀孕生孩子的:肾盂肾炎治疗后;肾结石在没有影响肾功能的前提下;

急性肾炎痊愈在 1 年以上,并无复发者;隐匿性肾炎经过两年观察病情较为稳定者。但是,对于这部分患者在妊娠期间也不可掉以轻心,要经常检查尿蛋白、血压及肾功能,如有下列情况则应终止妊娠:即尿蛋白(＋＋)以上,并伴有水肿;血压在 150/100 毫米汞柱以上,服用降血压药也不能降至正常范围者;肾小球功能检查或肾小管功能检查指标异常者。总之,青年女性肾病患者对于是否可以妊娠应取谨慎负责的态度,切莫要子心切而置母子两代生命安全于不顾,应采取积极的态度抓紧治疗肾脏疾病,等病情稳定或恢复健康后再考虑怀孕生育问题,方为两全之策。

71. 为什么患了肾病要及早治疗并注意打持久战

有些肾病患者得不到及早治疗的主要原因有两个方面,一是未能早期发现,如有一部分慢性肾炎呈隐匿经过,一旦发现就已进入慢性肾衰竭阶段;二是明知自己患了肾病,觉得无大碍,不及时就医,饮食起居也不注意,致使病情迁延。由于以上因素,致使肾脏在早期受损时未能及时治疗,以致迁延不愈,逐渐进展到肾衰竭,其预后就可想而知了。因此,要十分注意早期发现和及早治疗肾病,早期发现可根据患者的临床线索,如见高血压、水肿、血尿、腰痛时要高度警惕,最简便的方法是查尿常规,如发现有蛋白尿、管型尿等,则可确认肾脏出了问题,再通过进一步检查就可明确诊断,紧接着施行恰当的治疗措施,只有这样才能截断病程,争取早日治愈。患了肾病绝不能粗心大意或满不在乎,以至于贻误治疗时机,造成病程缠绵难愈,不仅影响正常的生活工作,重者还常危及生命。

肾病有两大特点:一是病程较长,急性肾炎的病程长者可达 1 年以上,更何况慢性肾炎、肾病综合征等肾病呢? 二是病情容易反复,因为感染、劳累及起居不当诸因素常可以使已经稳定的病情出现反复,致使病情缠绵难愈,逐渐进展。鉴于上述原因,对肾病的治疗要注意打持久战,有的甚至要治疗几年或者更长一段时间,寻求速效或短期内治愈慢性肾炎、肾病综合征等肾病是不现实的。当然,由于肾病的具体情况不同,治疗方法也不一样,在同一疾病的不同时期其治疗方法和用药也是不尽一样的。如果麻痹大意,病情一旦稳定就任其自然,不注意调治,则易于反复。因为肾病的病程常较长,其疗程也长,经过一段时间的治疗,如果效果不满意,患者容易背上沉重的思想包袱,甚至悲观失望,这更不利于疾病的治疗和康复。因此,肾病患者对自己的病情要有一个清醒的认识,要做好长期治疗和调养的准备,注意打持久战。

二、西药治疗肾病

1. 如何正确阅读药品说明书

药品说明书包含有关药品的安全性、有效性等基本科学信息，对指导科学、合理用药有非常重要的作用，所以使用药品前要仔细正确地阅读说明书。

(1)阅读药品说明书时，应该先阅读药品名称，尤其是通用名，复方制剂和中药还要看其成分，根据名称和成分可判断以前是否用过这种药品或同类药品，是否过敏或有过敏成分，如果是首次使用这种药品，则需要仔细阅读其他各项内容，认识到使用时需要特别注意观察疗效和可能出现的不良反应。

(2)阅读药品的功效、药理作用、适应证和禁忌证，从中了解药品的类别、作用和适应证，看看这种药品是否适合自己所患的疾病。

(3)阅读药品的注意事项(包括孕妇和哺乳期妇女用药、儿童用药、老年患者用药)，不良反应及药物相互作用，从中了解使用中需要注意的问题(如长期用药可能会产生哪些情况，能否加重某些慢性疾病等)，可能出现的不良反应，与其他正在服用或可能要服用的药物是否有相互作用产生，做到用药时心中有数。

(4)阅读药品的用法用量和规格包装、保质期、有效期，以明确如何正确使用、使用时间和购买数量、保存时间和方法。

(5)注意生产单位，尤其是经常服药的慢性病患者，尽可能购买同一药厂生产的药品，以防止因生物利用度的变化而使疗效增强或减弱。

2. 治疗肾病常用的药物有哪几类

　　不同的肾病所用药物各不相同,临床中用于治疗急性肾炎、慢性肾炎、肾病综合征、慢性肾衰竭、肾盂肾炎、肾结石等肾病的药物有很多种,归纳起来主要有免疫抑制药、降血压药、利尿药、抗凝药、抗生素等几大类。

　　(1)免疫抑制药:绝大多数的肾小球疾病、肾小管间质疾病都有免疫机制参与,免疫抑制药在肾病的治疗中应用非常广泛。免疫抑制药包括糖皮质激素(常用药有泼尼松、甲泼尼龙),细胞毒药物(如环磷酰胺、甲氨蝶呤等),以及一些新型免疫抑制药(如环孢素、麦考酚吗乙酯)。

　　(2)降血压药:50%~75%的慢性肾病患者伴发有高血压,高血压是加速肾小球硬化、促进肾功能恶化的重要因素,积极控制高血压是治疗肾病十分重要的环节,所以降血压药也是治疗肾病中常用的一类药物。有钠、水潴留容量依赖性高血压患者可选用噻嗪类利尿药(如氢氯噻嗪),对肾素依赖性高血压则首选血管紧张素转化酶抑制药(如贝那普利)或血管紧张素Ⅱ受体拮抗药(如氯沙坦)。此外,也常用钙拮抗药(如氨氯地平)。高血压难以控制时可选用不同类型降血压药联合应用。近年来的研究证实,血管紧张素转化酶抑制药除具有降低血压的作用外,还有减少尿蛋白和延缓肾功能恶化的肾保护作用。

　　(3)利尿药:急性肾炎、慢性肾炎、肾病综合征等肾病多有水肿的表现,所以利尿消肿应用利尿药也是必不可少的。利尿药的选择,可根据具体病情的不同应用噻嗪类利尿药(如氢氯噻嗪),潴钾利尿药(如氨苯蝶啶),襻利尿药(如呋塞米),渗透性利尿药(如低分子右旋糖酐)等。

　　(4)抗凝药:慢性肾炎、肾病综合征等肾病患者常处于高凝状态,常用抗凝药防止血栓形成,同时抗凝药对系膜毛细血管性肾小球肾炎有一定降低尿蛋白作用,并能延缓肾功能衰退。另外,血液透析的肾病患者也需要应用抗凝药。临床常用的抗凝药有双嘧达莫、阿司匹林等。

(5)抗生素:急性肾炎需应用抗生素治疗感染灶,肾盂肾炎需要应用抗生素控制感染,慢性肾病患者免疫抑制药的应用加之慢性肾病患者本身抵抗力较差较易发生感染,所以治疗肾病应用抗生素也很普遍。常用的抗生素有青霉素(对青霉素过敏者可用大环内酯类抗生素)、喹诺酮类、头孢菌素类等。临床中应用根据药物敏感试验尽可能选用对其细菌敏感并且对肾脏无明显损害的抗生素。

(6)其他:肾病虽然病因不同,但其发展趋势是殊途同归,经慢性肾病最终进展为终末期肾病,也就是尿毒症晚期。由于慢性肾病患者常并发贫血、高磷低钙、酸中毒等,所以促红细胞生成素、铁剂、钙剂、活性维生素 D、碳酸氢钠等药物在肾病的治疗中应用也较多。

3. 肾病患者用药有哪些注意事项

肾脏是人体的重要排泄器官,经由肾脏排出的废物种类多、数量大。药物进入人体后大多数是通过肾脏排泄的,如果用药的种类太多、剂量过大,就会加重肾脏的负担。例如,四环素、利福平、链霉素、庆大霉素、镇痛药,以及某些抗癌药等,若应用剂量过大就容易对肾脏造成损害。而肾单位的特点是不能再生,损坏一个就少一个,一旦失去代偿能力,就会出现肾衰竭的症状,其后果非常严重。

有些人认为中药最安全,其实有些中药也有不良反应,少数还存在严重的毒性,一些偏方也有不同程度的不良反应,若使用不当或剂量过大,都会对肾脏造成严重损害。中老年人由于脏器功能衰退,或患有动脉硬化、高血压、糖尿病等慢性病,若用药不慎更容易对肾脏造成损害。所以,患有疾病时,千万不要自己滥用药物,一定要在医生的指导下用药。为了健康,肾病患者应用药物应注意以下几个方面。

(1)不用肾毒性药:尽量避免或减少使用肾毒性大的药物,如果确实需用时,应在医生的指导下减量使用。要注意药物的相互作用,防止配伍产生的肾毒性。要多饮水,保持 24 小时排尿量在 1 500 毫升以上,以稀释并加速药物排泄。

(2)严禁超量用药:处方用药贵在精而不在多,尤其是老年人往往同时患有多种疾病,肾功能较差,更不可急于求成,最好个体化给药,并根据疗效调整,严禁超量使用药物。

(3)不要迷信偏方:不同类型的肾病,病因、病变性质及病情轻重完全不同,治疗方法截然不同,用某种偏方来治疗所有类型的肾病显然不合适,同时有些偏方还有不良反应,甚至毒性。所以,不要迷信偏方,切记谨慎使用偏方。

(4)不滥用抗生素:有些患者把肾炎和一般的炎症性疾病等同起来,采用抗生素治疗,其实两者有本质的区别。肾病患者要了解某些抗生素潜在的不良反应,如庆大霉素、卡那霉素、链霉素,以及某些头孢菌素、万古霉素等,特别是某些镇痛消炎药(如吲哚美辛、氨基比林、对乙酰胺基酚等)等均具有一定的肾毒性,肾病患者应谨慎使用,必须使用时应注意调整剂量,严密观察。

(5)不随意用中药:中药同样存在不良反应的问题,应由医生根据病情的不同辨证使用中药。有很多中药对肾脏有一定的毒性和损害,特别是含马兜铃酸的中药,长期使用中更要特别注意。

4. 肾病使用免疫抑制药的原则是什么

多数原发性或继发性肾小球疾病是由免疫反应介导的炎症性疾病,因此免疫抑制药在肾小球疾病的治疗中占有十分重要的地位。大量临床研究表明,合理应用免疫抑制药,对肾小球疾病进行规范化治疗,可以有效控制肾小球疾病的进展,减少终末期肾病的发生。

免疫抑制药主要包括糖皮质激素、细胞毒药物(如环磷酰胺、甲氨蝶呤等),以及一些新型免疫抑制药等,通过不同途径抑制体内免疫反应,阻断肾脏病变。治疗肾病应严格掌握应用免疫抑制药的适应证,用药前要做相应的检查,确定患者没有使用免疫抑制药的禁忌证。要从患者的整体情况出发,结合病情和病理合理用药,尽量避免药物可能引起的不良反应。要熟悉不同免疫抑制药的作用机制及特点,联合用药以减少药物的不良反应。

肾病患者使用免疫抑制药必须由医生根据病情的需要谨慎使用,切不可不加分析地盲目乱用。糖皮质激素是治疗肾病首选的免疫抑制药,通过抑制炎症反应、抑制免疫反应、抑制醛固酮和抗利尿激素分泌,影响肾小球基底膜通透性等综合作用,而发挥其利尿、消除蛋白尿等功效。在选用泼尼松、甲泼尼龙等中效糖皮质激素时,要坚持起始足量、缓慢减药、长期维持的原则,以提高疗效,减少复发。

5. 治疗肾病常用的免疫抑制药有哪些

临床常用的免疫抑制药有多种,但就用于治疗肾病来说,以糖皮质激素(泼尼松、甲泼尼龙)、环磷酰胺、硫唑嘌呤、麦考酚吗乙酯、环孢素、他克莫司、来氟米特相对应用较多。

(1)糖皮质激素:临床用于治疗肾病的糖皮质激素主要有泼尼松和甲泼尼龙。糖皮质激素是临床应用最广泛的免疫抑制药物,能抑制感染性和非感染性炎症,抑制炎症介质(如激肽类、组胺、慢反应物质等)发生反应,阻止补体参与炎症反应。糖皮质激素可以抑制免疫反应的多个环节,抑制巨噬细胞的吞噬功能,可使淋巴细胞溶解,以致淋巴结、脾及胸腺中淋巴细胞耗损。上述作用对 T 细胞较明显,其中辅助性 T 细胞减少更为显著,同时还可降低自身免疫性抗体水平。基于上述抗炎及抗免疫作用,糖皮质激素可用于缓解过敏反应及自身免疫性疾病的治疗,在许多肾小球疾病的治疗中常将糖皮质激素作为一线药物应用。

(2)环磷酰胺:环磷酰胺是目前应用的各种免疫抑制药中作用最强的药物之一,也是烷化剂中作为免疫抑制药应用最多的药物。作为细胞周期非特异性药物,即对增殖周期中各细胞均有杀伤作用,主要阻断 G0 期细胞、可通过杀伤 T 淋巴细胞、B 淋巴细胞阻止其繁殖而抑制免疫反应,对细胞免疫及体液免疫均有抑制作用。与其他细胞毒药物相比,环磷酰胺的免疫作用强而持久,在肾小球疾病的治疗中常作为二线药物使用。环磷酰胺可用于各种自身免疫性疾病,对于严重类风湿关节炎及系统性红斑狼疮,大部分病例有效;对儿童肾病综合征,疗效较硫唑嘌呤为好,可长期缓解。环磷酰胺可单独用药,但与糖皮质激素联合应用疗效会更好,且不良反应相对较少。

(3)硫唑嘌呤:硫唑嘌呤系巯嘌呤的衍生物,在体内分解为巯嘌呤而起作用。硫唑嘌呤的免疫抑制作用与巯嘌呤相同,作用于S 细胞周期,作用机制是竞争性抑制嘌呤合成酶而影响嘌呤核苷酸的代谢,即具有嘌呤拮抗作用,通过对 RNA 代谢的干扰,使细胞增殖速度减慢而具有免疫抑制作用。硫唑嘌呤对 T 淋巴细胞的抑制作用明显强于 B 淋巴细胞,较小剂量即可抑制细胞免疫,但免疫抑制作用不如环磷酰胺强和持久。由于硫唑嘌呤不良反应较多而严重,在免疫抑制药中不作为首选药物使用。

(4)麦考酚吗乙酯:麦考酚吗乙酯又称麦考酚酸酯,是从青霉属菌中提取、纯化的一种微生物产物,近年研究发现具有免疫抑制效应,用于治疗原发性、继发性肾小球疾病。麦考酚吗乙酯口服吸收后在体内水解转化为具有免疫活性的代谢物麦考酚酸,通过非竞争性抑制嘌呤合成途径中次黄嘌呤核苷酸脱氢酶的活性,阻断淋巴细胞内鸟嘌呤核苷酸的合成,使 DNA 合成受阻,使细胞分裂周期停留在 G1 期,抑制细胞的增生,可选择性抑制 T 淋巴细胞和 B 淋巴细胞的增殖反应,抑制 B 淋巴细胞抗体形成和细胞毒 T 细胞的分化。麦考酚吗乙酯对其他细胞仅有轻度抑制作用,与环孢素、硫唑嘌呤、环磷酰胺等相比,较少发生骨髓抑制、肝肾损害及致癌变作用等不良反应。

(5)环孢素:环孢素是由真菌培养液中分离到的中性环多肽混合物,是含 11 个氨基酸的环状多肽,为第三代新型高效免疫抑制药。环孢素与从 T 细胞中分离出的一种细胞质受体蛋白结合,形成环孢素复合物,抑制活化 T 细胞核因子的去磷酸化,阻断白介素 2 的产生及其介导的淋巴细胞的活化,从而阻止了 T 淋巴细胞的活化。环孢素能可逆性地抑制 T 细胞增殖,作用于细胞增殖周期的 G0 和 G1 期休止细胞,主要靶细胞为 Th 细胞,而不影响造血和吞噬细胞的功能。

(6)他克莫司:他克莫司是一种从放射菌的代谢产物中提取的新型大环内酯类物质,其作用机制与环孢素相同,主要是抑制白细胞介素 2 的合成,作用于辅助 T 细胞,抑制 T 细胞活化基因的产生,同时还抑制白细胞介素 2 受体的表达。他克莫司能阻止钙离子依赖性 T 细胞的信号传导,从而抑制免疫应答过程中多种细胞因子的表达,并能直接抑制白介素 2 基因的转录,还可以直接抑制 B 淋巴细胞抗体的产生,20 世纪 90 年代后期开始用于治疗肾小球疾病。有研究表明,他克莫司的免疫抑制作用是环孢素的数十倍至数百倍,同时使用他克莫司的患者细菌和病毒感染率也较环孢素治疗者为低。

(7)来氟米特:来氟米特有抑制二氢乳酸脱氢酶和酪氨酸蛋白激酶活性的作用,活性代谢产物也有抑制二氢乳酸脱氢酶和酪氨酸蛋白激酶的活性,并影响嘧啶的生物合成。来氟米特用于自身免疫性疾病治疗的作用机制可能与抑制 T 淋巴细胞内肿瘤坏死因子依赖的 NF2JB 活性,抑制 T 辅助细胞 1 型细胞的活化、促进

T辅助细胞2型细胞的分化有关。国内已有文献报道，来氟米特可用于IgA肾病的治疗，可降低尿蛋白，减少尿红细胞。

6. 应用免疫抑制药应注意什么

在慢性肾病的治疗中，免疫抑制药应用较多，且用的时间也较长，加之免疫抑制药有诸多的不良反应，做到合理地使用免疫抑制药显得尤为重要。为了保证使用免疫抑制药安全有效，肾病患者在使用免疫抑制药时应特别注意以下几个方面。

(1)大剂量、长时间或不规律使用糖皮质激素，可并发或加重感染，使血糖升高，引起消化道溃疡、骨质疏松、病理性骨折及无菌性股骨头坏死等不良反应。因此，要做到规律用药，尽量避免大剂量或长期用药，用药期间要严密观察，以减少不良反应的发生。若需长期用药，改为晨间1次口服或隔日顿服，可减少库欣综合征等不良反应的发生。应逐渐减量，不宜骤然停药，以免病情复发或出现肾上腺皮质功能不足症状。

(2)环磷酰胺、硫唑嘌呤最常见的不良反应是骨髓抑制和严重感染，故用药期间应定期检测血常规，使白细胞维持在 4.5×10^9/升以上。环磷酰胺还可引起出血性膀胱炎，尤其是冲击治疗时，因此应注意同时进行水化疗法。另外，少数患者还可出现性腺抑制、肝功能损害，以及恶心呕吐等消化道症状。

(3)环孢素常见有震颤、厌食、恶心呕吐等不良反应。用药剂量过大、时间过长有可逆性肝脏损伤，用药期间应注意检测血常规和肝、肾功能。麦考酚吗乙酯可引起恶心呕吐、腹泻等胃肠道症状，以及细菌或病毒感染的发生率增加及骨髓抑制等。

(4)他克莫司的不良反应主要为肾毒性，也可见头痛、失眠、震颤、肌痛、乏力等神经毒性，以及腹泻、恶心、高血压、高血钾、低血镁、高尿酸血症、高血糖等。来氟米特可有厌食、恶心呕吐等胃肠道反应，其他尚有高血压、头昏、瘙痒、皮疹、消瘦、贫血、致畸胎及可逆性脱发等不良反应。

免疫抑制药在肾小球疾病的治疗中应用非常广泛,新型免疫抑制药不断出现,并且在肾小球疾病的治疗中显示出较好的疗效。但是,免疫抑制药的应用不可避免地带来诸多不良反应,在应用免疫抑制药治疗肾小球疾病的过程中仍存在许多问题,有待进一步研究。

7. 糖皮质激素的适应证有哪些,冲击治疗是怎么回事

(1)适应证:糖皮质激素是临床应用最广泛的免疫抑制药,在治疗肾病中,糖皮质激素通常作为免疫抑制药的一线用药,主要适应证有以下几个方面。

①原发性肾小球肾病,包括原发性肾病综合征、急进性肾炎、IgA 肾病表现为肾病综合征者及肾功能恶化较快者。成年人原发性肾病综合征应做肾活检,根据病理类型指导使用糖皮质激素。不同的病理类型应用糖皮质激素的疗效也不同:微小病变型肾炎,完全缓解者占 80.14%,部分缓解者占 10.11%;系膜增生性肾炎,完全缓解者占 50%,部分缓解者占 27.15%;局灶性节段性肾小球硬化,完全缓解者仅占 19.15%,部分缓解者占 24.13%;膜性肾炎,完全缓解者占 24.16%,部分缓解者占 24.13%;IgA 肾病肾功能恶化较快者,宜用糖皮质激素治疗。

肾病综合征患者如有以下情况,应用糖皮质激素的疗效并不好:血肌酐持续性升高(>353 微摩/升)者;持续性高血压,舒张压>115 毫米汞柱者;选择性蛋白尿情况差者;尿纤维蛋白原降解产物较高者;较严重的镜下血尿者;年龄超过 45 岁者;病程超过 7 个月者。

②继发性肾小球疾病,如系统性红斑狼疮和韦格纳肉芽肿的肾损害、结节性多动脉炎、过敏性紫癜的肾损害、肺出血、肾炎综合

征等,可用糖皮质激素治疗。

③其他肾脏疾病,如药物引起的过敏性间质性肾炎、肾移植后也常规应用大剂量糖皮质激素。

(2)冲击疗法:糖皮质激素主要有泼尼松、甲泼尼龙。在治疗肾病中,常用于糖皮质激素冲击治疗的药物是甲泼尼龙,特点为与激素受体结合速率高于其他激素5～10倍,起效时间快于各类激素药物为1.5～2倍,可快速控制症状,生物半衰期短,无药物蓄积,无盐皮质激素作用,安全性好。甲泼尼龙冲击治疗的常规剂量为每次3克,在时间安排上主要有两种方式,一种是甲泼尼龙连续3天静脉给药,一种是甲泼尼龙隔日静脉给药,连续3次。冲击治疗过程应在专科医生的密切监视之下,防止不良反应的发生。

甲泼尼龙冲击治疗在肾病中应用广泛,如可用于重症活动性系统性红斑狼疮肾炎、系统性血管炎、新月体肾小球肾炎、IgA肾病、难治性肾病综合征、膜性肾炎等。另外,肾移植急性排斥、肾移植诱导治疗等也可应用。甲泼尼龙冲击治疗有很多好处,可使临床治疗快速起效,成功用于治疗对常规激素无反应的患者,具有较佳的患者耐受性,其不良反应相对较少,同时使口服维持治疗的激素用量减少并能快速减药、撤药。

8. 糖皮质激素有哪些不良反应

有关临床资料证实,糖皮质激素的不良反应发生率呈剂量依赖性,并且与患者的基础疾病及用药时间的长短密切相关。

(1)诱发或加重感染:长期应用糖皮质激素,可降低机体的免疫功能和抗病能力,致使细菌、病毒等病原体容易侵袭人体,诱发新的感染或使原有的感染加重,年老体弱者尤为突出。如长期应用糖皮质激素可致上呼吸道、泌尿系统、皮肤及口腔感染等。

(2)诱发和加重溃疡:糖皮质激素能刺激胃酸分泌,破坏胃黏膜,同时还改变胃内固有的稳定环境,为幽门螺杆菌的生长创造了条件。幽门螺杆菌是引发消化性溃疡和导致胃病迁延难愈的重要因素,所以糖皮质激素容易诱发或加重胃炎和溃疡,溃疡往往呈多发性,甚至造成出血和穿孔。若糖皮质激素与阿司匹林等非甾体抗炎药合用,则更容易诱发溃疡。同时,合用 H_2 受体拮抗药(如西咪替丁)或质子泵抑制药(如奥美拉唑)等控制胃酸的药物,可有效预防溃疡发生。

(3)引起糖代谢异常:糖皮质激素有促进糖原异生、降低组织对葡萄糖的利用、抑制肾小管对葡萄糖的重吸收等作用,长期应用超生理剂量者,会引起糖代谢异常紊乱,血糖升高,使原有的糖尿病病情恶化,所以在使用糖皮质激素期间应密切监测血糖的变化。

(4)导致骨质疏松:骨质疏松是长期使用糖皮质激素引发的主要不良反应之一,与成骨作用受抑制而骨吸收增加有关,在儿童、绝经妇女、低钙摄入者及长期卧床的患者,骨质疏松更为严重,长期大量使用糖皮质激素还可造成股骨头无菌性坏死。

(5)诱发精神症状:长期使用糖皮质激素的患者,普遍有一种欣快感,易兴奋、失眠、情绪不稳定,也有表现为抑郁、焦虑,少数出现严重的精神症状如幻觉、精神错乱,也有致癫痫样发作的报道。精神失常多见于女性,其发生与药物的用量有关,如泼尼松用量在每日 80 毫克以上。糖皮质激素诱发的精神症状往往随着药物的减量和停用而消失。

(6)导致下丘脑-垂体-肾上腺轴抑制:泼尼松每日 20 毫克,1周后即可引起下丘脑-垂体-肾上腺轴的明显抑制,持续 1~2 周才恢复。用糖皮质激素治疗 1 年以上者,停药后下丘脑-垂体-肾上腺轴抑制的恢复约需半年的时间。停药后如遇应激,很容易出现肾上腺危象。另外,在撤药过程中,患者可出现严重乏力、关节肌肉酸痛、情绪低沉、不思饮食,甚至恶心呕吐,此为撤药综合征,与体内激素从高水平降至低水平不能适应有关。

9. 应用糖皮质激素治疗肾病应注意什么

应用泼尼松、甲泼尼龙等糖皮质激素治疗肾病时,常需要长时间大剂量用药,而长时间大剂量用药的不良反应较多且常较严重。为了最大限度发挥其治疗作用,尽量减少或避免其不良反应发生,在应用糖皮质激素治疗肾病时,应注意以下几点。

(1)注意防治感染:糖皮质激素是治疗肾病最常用的免疫抑制药物,由于能降低机体的免疫功能和抗病能力,在用药期间容易发生感染,所以应将防治感染放在重要的位置,尤其是上呼吸道感染。要注意根据天气的变化及时增减衣服,保持室内空气流通、新鲜,保持规律化的生活起居,注意休息,避免过度劳累,同时可选用具有增强机体抗病能力的药膳进行调养。

(2)监测血脂、血糖:糖皮质激素的应用对糖类、蛋白质和脂肪的代谢均有影响,其中尤以对糖代谢的影响最大。肾病患者在应用糖皮质激素的过程中,可引起糖代谢和脂肪代谢异常,导致高血糖和高脂血症,不利于疾病的治疗康复,所以在应用糖皮质激素的过程中,应注意监测血脂、血糖的变化,及时进行预防和治疗。

(3)起始剂量要足:肾病患者在应用糖皮质激素治疗时,起始剂量要足够,此乃避免和减少疾病复发的基础。成年人泼尼松的起始用量应为每日1毫克/千克体重,小儿应为每日2~2.5毫克/千克体重,且年龄越小,用量越大。以早晨8时1次服用最为合理,患者依从性好,且符合激素分泌的昼夜节律性,并且减轻激素的不良反应。只有足够大的起始剂量才能起到迅速缓解炎症、控制尿蛋白、促使疾病顺利康复的作用。治疗肾病综合征时,用糖皮质激素后一般2周内尿蛋白明显减少或消失;如6~8周无效,则多数患者可被认为对激素不敏感,有效者足量使用12周,再根据患者具体情况减量使用。

(4)减药要遵医嘱:正确减用糖皮质激素是治疗肾病成败的关

键所在,有些患者在应用糖皮质激素的过程中,由于害怕激素不良反应多,或担心影响体型等,往往自行减量过快,甚至自行停药,结果造成病情反复,失去了良好的治疗时机。减用糖皮质激素的剂量一定要由医生根据病情的需要谨慎选定,患者切记要遵守医嘱。通常泼尼松治疗 8 周后或尿蛋白转阴 1 周后可减量,一般每周减量为原治疗量的 10%,成年人一般每次减量 5 毫克,直至停药。后期用药剂量每日 10 毫克以下时,可改为隔日早晨服用 1 次,可大大减轻激素的不良反应。减至剂量越小,减量速度应越慢。

(5)维持足够疗程:应用糖皮质激素治疗肾病,维持剂量要有足够的疗程。在治疗肾病综合征时,一般为 6~12 个月,也可长达数年,宜因人而异。对激素敏感、较快获得完全缓解的患者,通常减至维持量,可服 4 个月或更长时间,然后缓慢减至停用。对于起始大剂量激素治疗后仅部分缓解者,减至小剂量后可服 8 个月或更长时间。

(6)防止骨质疏松:骨质疏松是长期使用糖皮质激素引发的主要不良反应之一,同时长期大量使用糖皮质激素还可造成股骨头无菌性坏死,所以应注意预防。在服用糖皮质激素时,要注意适当补钙,可以适当多喝牛奶,必要时要使用钙剂或促进钙吸收的药物,平时饮食也要注意多吃含钙食物,并应加强体育锻炼,以增强体质,保护骨骼。

10. 什么是细胞毒药物

所谓细胞毒药物,是指在生物学方面具有危害性影响的药品,可通过皮肤接触或吸入等方式造成包括生殖、泌尿,以及肝、肾的毒害,并可致畸或损害生育功能。由于其在人体内的作用强度大,刺激性强,在发挥治疗作用的同时,也同时影响了正常细胞的生长繁殖。

肿瘤化疗药物几乎都是细胞毒药物,在杀死肿瘤细胞的同时,对人体的正常细胞有一定的不良反应,尤其是对分裂、增殖比较快的细胞,如骨髓造血细胞、胃肠道黏膜上皮细胞等。因此,在有效的肿瘤化疗中,不良反应几乎是不可避免的。但是,这些不良反应因患者的个体差异、具体的化疗方案而各有不同。这些不良反应在医生的指导下,用药时采取一定的预防措施,均可以减轻、得到控制,甚至被避免,同时停用化疗后上述不良反应均可很快消失而恢复正常。

对于糖皮质激素治疗效果不好的肾脏疾病,常联合应用细胞毒药物,常用的细胞毒药物有环磷酰胺、甲氨蝶呤等。需要注意的是:肾病患者使用细胞毒药物一定要慎重,如急性肾炎不主张应用细胞毒药物,慢性肾炎在糖皮质激素治疗效果不好时可谨慎地联合试用细胞毒药物,细胞毒药物可用于"激素依赖型"或"激素抵抗型"的肾病综合征患者,以协同激素治疗。若无激素禁忌,一般不作为首选或单独治疗用药。

11. 环磷酰胺有哪些不良反应

环磷酰胺是国内外最常用的细胞毒药物,在体内被肝细胞微粒体羟化,产生有烷化作用的代谢产物而具有较强的免疫抑制作用。环磷酰胺治疗肾病通常是采用冲击治疗,不良反应较多。将环磷酰胺的不良反应概括起来,主要有以下几个方面。

(1)胃肠道反应:常见的胃肠道反应有食欲缺乏、恶心呕吐、腹胀腹痛、腹泻等,可对症处理。

(2)皮肤黏膜损害:环磷酰胺可抑制口腔黏膜的快速增殖,引起口腔炎,同时还可引起药物性皮炎、脱发等,停药后可缓解。

(3)肝功能损害:可有一过性转氨酶升高,环磷酰胺在肝脏代谢活化中消耗了微粒体活化酶,增加了活性氧的含量,导致谷胱甘肽消耗,肝细胞破坏,转氨酶升高。可暂时停药,同时给予还原型谷胱甘肽及甘草酸二胺等药物进行保肝降酶治疗。

(4)骨髓抑制:骨髓抑制是环磷酰胺最常见的不良反应之一,外周血白细胞于给药后 7～14 日明显下降,3～4 周基本恢复,血小板减少较其他烷化剂少见。骨髓抑制现象与环磷酰胺单次剂量和环磷酰胺冲击间歇期及剂量密切相关。此外,还与患者体质及耐受性有关。在防治上,如果外周血白细胞<$2×10^9$/升或粒细胞绝对值<$1×10^9$/升时,应避免使用环磷酰胺治疗。对白细胞显著减少的患者,可应用粒细胞集落刺激因子进行治疗。

(5)感染:感染的发生率与环磷酰胺冲击单次剂量及间隔期有关,呼吸道、消化道及泌尿系感染多见,病原体可为细菌、病毒、真菌等,带状疱疹发生率高于单用激素或其他免疫抑制药者。可对症应用敏感抗菌药、抗病毒药,以及抗真菌药进行治疗。

(6)生殖系统毒性:可引起闭经、精子缺乏、不育不孕,妊娠初期应用环磷酰胺可致畸。在防治上,环磷酰胺冲击治疗期间出现月经减少或闭经,需调整治疗,如尿蛋白转阴则停用环磷酰胺而改用硫唑嘌呤或甲氨蝶呤,如尿蛋白仍持续阳性则改用麦考酚吗乙酯或其他对生殖系统毒性较小的免疫抑制药。

(7)泌尿系统毒性:可引起出血性膀胱炎,发生率为4%～36%,为环磷酰胺代谢产物丙烯醛刺激膀胱所致,一旦发生应停用环磷酰胺并应用止血药物治疗。环磷酰胺的直接肾毒性作用是水排泄障碍,临床表现为低钠血症,尿钠排泄增加,应注意水化过程避免使用低张溶液。

(8)致癌性:环磷酰胺可引起继发性肿瘤,尤其是膀胱癌,总剂量超过 30 克时危险性升高。

(9)心血管系统不良反应:环磷酰胺心脏损害的基本病理为弥漫性血管炎,可引起心肌病、心肌梗死、传导阻滞、冠状动脉炎等。

(10)其他不良反应:偶有发热、过敏、视物模糊、幻觉等。

12. 麦考酚吗乙酯有哪些不良反应

麦考酚吗乙酯最初是作为一种抗细菌和抗真菌的药物,20 世纪 60 年代后期开始作为抗肿瘤药物应用于临床,直到 20 世纪 80 年代才发现其具有抑制免疫作用。麦考酚吗乙酯在体内代谢为霉酚酸,后者为次黄嘌呤单核苷酸脱氢酶抑制药,抑制鸟嘌呤核苷酸的经典合成途径,故而选择性抑制 T 淋巴细胞、B 淋巴细胞增殖及抗体形成而达到治疗的目的。

麦考酚吗乙酯作为一种免疫抑制药已广泛应用于肾移植后排异反应,也用于系统性红斑狼疮肾炎、肾病综合征等肾病的治疗。近年一些报道表明,麦考酚吗乙酯对部分难治性肾病综合征有效。麦考酚吗乙酯的用法通常是每日 1.5～2 克,分 1～2 次口服,共用 3～6 个月,减量维持半年。

麦考酚吗乙酯不良反应相对较少,主要以消化道症状为主,包括恶心呕吐、腹胀、腹泻等,发生率为 11.8%～45.3%,绝大多数通过减少剂量、分次服用后症状可消失,不影响治疗。由于无肝、肾毒性,故应用时较安全。但由于麦考酚吗乙酯抑制淋巴细胞生长,抑制机体免疫反应,因此最严重的并发症仍是感染,肺炎发生率达 7.7%～11.8%,带状疱疹也常见。此外,还有白细胞及血红蛋白降低、口角炎、脱发、汗毛增多、胰腺炎、肺纤维化等,长期接受麦考酚吗乙酯治疗者尤应注意肿瘤和淋巴瘤的发生。

13. 环孢素有哪些不良反应

环孢素能阻止 T 淋巴细胞前体细胞的激活,并选择性地抑制辅助性 T 淋巴细胞分泌白细胞介素 2 和其他淋巴因子,因而是一种强效免疫抑制药。

环孢素作为免疫抑制药在肾脏疾病中经常应用,如作为二线药物用于治疗激素及细胞毒药物无效的难治性肾病综合征。常用量为每日5毫克/千克体重,分2次口服。服药期间需监测并维持其血浓度谷值为100~200纳克/毫升,服药2~3个月后缓慢减量,共服6个月左右。

环孢素的不良反应主要有肝、肾毒性,神经毒性,高血压,红细胞增多症,并可引发高尿酸血症、多毛,以及牙龈增生等。

(1)肝毒性:环孢素致肝损害的发生率为10%~50%,肝毒性最常见的表现为高胆红素血症。肝毒性的发生与肝细胞内自由基的生成、钙离子的增加及脂溶性胆盐蓄积有关。

(2)肾毒性:环孢素致肾毒性的发生率为50%~70%,主要表现为肾血管阻力增加、肾血流量及肾小球滤过率降低、血肌酐及尿素氮升高、血清和肾皮质丙二醛升高等,肾毒性的发生与血药浓度密切相关。

(3)神经毒性:常见的有头痛、耳鸣、精神错乱,以及运动障碍、诱发癫痫等,停药后症状可消失。另外,还要注意环孢素与其他药物联合应用时发生药物相互作用引起神经毒性的问题,如与洛伐他汀和秋水仙碱合用,对肌肉有潜在不良反应,可引起肌肉疼痛和肌无力等。

(4)高血压:环孢素致高血压的发生率为40%~90%,远较其他不良反应发生率高,那些在临床上没有肾功能异常的患者环孢素也可致血压升高,常在环孢素应用后数周或数月内形成高血压。

(5)红细胞增多症:环孢素致红细胞增多症的发生率为7%~25%,可在应用环孢素后1.5~27个月出现,血红蛋白可达200克/升(167~238克/升),红细胞比容可达0.59(0.51~0.64),红细胞增多症持续时间为3~6个月。

环孢素作为临床重要的免疫抑制药,在应用时应尽量发挥其较强的免疫抑制作用,降低其不良反应的发生。另外,由于环孢素的安全范围窄,毒性反应强,故需注意进行观察检测,像血药浓度、免疫抑制指标、毒性指标等检测是必要的,以保证用药安全。

14. 临床常用的降血压西药有哪几类

尽管治疗高血压的降血压西药有很多,但就临床来看,常用的降血压西药主要有利尿药、钙拮抗药、β受体阻滞药、血管紧张素转化酶抑制药、血管紧张素Ⅱ受体阻滞药、α受体阻滞药6大类。其中,前5类是高血压治疗指南中推荐医生首先考虑的选择(即一线用药),多数降血压西药除能够降低血压外,同时还可用于其他疾病。

(1)利尿药:常用的有氢氯噻嗪和吲达帕胺等。降血压作用主要通过排钠,减少细胞外容量,降低外周血管阻力。降血压起效平稳、缓慢,持续时间相对较长,作用持久,服药2～3周后作用达高峰。适用于轻、中度高血压。

(2)钙拮抗药:常用药物有氨氯地平、硝苯地平等。降血压作用主要通过阻滞细胞外钙离子经电压依赖L型钙通道进入血管平滑肌细胞内,减弱兴奋-收缩耦联,降低阻力血管的收缩反应性,同时还能减轻血管紧张素Ⅱ和α_1肾上腺素能受体的缩血管效应,减少肾小管钠重吸收,其降血压起效迅速而强,降血压疗效和降血压幅度相对较强。适用于轻、中、重度高血压。相对于其他种类降血压药物,钙拮抗药在老年患者有较好的降血压疗效,可用于合并糖尿病、冠心病或外周血管病患者,长期治疗时还具有抗动脉粥样硬化作用。

(3)β受体阻滞药:常用药物有美托洛尔、阿替洛尔等。降血压作用可能通过抑制中枢和周围的肾素-血管紧张素-醛固酮系统,以及血流动力学自动调节机制,降血压起效迅速、强力,持续时间各种β受体阻滞药有差异。适用于各种不同严重程度高血压,尤其是心率较快的中、青年患者或合并心绞痛患者,对老年人高血压疗效相对较差。

(4)血管紧张素转化酶抑制药:常用药物有卡托普利、依那普利等。降血压作用主要通过抑制血管紧张素转化酶,使血管紧张素Ⅱ生成减少,同时抑制激肽酶使缓激肽降解减少,降血压起效缓慢,逐渐增强,在3～4周时达最大作用,限制钠盐摄入或联合使用利尿药可使起效迅速和作用增强,同时血管紧张素转化酶抑制药具有改善胰岛素抵抗和减少尿蛋白作用。在肥胖、糖尿病和心脏、肾脏靶器官受损的高血压患者具有相对较好的疗效,特别适用于心力衰竭、心肌梗死后、糖耐量减退或糖尿病肾病的高血压患者。

(5)血管紧张素Ⅱ受体阻滞药:常用药物有氯沙坦、缬沙坦等。降血压作用主要通过阻滞组织的血管紧张素Ⅱ受体,更充分有效地阻断血管紧张素Ⅱ的水钠潴留、血管收缩与组织重构作用,降血压作用起效缓慢,但持久而平稳,一般在6～8周时才达最大作用,作用时间能达到24小时以上,低盐饮食或与利尿药联合使用能明显增强疗效。对伴有心脏、肾脏疾病的高血压患者多首选此类药物。

(6)α受体阻滞药:常用药物有哌唑嗪、多沙唑嗪等。虽然具有降血压作用,但因不良反应较多,目前不作为一线降血压用药物,而作为二线用药用于其他药物降血压效果不满意时的联合用药。

(7)其他:临床上还有一类降血压药物,被称为"复方制剂",即将不同类的降血压药物进行组合,放在一片药中,使得其中有两种或两种以上的降血压药物,达到增强疗效、减少不良反应的目的,方便患者使用,如降压0号、复方降压片等。

15. 慢性肾病患者如何选用降血压药

肾病与高血压密切相关,常常互为因果、同时并见。肾病是引发高血压的常见原因之一,而高血压又是肾功能损害的重要因素。对慢性肾病患者来说,能否有效地控制血压,直接关系到肾病的治疗预后和转归。

临床中用于治疗高血压的药物有很多,慢性肾病患者如何恰当地选用降血压药,这是肾病患者十分关心的问题。慢性肾病时选用降血压药应注意从以下几个方面考虑:降血压的同时,具有保护肾脏的作用;降血压的同时没有损害肾脏的不良反应;药物的排泄最好主要不是经过肾脏。根据以上原则,慢性肾病患者可以从β受体阻滞药、血管紧张素转化酶抑制药、血管紧张素Ⅱ受体阻滞药,以及钙拮抗药4类药物中进行选择。

(1)β受体阻滞药:β受体阻滞药在降血压的同时,可稳定改善高血压和糖尿病肾病患者的肾功能,减少尿蛋白。其中美托洛尔排泄不受肾功能影响;贝凡洛尔经肝胆代谢,肾脏病时体内无蓄积,是肾性高血压的常用药;阿替洛尔和卡替洛尔主要通过肾脏排泄,所以对肾衰竭的患者需调整剂量并谨慎使用。

(2)血管紧张素转化酶抑制药:血管紧张素转化酶抑制药在降血压的同时,具有独特的扩张肾小球出球小动脉的作用,既能降低肾小球内压力,又可保持肾小球血流量,因此可有效降低尿蛋白,延缓肾小球硬化,防止肾功能进一步损害,可以稳定和改善中度肾功能损害的高血压患者的肾功能,防止血清肌酐升高。对于肾血管性高血压,血管紧张素转化酶抑制药与一种利尿药合用可获得满意的降血压效果。但对于少数双侧肾动脉狭窄和单肾并肾动脉狭窄的患者,由于不能保证充分的肾小球滤过率,易引起肾衰竭,故应禁用。贝那普利除具有降血压作用外,还具有保护肾功能的作用,对轻、中度肾功能损害有治疗作用,也无须减量,因为其经过肾和肝胆双通道排泄,但严重肾衰竭者应减量或停用。福辛普利与贝那普利相似,经过肾和肝胆双通道排泄,具有保护肾功能的作用,是治疗肾性高血压的理想选择。此外,依那普利有95%经肾脏排泄。赖诺普利只通过肾脏排泄,应用时应注意根据肾功能调整剂量。

(3)血管紧张素Ⅱ受体阻滞药:血管紧张素Ⅱ受体阻滞药具有

和血管紧张素转化酶抑制药相似的肾脏保护作用,可选择性地扩张出球小动脉,降低肾小球内压,减少尿蛋白,延缓肾小球硬化,其优于血管紧张素转化酶抑制药的是还可产生尿酸尿,使血尿酸水平降低,没有持续性干咳的不良反应,但肾功能严重损害时或肾动脉狭窄时禁用。临床治疗肾性高血压可选用氯沙坦、缬沙坦等。

(4)钙拮抗药:钙拮抗药在降低血压的同时,尚可维持肾灌注和肾小球滤过率,能减弱和延缓肾小球硬化的进程,使内生肌酐清除率升高,血肌酐下降,因而可作为肾性高血压的首选药。常用的硝苯地平控释片可每日服用 1 片,实现 24 小时平稳降血压;氨氯地平在肾病时无须调整剂量,故肾性高血压时可优先考虑;拉西地平可用于预防急性肾灌注过低和肾移植患者因使用环孢素引起的暂时性肾小球滤过率降低。

16. 慢性肾病患者应用抗生素的原则是什么

许多抗生素在人体内主要经肾脏代谢,而某些抗生素具有肾毒性,所以肾功能减退的感染患者在应用抗生素时应特别谨慎,以免对肾脏造成进一步的损害。为了保证慢性肾病患者应用抗生素的安全有效,慢性肾病患者应用抗生素应坚持以下原则。

(1)尽量避免使用有肾毒性的抗生素,如果病情确实需要,需进行血药浓度监测,据此调整给药方案,达到个体化用药。

(2)按照肾功能减退程度减量用药,用药过程中需严密监测患者的肾功能。

(3)根据感染的严重程度、病原菌的种类及药物敏感试验结果等恰当选用无肾毒性或肾毒性低的抗生素。

(4)根据患者肾功能减退程度,以及抗生素在人体内的排泄途径调整用药剂量与用药方法。慢性肾病患者应根据抗生素在体内的代谢过程特点及其肾毒性来选择药物。肾功能减退时抗生素的选用有以下情况：一是主要由肝胆系统排泄或由肝脏代谢，或经肾脏和肝胆系统同时排出的抗生素，肾功能减退者应用时维持原剂量或剂量略减；二是主要经肾排泄，药物本身并无肾毒性或仅有轻度肾毒性的药物，肾功能减退者可应用，但剂量需适当调整。

①肾功能减退时可按原剂量或略减量应用的抗生素。青霉素类（如氨苄西林、阿莫西林等），头孢菌素类（如头孢哌酮、头孢曲松等），复方酶抑制药（如氨苄西林/舒巴坦、阿莫西林/克拉维酸等），大环内酯类（如红霉素、阿奇霉素等），以及克林霉素、甲硝唑等。

②肾功能减退时可应用但需减量的抗生素。青霉素类（如青霉素、阿洛西林等），头孢菌素类（如头孢唑啉、头孢拉啶等），喹诺酮类（如氧氟沙星、加替沙星、环丙沙星等），以及复方磺胺甲𫟄唑、吡嗪酰胺等。

③肾功能减退时避免应用，确有指征应用时需调整给药方案的抗生素。氨基糖苷类（如庆大霉素、妥布霉素、阿米卡星、卡那霉素等），糖肽类（如万古霉素、替考拉宁、去甲万古霉素），以及氟胞嘧啶、伊曲康唑静脉注射剂等。

④肾功能减退时不宜应用的抗生素。四环素、土霉素、呋喃妥因、萘啶酸、特比萘芬等。

17. 肾病患者应用利尿药应注意什么

利尿药在肾病中的应用十分广泛，在大多数肾病患者的治疗中十分有效，可以减少细胞外液的容量、降低血压，改善、消除水肿等症状，增强血管紧张素转化酶抑制药、血管紧张素Ⅱ受体阻滞药及其他抗高血压药的疗效，降低慢性肾病患者发生心血管疾病的危险。

利尿药的选择是由肾小球滤过率水平和需要减少的细胞外液容积所决定的，绝大多数肾病患者都需用利尿药治疗。一般来说，肾小球滤过率每分钟≥30毫升/1.73平方米体表面积的患者，推荐使用噻嗪类利尿药,如氢氯噻嗪;肾小球滤过率每分钟＜30毫升/1.73平方米体表面积的患者,推荐使用襻利尿药,如呋噻米;对于细胞外液容量过多和水肿的患者,可以襻利尿药与噻嗪类利尿药合用;氨苯蝶啶等保钾利尿药慎用于肾小球滤过率每分钟＜30毫升/1.73平方米体表面积的患者、接受血管紧张素转化酶抑制药或血管紧张素Ⅱ受体阻滞药治疗的患者及有其他发生高钾血症危险因素的患者。使用利尿药治疗的肾病患者,在重视其疗效的同时要注意监测血压、血肌酐和电解质,以避免其不良反应发生。

利尿药最常见的并发症是细胞外液容量不足导致的低血压、肌酐清除率下降、低钾血症和其他电解质紊乱。如果应用利尿药的患者出现头晕、体重减轻、收缩压下降10～15毫米汞柱、舒张压下降10毫米汞柱、脉搏每分钟增加10次或血尿素氮/肌酐比值＞10∶1,常提示细胞外液容量不足。此时,可减少利尿药的剂量和(或)减少同时使用的血管紧张素转化酶抑制药或血管紧张素Ⅱ受体阻滞药的剂量,或暂停利尿药。此外,短期增加饮食中食盐的摄入量也有助于缓解细胞外液容量不足。

电解质平衡紊乱,如低钾血症或高钾血症、代谢性碱中毒、低镁血症和低钙血症或高钙血症,可在慢性肾病患者的利尿治疗中单独或同时出现。当使用襻利尿药和(或)噻嗪类利尿药时,常出现血清钾浓度降低,尤其是老年患者和临床表现细胞外液容量过高的患者。在肌酐清除率降低的患者中,利尿药治疗导致的低钾血症较少见。限制饮食中钠的摄入可以减少尿钾丢失,从而降低发生低钾血症的危险。由于血管紧张素转化酶抑制药或血管紧张素Ⅱ受体阻滞药有升高血钾的作用,如果同时应用这两类药物也可减轻低钾血症。此外,也可通过进食高钾食物、口服补钾制剂及联合服用保钾利尿药来防治低钾血症。需要警惕的是:在慢性肾病中补钾时需慎重,因为由于矫枉过正导致高钾血症的危险很高,尤其是在慢性肾病的三、四期。

应用保钾利尿药可发生高钾血症,提示需要减少或停用保钾利尿药。低镁血症在应用襻利尿药时容易发生,应用襻利尿药的慢性肾病患者尿镁丢失与尿钾丢失是平行的,因此利尿药治疗中低镁血症常伴随低钾血症,补充镁盐或使用含镁抗酸药可用来治疗镁缺乏,保钾利尿药也有保镁作用。利尿药可通过不同形式改变尿钙的排泄而影响机体钙平衡,噻嗪类利尿药能减少尿钙排泄引起高钙血症,襻利尿药可增加尿钙排泄导致低钙血症。襻利尿药相关低钙血症的防治方法包括,减少利尿药剂量、减少钠摄入、联合应用襻利尿药和噻嗪类利尿药等。

细胞外液容量减少可以增加肾小管对尿酸的重吸收,减少尿酸排泄,使血清尿酸浓度升高,诱发痛风发作,应用噻嗪类利尿药时可出现,但更多见于应用襻利尿药时。对于有痛风病史的患者,开始应用利尿药治疗时应告知存在痛风复发的危险。对于频繁发作痛风的患者,可考虑进行预防性治疗,如使用别嘌醇以抑制尿酸合成。

利尿药中除了依他尼酸(利尿酸)外,绝大多数药物都是磺胺的衍生物,因此对碘胺类药物过敏的患者,应用利尿药发生过敏的危险性增加,如果用药过程中出现过敏反应,如皮疹、风疹等,应及时停药。

18. 糖尿病肾病患者如何选用降糖药

糖尿病肾病患者在临床中相当多见,在此类患者的治疗中,正确选用降糖药十分重要。对于糖尿病肾病患者,控制血糖可逆转糖尿病肾病的早期病理改变,可降低已升高的肾小球滤过率,使增大的肾脏缩小,降低微量蛋白尿。但是,如果糖尿病病情已发展为临床肾病阶段,单纯的血糖控制可能对于肾病的进展没有明显影响,不过为防止病情的加速发展,仍需进行有效的血糖控制,降糖药物的选择以不加重肾脏损害为原则。

目前,国内常用的口服降血糖西药主要有双胍类、促进胰岛素分泌剂、α-葡萄糖苷酶抑制药及胰岛素增敏药 4 大类。双胍类降血糖药容易诱发乳酸性酸中毒,故在发生糖尿病肾病之后应慎用或禁用;促进胰岛素分泌药之磺脲类降糖药(如格列本脲、格列吡嗪等)易致低血糖,尤其是格列本脲更易引起低血糖反应,糖尿病肾病患者应慎用。格列喹酮为第二代磺脲类口服降糖药,口服吸收快而完全,代谢产物 95% 从胆管经肠随粪便排出,仅 5% 经肾排出;瑞格列奈仅有 8% 经肾排泄,对肾脏功能影响也较小。另外,可适当加用 α-葡萄糖苷酶抑制药(阿卡波糖)。这些药均可用于糖尿病肾病的治疗,即使肾小球滤过率每分钟<60 毫升者亦可使用,但肾小球滤过率每分钟<30 毫升者应停止一切口服降糖药,改用胰岛素治疗。由于肾功能受损,胰岛素的降解和排泄均减少,易产生蓄积作用发生低血糖,因此应用胰岛素应从小剂量开始,最好先用半衰期短的制剂,根据患者血糖波动需调整胰岛素用量时,应小心谨慎,每次调整 1 个单位,以防发生严重的低血糖事件。

糖尿病肾病要做到早期发现、早期治疗。一旦 24 小时的尿蛋白>300 毫克时,单纯地控制血糖已无济于事,临床上要以低蛋白饮食、控制糖代谢、控制高血压、防止并发感染为原则。临床表现有肾病综合征时不宜用糖皮质激素和免疫抑制药治疗,应积极有效地控制糖尿病患者的血糖水平,除胰岛素外还可加用一些对肾脏功能影响不大的口服药物,如瑞格列奈、格列喹酮、阿卡波糖等,以防止肾功能的恶化。若已出现肾衰竭,则应进行腹膜透析治疗或肾移植。

19. 糖尿病肾病患者如何选用降血压药

在糖尿病肾病患者中,合并有高血压者较为常见,高血压可导致糖尿病肾病的发生并促使肾功能损害的加重。研究显示,降低体循环血压能减慢肾功能下降速度和改善生存率,控制血压可使尿蛋白排泄率降低50%,也可使肾小球滤过率的下降速率明显降低,所以糖尿病肾病患者必须注意使用降血压药控制血压。糖尿病肾病患者选用降血压药的原则要遵循避免使用对糖尿病肾病病情有不利影响的药物,所用药物应有减慢或阻止肾病进展的作用,而且不增加胰岛素抵抗,对糖和脂肪代谢也没有不良影响。

(1)糖尿病肾病患者的降血压药首选血管紧张素转化酶抑制药和血管紧张素Ⅱ受体阻滞药,此类药物除了可有效降低血压之外,对肾脏还有保护作用,可降低尿蛋白的排泄量。在微量蛋白尿阶段,通过以上药物控制血压可完全阻止部分患者病情的进展。而在临床蛋白尿阶段,通过以上药物抗高血压治疗则不能减慢其恶化的进程,因此糖尿病肾病患者应早期应用血管紧张素转化酶抑制药和血管紧张素Ⅱ受体阻滞药以保护肾脏。血管紧张素Ⅱ受体阻滞药是近年应用于临床的一类降血压新药,对肾脏的影响更小。

(2)钙拮抗药可改善肾血流量,延缓糖尿病肾病与视网膜病变的进展,小剂量应用时即能起降血压作用,而不影响胰岛素的分泌和糖类代谢。钙拮抗药与血管紧张素转化酶抑制药合用时,有更明显的降血压效果和减少蛋白尿的作用。

(3)β受体阻滞药可降低糖尿病患者的高血压,并降低心肌耗氧量,但可使胰岛素分泌受到抑制,使血糖升高,且对交感神经有阻断功能,可掩盖低血糖症状,延迟低血糖的恢复,以上特点限制了其在糖尿病患者中的使用。近年来,应用于临床的选择性β_1受体阻滞药的不良反应比非选择性β受体阻滞药少,可适当选用。β_1受体阻滞药包括美托洛尔、索他洛尔等。

(4)利尿降血压药可影响脂类和糖类代谢,并可升高尿酸,因此限制了其在糖尿病患者中的使用,糖尿病肾病患者合并水肿时可小剂量间断使用。

20. 糖尿病肾病患者为何应尽早使用血管紧张素转化酶抑制药

糖尿病肾病是糖尿病常见的微血管并发症之一,也是一个重要的致死因素。阻止糖尿病肾病的进展和减少糖尿病对肾脏的危害,关键在于早发现、早预防、早治疗。研究表明,如果能在糖尿病肾病早期做出诊断:并给予血管紧张素转化酶抑制药治疗,将有效防止从微量蛋白尿发展到具有症状的大量蛋白尿阶段,从而避免肾功能恶化而对肾脏造成更大的损害。

血管紧张素转化酶抑制药是目前常用的一线降血压药,对糖尿病患者具有独立于降血压作用之外的肾脏功能保护作用,可改善肾小球内高压力、高灌注、高滤过的"三高"问题和降低肾小球滤过膜通透性,由此减少尿蛋白的排泄,防止尿蛋白对肾小管的损害和避免肾功能的进一步恶化。临床研究表明,一旦糖尿病患者出现尿中有微量蛋白,无论是否伴有高血压,都应尽早给予血管紧张素转化酶抑制药治疗。越早使用血管紧张素转化酶抑制药,越能促使病情逆转,对其控制的可能性也越大,所以有关专家建议糖尿病患者要定期监测尿中的微量蛋白,至少每年2次,以便能够早期发现尿蛋白的异常,尽早使用血管紧张素转化酶抑制药,不至于延误病情。

有人担心血管紧张素转化酶抑制药的使用会使血压正常的患者血压降得过低而引起低血压,这一问题可以通过选择药物来解决,应避免使用短效制剂(如卡托普利),代之以长效且作用温和的血管紧张素转化酶抑制药(如雷米普利、西拉普利和赖诺普利等)为主。应用血管紧张素转化酶抑制药要注意使用小剂量,如贝那普利每次10毫克,雷米普利每次5毫克,西拉普利每次2.5毫克,赖诺普利每次20毫克,均为每日口服1次。这种选用一种血管紧张素转化酶抑制药,长效、小剂量、每日用药1次的给药方案,简单有效,且不会对血压正常患者产生明显降血压作用。其中有少数人在用药的 2～4 周血压轻度下降,收缩压较平时降低,但除了偶发轻微头晕,并没有导致显著的低血压,而且随着继续用药不再出现头晕症状,血压也不再波动。

糖尿病患者应注意尿中微量蛋白的监测,重视血管紧张素转化酶抑制药在糖尿病肾病早期的积极防治作用,防止由微量蛋白尿转为持续蛋白尿,避免尿毒症的发生。

21. 急性肾炎如何用药

急性肾炎的西医治疗原则是解除患者的急性症状,预防和控制并发症,以休息及对症治疗为主,急性肾衰竭病例应予透析,待其自行恢复,本病为自限性疾病,不宜应用糖皮质激素及细胞毒药物。

急性肾炎的用药当根据病情需要灵活选择,药物的选用主要包括控制感染、利尿消肿、控制血压等。中药治疗急性肾炎有较好的疗效,中西医结合治疗急性肾炎较单纯西医治疗有明显优势,所以通常宜采取中西医结合的方法进行综合治疗,以提高临床疗效。

(1)控制感染:以往主张病初注射青霉素 10～14 日(对青霉素过敏者可用大环内酯类抗生素等),但其必要性现有争议。反复发作的慢性扁桃体炎,待病情稳定后[尿蛋白在(±),尿沉渣红细胞<10 个/高倍镜]可考虑做扁桃体摘除,术前、术后 2 周注射青霉素等。

(2)利尿消肿:急性肾炎常有水肿和高血压,凡经控制水、盐等而仍尿少、水肿、血压高者,均应给予利尿消肿药。利尿消肿常用噻嗪类利尿药(如氢氯噻嗪),对于肾功能差者应改用襻利尿药(如呋塞米),同时还可根据病情需要选用保钾利尿药(如螺内酯)。

(3)控制血压:经休息、限水、限盐、利尿等调治血压仍较高的急性肾炎患者,应给予降血压药物以控制血压。药物的选用可根据血压升高的程度、起病缓急等灵活掌握,常用的有血管紧张素转化酶抑制药(如贝那普利)、血管紧张素Ⅱ受体阻滞药(如缬沙坦)、钙拮抗药(如硝苯地平)、β受体阻滞药(如美托洛尔)等。

22. 急性肾炎如何进行抗感染治疗

急性肾炎虽不是细菌感染直接造成的,但它是细菌入侵机体其他部位(如扁桃体、皮肤等)引起的一种免疫反应性疾病,尤其以溶血性链球菌感染后导致的急性炎症为多见,所以消除体内感染灶时,应用抗生素是必要的。其选用的抗生素,首先应针对溶血性链球菌,首选青霉素,可用常规剂量肌内注射或静脉滴注,连用1~2周。目前多数学者仍主张,即便细菌培养结果阴性也应选用青霉素、罗红霉素等,一般使用2周或直到治愈。更有人主张,治愈后继续抗感染治疗,度过冬季。一方面控制隐匿的病灶,另一方面可预防其他细菌或链球菌非肾炎菌珠引起新的感染,避免肾炎加重而影响肾功能。亦有人主张,1~2周后继续用长效青霉素,每2~4周肌内注射1次,每次120万单位,为期3~6个月。如果患者对青霉素过敏,可改用红霉素,忌用磺胺类药物。注意口腔卫生及皮肤清洁。对于病灶迁延2~6个月以上,病情反复不愈,且扁桃体病灶明显者,可以考虑进行扁桃体摘除术。

当然,对急性肾炎抗感染治疗的必要性现在还有争议。一般的看法,在急性肾炎早期治疗中,可以使用抗生素(首选青霉素)控制感染灶,但不宜应用青霉素等抗生素来预防感染、防止急性肾炎复发,因为青霉素等抗生素对于肾炎的预后并没有什么作用,更不必说预防肾炎复发了。

23. 急性肾炎如何选用药物进行利尿消肿治疗

急性肾炎时,水肿是突出表现,主要病理生理变化为水钠潴留、细胞外流液量扩大,利尿药的应用不仅起到利尿消肿作用,且有助于防治并发症,所以急性肾炎患者应注意利尿消肿治疗。凡以控制水、盐等而仍尿少、水肿、血压高者,均应给予利尿药进行利尿消肿。

(1)轻度水肿:无明显肾功能损害,无浆膜腔积液(胸腔积液、腹腔积液者),常用噻嗪类利尿药,如氢氯噻嗪片每次 25～50 毫克,每日 1～2 次,口服。

(2)中度水肿:伴有肾功能损害及少量浆膜腔积液,先用噻嗪类利尿药,如氢氯噻嗪片每次 25～50 毫克,每日 1～2 次,口服。但当肾小球滤过率为每分钟 25 毫升时,可加用襻利尿药,如呋塞米及依他尼酸。呋塞米通常每次 20～40 毫克,每日 1～3 次,口服;如口服效果差,可肌内注射或静脉给药,30 分钟起效,但作用短暂,可重复使用。呋塞米和依他尼酸在肾小球滤过功能严重受损、肌酐清除率每分钟 5～10 毫升时,仍有利尿作用。应当注意的是:大剂量可致听力及肾脏的严重损害。

(3)重度水肿:当每日尿量＜400 毫升,有大量胸腔积液、腹腔积液伴肾功能损害(甚至急性肾衰竭)及高血压、心力衰竭等并发症时,立即应用大剂量强利尿药,如呋塞米60～120 毫克,缓慢静脉推注,但每日剂量不能＞400 毫克。因该药剂量过大,并不能增加利尿效果,反而使不良反应明显增加,导致不可逆性耳聋等。如利尿效果仍不理想,则应考虑血液净化疗法,如血液透析或腹膜透析,而不应冒风险用过大剂量的利尿药。

24. 慢性肾炎如何选用药物控制高血压

大多数慢性肾炎患者会发生高血压,而高血压又会加重肾小球的高压力、高灌注和高滤过,导致肾小球进行性损伤,为了防止这种恶性循环,积极控制高血压是治疗中最主要的手段之一。慢性肾炎患者力争把血压控制到理想水平。当尿蛋白每日≥1 克时,血压应控制在125/75毫米汞柱以下;当尿蛋白每日<1克时,血压可放宽到130/80毫米汞柱以下。

慢性肾炎高血压患者应限盐(每日<3克),有钠、水潴留容量依赖性高血压患者首选噻嗪类利尿药(如氢氯噻嗪),对于肾功能差者应改用襻利尿药(如呋塞米)。对应用利尿药后效果不好的慢性肾炎肾素依赖性高血压患者,应选择能延缓肾功能恶化、具有保护作用的降血压药物。

慢性肾炎选用药物控制高血压,首选血管紧张素转化酶抑制药或血管紧张素Ⅱ受体拮抗药,也常用钙拮抗药,也可选用β受体阻滞药。血管紧张素转化酶抑制药可选用:卡托普利每次25～50毫克,每日3次,饭前口服;依那普利每次5～10毫克,每日1次,口服;贝那普利每次10毫克,每日1次,口服;培哚普利每次4毫克,每日1次,口服等。血管紧张素Ⅱ受体拮抗药可选用:氯沙坦每次50毫克,每日1次,口服;缬沙坦每次80毫克,每日1次,口服等。钙拮抗药可选用:氨氯地平每次5毫克,每日1次,口服;硝苯地平缓释剂每次30毫克,每日1次,口服。β受体阻滞药可选阿替洛尔每次12.5毫克,每日2次,口服。一般不单独应用,常与其他药物联合应用。高血压难以控制时,可选用不同类型降血压药联合应用。

25. 慢性肾炎如何选用抗凝和抗血小板聚集药

慢性肾炎患者较少出现大量的血栓、栓塞并发症,但肾脏组织病理检查常可发现肾小球毛细血管内血小板聚集和纤维蛋白,抗凝和抗血小板聚集药物可减轻肾脏的病理损伤,延缓肾炎进展,保护肾功能,特别是对增生型肾炎尤为重要。对有明显高凝状态和某些易引起高凝状态的病理类型(如膜性肾病、系膜毛细血管增生性肾炎)可长时间用药,以稳定肾功能,减轻肾脏的病理损伤。

研究发现,肾小球内凝血在肾炎中起了重要作用。如果患者有低蛋白血症(白蛋白<25克/升),有明确的高凝状态和某些容易发生高凝状态的病理类型,可较长时间应用抗凝药或抗血小板聚集药。以往认为,服用抗血小板聚集药物能延缓肾功能衰退,但近年来有对照、长期观察的研究结果并未证实该疗效,目前研究结果仅显示对系膜毛细血管性肾小球肾炎有一定的降尿蛋白的作用。

临床用于慢性肾炎的抗血小板聚集药主要有双嘧达莫和阿司匹林。双嘧达莫通常为每次 75～100 毫克,每日 3 次,口服;阿司匹林通常为每次 75～100 毫克,每日 1 次,口服。

临床用于慢性肾炎的抗凝药物主要有肝素和华法林。肝素通常为1 000～1 250 单位,深部肌内注射,8 小时 1 次;或 5 000～6 000单位,加生理盐水 100 毫升,静脉滴注,每分钟 20～30 滴。华法林通常起始量为每日 5～20 毫克,以每日 2.5～7.5 毫克维持治疗。

26. 慢性肾炎如何选用药物进行免疫抑制治疗

慢性肾炎为一临床综合征,其病因、病理类型及其程度、临床表现和肾功能等变异较大,故是否应用糖皮质激素和细胞素药物等免疫抑制药应区别对待。一般不主张积极应用,但患者肾功能正常或仅轻度受损,肾体积正常,病理类型较轻(如轻度系膜增生性肾炎、早期膜性肾病等),尿蛋白较多,如无禁忌者可试用,无效者逐步撤去。

糖皮质激素(常用药有泼尼松、甲泼尼龙)是临床应用最广泛的免疫抑制药物,也是治疗慢性肾炎最常用的药物之一。除糖皮质激素外,用于慢性肾炎的免疫抑制药物还有环磷酰胺、氮芥、苯丁酸氮芥等。

环磷酰胺通常用针剂 200 毫克,稀释后静脉注射,每日或隔日 1 次,总量为 6～12 克,疗程 2～3 个月。近年来主张用冲击疗法,即大剂量(400～800 毫克)静脉注射,每周或隔周 1 次。治疗期间应多饮水或静脉补液,保持尿量在 2 000 毫升以上,预防出血性膀胱炎。环磷酰胺不宜单独使用,常需与激素联合治疗肾炎,但因该药有抑制精子发育的不良反应,于停药后还会持续 5 年以上,故未育男性青年尽量不用此药。

氮芥的用法通常为针剂溶解后从正在输注的 5％葡萄糖注射液的输液滴管中冲入,用量为每次 0.1 毫克/千克体重,开始每日或隔日注射,以后每周 1～2 次,1 个疗程总量为 60～80 毫克。因氮芥不良反应较大,而且只能静脉给药,不如口服方便,所以应用不够广泛。在静脉给药时,要严格防止漏到皮下,以免造成局部组织坏死。

苯丁酸氮芥的用法通常为片剂每日 0.1～0.2 毫克/千克体重,口服,每 3～4 周连服 10～14 日,总疗程 6～8 周。苯丁酸氮芥口服易被胃肠道吸收,但作用较慢,不良反应比环磷酰胺小,亦可与激素合用。

27. 治疗肾病综合征常用的药物有哪些

肾病综合征的治疗包括一般治疗、对症治疗、抑制免疫与炎症反应,以及防治并发症等几个方面,治疗肾病综合征常用的药物主要有利尿消肿药、减少尿蛋白药、糖皮质激素、细胞毒药物、抗凝药,以及降脂药等。

(1)利尿消肿药:利尿消肿可根据病情的需要应用噻嗪类利尿药(如氢氯噻嗪)、潴钾利尿药(如氨苯蝶啶)、襻利尿药(如呋塞米)、渗透性利尿药(如低分子右旋糖酐),并可提高血浆胶体渗透压(如血浆或血浆白蛋白)。

(2)减少尿蛋白药:血管紧张素转化酶抑制药(如贝那普利)、

血管紧张素Ⅱ受体拮抗药(如氯沙坦)、长效二氢吡啶类钙拮抗药(如氨氯地平)等,均可通过其有效的控制高血压作用而不同程度地减少尿蛋白。

(3)糖皮质激素:糖皮质激素可能是通过抑制炎症反应、抑制免疫反应、抑制醛固酮和抗利尿激素分泌,影响肾小球基底膜通透性等综合作用而发挥其利尿、消除尿蛋白的疗效,常用药物有泼尼松、甲泼尼龙等。

(4)细胞毒药物:细胞毒药物可用于"激素依赖型""激素抵抗型"的肾病综合征患者,协同激素治疗,若无激素禁忌,一般不作为首选或单独治疗用药。细胞毒药主要有环磷酰胺、氮芥、苯丁酸氮芥等。

(5)抗凝药:抗凝药可选用肝素、华法林或其他香豆素类药物,同时也可选用抗血小板聚集药双嘧达莫和阿司匹林。

(6)降脂药:肾病综合征容易出现脂质代谢紊乱,其治疗除调整饮食外,还宜配合降脂药物,可选用洛伐他汀、非诺贝特等。

28. 肾病综合征如何选用药物进行利尿消肿治疗

(1)噻嗪类利尿药:主要作用于髓襻升支后壁段和远曲小管前段,通过抑制钠和氯的重吸收,增加钾的排泄而利尿。常用氢氯噻嗪25毫克,每日3次,口服。长期服用应防止低钾、低钠血症。

(2)潴钾利尿药:主要作用于远曲小管后段,排钠、排氯,但潴钾,适用于低钾血症的患者。单独使用时利尿作用不显著,可与噻嗪类利尿药合用。常用氨苯蝶啶50毫克,每日3次,口服;或醛固酮拮抗药(螺内酯20毫克,每日3次,口服)。长期服用需防止高钾血症,对肾功能不全患者应慎用。

(3)襻利尿药:主要作用于髓襻升支,对钠、氯和钾的重吸收具有强力的抑制作用。常用呋塞米每日20～120毫克,或布美他尼龙每日 1～5 毫克(同等剂量时作用较呋塞米强 40 倍),分次口服或静脉注射。在渗透性利尿药应用后随即给药效果更好。应用襻利尿药时需谨防低钠血症及低钾、低氯血症性碱中毒的发生。

(4)渗透性利尿药:通过一过性提高血浆胶体渗透压,可使组织中水分回吸收入血。此外,它们又经过肾小球滤过,造成肾小管内液的高渗状态,减少水、钠的重吸收而利尿。常用不含钠的右旋糖酐 40(低分子右旋糖酐)或羟乙基淀粉 250～500 毫升,静脉滴注,隔日 1 次。随后加用襻利尿药可增强利尿效果。但对少尿(每日尿量<400 毫升)的患者应慎用此类药物,因其易与肾小管分泌的 Tamm-Horsfall 蛋白和肾小球滤过的白蛋白一起形成管型,阻塞肾小管,并由于其高渗作用导致肾小管上皮细胞变性、坏死,诱发"渗透性肾病",导致急性肾衰竭。

(5)提高血浆胶体渗透压:血浆或血浆白蛋白等静脉输注均可提高血浆胶体渗透压,促进组织中水分回吸收并利尿。呋塞米 120 毫克,加葡萄糖注射液中,缓慢静脉滴注,有时能获得良好的利尿效果。但由于输入的蛋白均将于 24～48 小时由尿中排出,可引起肾小球高滤过及肾小管高代谢造成肾小球脏层上皮细胞及肾小管上皮细胞损伤、促进肾间质纤维化,轻者影响糖皮质激素疗效,延迟疾病缓解,重者可损害肾功能。故应严格掌握适应证,对严重低白蛋白血症、高度水肿而又少尿(每日尿量<400 毫升)的肾病综合征患者,在必须利尿的情况下方可考虑使用,但也要避免过频过多。对伴有心脏病的患者应慎用此法利尿,以免因血容量急性扩张而诱发心力衰竭。

需要注意的是:对肾病综合征患者利尿治疗的原则是不宜过快、过猛,以免造成有效血容量不足、加重血液高黏倾向,诱发血栓、栓塞并发症。

29. 肾病综合征如何应用糖皮质激素

抑制免疫与炎症反应是肾病综合征的主要治疗方法,通常首选糖皮质激素。糖皮质激素可能是通过抑制炎症反应、抑制免疫反应、抑制醛固酮和抗利尿激素分泌,影响肾小球基底膜通透性等综合作用而发挥其利尿、消除尿蛋白的疗效。使用原则与方案如下。

(1)起始足量:常用药物为泼尼松每日1毫克/千克体重,口服8周,必要时可延长至12周。

(2)缓慢减药:足量治疗后每1～2周减原用量的10%,当减至每日20毫克左右时症状易反复,应更加缓慢减量。

(3)长期维持:最后以最小有效剂量(每日10毫克)再维持6个月左右。激素可采取全日量顿服或在维持用药期间两日量隔日顿服,以减轻激素的不良反应。水肿严重、有肝功能损害或泼尼松疗效不佳时,可更换为甲泼尼龙(等剂量)口服或静脉滴注。

根据肾病综合征患者对糖皮质激素的治疗反应,可将其分为"激素敏感型"(用药8～12周肾病综合征缓解)"激素依赖型"(激素减药到一定程度即复发)和"激素抵抗型"(激素治疗无效)3类,其各自的进一步治疗有所区别。

应当注意的是:长期应用激素的肾病综合征患者可出现感染、药物性糖尿病、骨质疏松等不良反应,少数病例还可能发生股骨头无菌性缺血性坏死等,需加强监测,及时处理。

30. 肾病综合征患者如何选用抗凝药

(1)肾病综合征患者出现高凝状态的原因

①与患者全身水肿有关。液体进入组织间隙,血液呈浓缩状态。

②大量蛋白质从肾小球漏出。因抗凝物质分子量相对较小而

凝血物质分子量相对较大,因此抗凝物质漏出的比凝血物质多,这也是造成血液高凝的原因。

(2)抗凝药选择:肾病综合征患者特别是重症患者,都有不同程度的血液高凝状态,尤其是当血浆白蛋白浓度<20～25克/升时,会有静脉血栓形成的可能,即应开始进行预防性抗凝治疗,常用的抗凝药物有肝素、华法林等。

①肝素1 875～3 750单位,皮下注射,每6小时1次(或可选用低分子肝素),维持凝血时间于正常1倍。

②也可服用华法林,常用剂量为每日2.5毫克,口服。

③或其他香豆素类药物,维持凝血酶原时间于正常水平的1倍。

④抗凝的同时可辅以抗血小板聚集药,如双嘧达莫(通常为每日300～400毫克,分3～4次口服);或阿司匹林(通常为每日40～300毫克,口服)。

⑤对已发生血栓、栓塞者,应尽早(6小时内效果最佳,但3日内仍可望有效)给予尿激酶或链激酶全身或局部溶栓,同时配合抗凝治疗,抗凝药一般应持续应用6个月以上。抗凝及溶栓治疗时均应避免药物过量导致出血。

31. 肾病综合征患者应用抗凝药需注意什么

肾病综合征常用的抗凝药物有肝素、华法林等,都有引发潜在出血的可能。出血是其主要的不良反应,如鼻出血、齿龈出血、皮肤淤斑、血尿、伤口出血等。所以,肾病综合征患者在应用抗凝药物进行治疗的过程中,一定要加强观察和监测,定期测定凝血酶原时间、凝血酶原活性、活化部分凝血活素时间等。如发现有出血倾向,应立即停药,必要时给予对抗药物。例如,应用肝素致严重出血时,可静脉给予鱼精蛋白注射液以中和肝素;华法林致严重出血时,可用维生素 K 口服或缓慢静脉注射;尿激酶致严重出血时,可给予抗纤维蛋白溶酶对抗。

长期应用肝素的患者,可致脱发和短暂的可逆性秃头症、骨质疏松和自发性骨折,尚见短暂的血小板减少症。此时,可换用低分子肝素代替肝素,后者的此类不良反应要少且应用中出血的倾向也少得多。应用尿激酶过程中如有头痛、恶心、呕吐、食欲缺乏等不良反应出现时,应立即停药。在应用华法林抗凝时,要注意同时应用的药物是否会影响华法林的作用,尤其是解热镇痛抗炎药(如阿司匹林、口服降糖药、磺胺类药物、广谱抗生素、别嘌醇等药物)能增强华法林的抗凝作用,增加出血的危险性,所以在联合应用此类药物时更应加强监测凝血指标,以便及时做出相应的处理。

32. 肾病综合征出现高脂血症如何选用降脂药物治疗

肾病综合征患者容易导致脂质代谢紊乱而引发高脂血症。肾病综合征患者因大量蛋白尿使体内蛋白质含量减少,肝脏是蛋白质合成的重要场所,为了满足机体需要,肝脏需代偿性地合成大量蛋白质,与此同时也合成了胆固醇、三酰甘油等,造成高脂血症。同时,脂质调节酶活性改变及低密度脂蛋白受体活性或数目改变导致脂质的清除障碍,尿中丢失的高密度脂蛋白增加等,这些也是引发脂质代谢异常的重要原因。

肾病综合征患者,尤其是多次复发者,其高脂血症持续时间很长,即使肾病综合征缓解后高脂血症仍持续存在,增加了冠心病的危险。近年来认识到,高脂血症对肾病的进展也有较大影响,而一些治疗肾病综合征的药物(如糖皮质激素及利尿药物)均可加重高脂血症。因此,如果肾病综合征患者高脂血症持续存在,在对肾病综合征采取特殊治疗的同时,也应重视配合应用降脂药物。降脂药物可根据病情的需要选用他汀类药物、贝特类药物,也可应用血管紧张素转化酶抑制药、胆酸螯合剂、烟酸等,其中以他汀类药物、贝特类药物最为常用。他汀类药物可选用阿托伐他汀每次 10～20 毫克,每晚 1 次,口服;辛伐他汀每次 10～20 毫克,每晚 1 次,口服;洛伐他汀每次 20 毫克,每晚 1 次,口服。贝特类药物可选用非诺贝特每次 100 毫克,每日 3 次,口服;吉非罗齐每次 600 毫克,每日 2 次,口服。

33. 肾病综合征患者应用降脂药需注意什么

高脂血症是肾病综合征的重要特征之一,对身体的危害是隐匿、逐渐、长期和全身性的,多数患者需要服用降脂药物治疗。但是,由于肾病综合征的特殊性,如果盲目地服用降脂药物,不仅影响治疗肾病综合征的疗效,还会因药物的不良反应而使病情雪上加霜。肾病综合征患者应用降脂药需注意以下几个方面。

(1)分清类型选药物:根据自身血脂异常的特点选择调节血脂的药物,如果主要需要降低总胆固醇,则选择他汀类或胆酸螯合剂;如果主要降低三酰甘油,则选择贝特类或烟酸类。但有部分人群应禁用或慎用降脂药,如孕妇和哺乳期妇女禁用,70 岁以上的老年人、活动性恶性肿瘤、肝或肾功能不全者应慎用,合并心房纤颤和心力衰竭的患者应在监测血肌酸激酶下慎用。长期服用降脂药物的患者在患急性感染、代谢紊乱、创伤或做大手术前后应暂停服用,胆囊炎和胆结石患者不宜服用贝特类药物。

(2)服用剂量要适当:初次服用药物应从小剂量开始,然后逐渐增加剂量。长期服用也不可为了追求高疗效而超过药品说明书中规定的剂量。

(3)定期检查肝功能:多数降脂药物有肝毒性和肌毒性,因此在用药期间应该定期检查肝功能和血肌酸激酶,长期服药应 3～6 个月监测 1 次,调整药物剂量应 1～2 个月监测 1 次。如果血清转氨酶高于正常值 3 倍、血肌酸激酶高于正常值 10 倍,就必须停药。

(4)注意药物相互作用:服用降脂药物还应该关注与同服的其他药物之间的相互作用,如他汀类和贝特类单独使用时横纹肌溶解症的发生率较低,但合用时发生的概率明显增高;他汀类和烟酸类药物与胆酸螯合剂同服时应相隔 4 小时,避免影响疗效。

(5)避免同时服用的药物

①避免与他汀类药物同时服用的药物,如红霉素、环孢素、华法林、伊曲康唑、硝苯地平、维拉帕米、西咪替丁、烟酸等。

②避免与贝特类药物同时服用的药物,如华法林、强降血糖药和口服避孕药等。

③避免与胆酸螯合剂同时服用的药物,如华法林、青霉素、四环素、万古霉素、熊去氧胆酸、洋地黄、普萘洛尔及利尿药等。

34. 如何选用药物治疗急性肾盂肾炎

急性肾盂肾炎是指肾盂黏膜及肾实质的急性感染性疾病,主要是大肠埃希菌的感染。另外,还有变形杆菌、葡萄球菌、粪链球菌及铜绿假单胞菌等引起。治疗急性肾盂肾炎,必须选用有效的抗生素以控制感染,应注意选用药物的技巧。

(1)轻型急性肾盂肾炎:经单剂或 3 日疗法失败的尿路感染,或有轻度发热和(或)肋脊角痛的肾盂肾炎,宜口服有效的抗生素,疗程 14 日。常用的药物有复方磺胺甲噁唑每次 2 片,每日 2 次,口服;氧氟沙星每次 0.2 克,每日 2 次,口服;阿莫西林每次 0.5 克,每日 4 次,口服等。一般用药 72 小时即显效。如有效则不需按药物敏感试验结果换药,如用药 72 小时仍未显效,应按药物敏感试验结果更换抗生素。

(2)较严重的肾盂肾炎:发热(体温超过 38.5℃)、血白细胞升高、全身症状较明显者,患者多是复杂性肾盂肾炎,致病菌多为耐药革兰阴性杆菌,宜采用肌内或静脉注射抗生素药物。在未有药物敏感试验结果之前,可暂时使用庆大霉素或妥布霉素或半合成广谱青霉素或头孢菌素类(如头孢唑啉钠、头孢噻肟钠等)等,剂量按常规剂量应用。在获得药物敏感试验结果后,可酌情改用肾毒性小且比较经济的敏感抗生素,注射用至患者退热72小时后,可改用口服有效药物,完成2周疗程。

(3)重症肾盂肾炎:对于严重的肾盂肾炎或轻型肾盂肾炎处理不当而出现发热、寒战、腰痛、血白细胞明显升高等全身中毒症状者,可常规静脉给予抗生素。重症急性肾盂肾炎如使用上述常规的抗生素治疗3~4日,菌尿仍不能转阴,且临床症状加重,有寒战、高热等严重的全身感染中毒症状,甚或出现低血压、呼吸性碱中毒,疑为革兰阴性杆菌败血症者,多是复杂性肾盂肾炎,致病菌常为多重耐药的革兰阴性杆菌,可选择半合成广谱青霉素、氨基糖苷类、第三代头孢菌素类、单环型β-内酰胺抗生素联合应用。在病情允许时,宜尽早确定有无尿路梗阻等情况,如有尿路梗阻,应及时纠正尿路引流不畅,否则复杂性尿路感染不易治愈。有的患者在治疗过程中,原发细菌经治疗后消失,但又产生新的细菌,或者细菌发生突变,对正在应用的抗生素产生耐药,所以需要反复进行细菌培养及药物敏感试验,根据检查结果重新调整抗生素,直到体温正常,全身症状消失,细菌培养阴性2周以上为止。

35. 如何选用药物治疗慢性肾盂肾炎

慢性肾盂肾炎除一般治疗、控制和祛除复杂因素外,最主要的是合理应用抗生素进行抗感染治疗。在抗感染治疗中,急性发作时按照急性肾盂肾炎的处理原则治疗,强调治疗前应行尿细菌培养以确定病原菌。针对细菌产生耐药、病变部位形成瘢痕明显、局部血液循环差、病灶内抗菌药物浓度不足的情况,使用较大剂量细菌敏感抗生素。在慢性肾盂肾炎的治疗过程中,应用抗生素应注意以下几点:

(1)应针对致病菌及药物敏感试验选择有效药物,审慎筛选药物,观察疗效。定期做尿细菌培养和菌落计数,并针对药物敏感试验的结果来选择最敏感的抗生素。对于有尿路梗阻及感染原因(如尿路结石、膀胱颈梗阻、盆腔感染等)者,应及时排除并针对病因治疗。

(2)由于致病菌较为顽固,一般抗生素多采用联合用药的方法,以2～3种抗生素联合应用为佳。如复方磺胺甲噁唑、呋喃妥因加庆大霉素,亦可选用诺氟沙星、羧苄西林、妥布霉素、头孢噻肟钠等,疗程一般为2周,间隔5～7日后再进行下一个疗程,直至尿常规及细菌培养阴性为止,有时总计疗程需时2～4个月。给药的方法,既可口服,亦可肌内注射或静脉用药。

(3)疗程是慢性肾盂肾炎治疗成败的关键,不能足疗程用药,即使原治疗有效,往往不能彻底清除细菌,同时培养了耐药菌,致使病菌得到喘息,一旦条件适宜,即可复发,使病情迁延。因此,慢性肾盂肾炎急性发作时,按急性肾盂肾炎的治疗原则用药,总疗程不少于4周。当临床症状被控制后,可停药观察,一般每月复查尿常规和尿细菌培养1次,共6个月。若尿中仍有问题,可采用长程低剂量抑菌治疗,具体方法是每晚睡前排尿后口服单一剂量抗生素,为每日剂量的1/3～1/2,抗生素可选择3～4种为一组,轮流使用,既可使不良反应降到最低,又可预防耐药性的产生,还可达到较好的抑菌效果。具体药物可选用复方磺胺甲噁唑、羧苄西林、头孢氨苄等,疗程可根据具体情况用3～6个月,甚至更长时间。

(4)用药过程中要注意保护肾功能,对于已经出现慢性肾功能不全的患者,应给予低蛋白饮食、降血压、排毒等护肾措施,禁用有肾脏毒性的药物,以保护残余肾功能。

36. 尿毒症患者正确用药的方法是什么

尿毒症是肾病终末期的表现,治疗应从消除慢性肾衰竭恶化危险因子、祛除和治疗使病情加重的诱发因素、延缓肾功能损害、排毒素保肾脏、保持水电解质和酸碱平衡、纠正高脂血症、减少尿毒症毒素蓄积、饮食调理等几个方面入手,同时宜根据具体情况进行血液透析。尿毒症患者在用药上,应重视以下几点。

(1)治疗尿毒症要善用药物:这是治疗尿毒症的关键所在。一般来说,由于并发症较多,传统只是对症治疗,贫血就补血,血钾高便降血钾。殊不知,此种方法并不能真正的治疗尿毒症。最后,即使短时间内贫血及恶心呕吐症状能改善,但由于出现该类症状的原因没有消除,不久后症状出现反复和加重也是必然的。

(2)寻找病因:这是尿毒症用药的一个关键点。由于尿毒症是各种肾脏疾病发展到终末期一系列症状的总称,所以应根据原发病产生的原因来实施用药和治疗。简单地说,肾病产生的原因都是由于肾脏缺血、缺氧造成的,由此导致了肾脏的纤维化,是肾脏由健康到损伤到损坏的一个渐进性过程,尿毒症便是肾脏纤维化的终末阶段。此时患者的肾单位受损已高达 90%,若要治疗则要从源头入手。其一要阻断肾脏继续纤维化,保护残存的 10% 的肾单位;其二则要对 90% 的肾单位进行有效逆转,最大限度地发挥肾脏功能。所以,这就需要从阻断肾脏纤维化入手,针对其发病原因进行相应的抗炎、抗凝、防血栓形成等治疗。

(3)要保证患者每日有足够的热能:每日 30~40 千卡/千克体重,有足够的热能才可保证不会出现蛋白质的过多分解。蛋白质的摄入应采用优质低量的原则。当患者血肌酐增高达 176.8 微摩/升时,每日蛋白质摄入量为 0.6 克/千克体重,其中优质(动物)蛋白质摄入量应占 50%。对血肌酐增高更多的患者,蛋白质摄入量应再减少。为了维持其体内蛋白质不至过度分解,可加用必需氨基酸、α-酮酸和 α-羟酸。水溶性 B 族维生素及维生素 C、活性维生素 D 应给予补充。

(4)注意维持水、电解质平衡：在无水、钠潴留及高血压的患者，水入量不必严格控制，每日盐摄入量 3 克左右即可。慢性肾功能不全患者常有高血钾，应积极处理。当血钾＞5.5 毫摩/升时，可用聚磺苯乙烯（降钾树脂）口服。患者如有酸中毒，亦应给予相应药物积极纠正。

(5)控制高血压和（或）肾小球毛细血管内高压：高血压促进肾小球硬化，所以肾功能不全患者一定要很好地控制高血压。血管紧张素转化酶抑制药及血管紧张素 Ⅱ 受体拮抗药不但可以降低系统性高血压，而且可降低肾内高压（无论有无系统性高血压），故可使用。但如患者血肌酐增高达 275～350 微摩/升时，或单肾、肾动脉狭窄或老年患者，使用该类制剂可致急骤肾功能恶化，故应慎用或不用。

(6)消除体内毒性代谢产物：口服吸附药或甘露醇盐水制剂，以及中药大黄煎剂（或加煅牡蛎、蒲公英制成煎剂）保留灌肠，或根据病情辨证应用中药复方制剂灌肠，通过肠道增加毒性代谢产物的排泄。

37. 肾性贫血如何应用促红细胞生成素

肾性贫血是慢性肾病患者的重要并发症之一，如果不予纠正，肾性贫血会导致组织缺氧，引起心排血量增大、心肌肥厚、心脏扩大、心力衰竭，脑细胞功能减退，内分泌紊乱，并损害免疫功能，延缓儿童生长发育等。这些改变不仅降低了患者生活质量，还增加死亡率。大多数慢性肾病患者随着肾功能的下降，患肾不能生成足够量的促红细胞生成素，就会发生与促红细胞生成素缺乏相关的贫血。

当慢性肾病患者血红蛋白、红细胞比容降低到正常人平均水平的 80% 以下时,就应当予以干预。也就是指绝经期前的女性患者血红蛋白<110 克/升、红细胞比容<33%,绝经期后的女性患者,以及成年男性患者血红蛋白<120 克/升、红细胞比容<36%,都应当接受贫血的相关检查,包括红细胞参数、网织红细胞计数、铁参数等。如果没有铁缺乏,就可以开始促红细胞生成素治疗。如果有铁缺乏或其他异常指标,应先纠正缺铁及其他异常。上述检查需采血,对于血液透析患者而言,血标本应在透析前或透析刚开始时采集。但是对于腹膜透析患者并没有具体规定,对于持续腹膜透析患者,在任意时刻采血可能对血红蛋白浓度影响不大;对于间断性腹膜透析的患者,为保持数据可比性,可在透析前采血。另外,血红蛋白稳定性优于红细胞比容,受血糖影响小,变异系数小,在评价贫血时应将血红蛋白作为主要指标,尤其是血红蛋白与红细胞比容不一致时。

促红细胞生成素治疗靶目标是血红蛋白在 110～120 克/升、红细胞比容在 33%～36%。这个靶目标是针对使用促红细胞生成素的慢性肾病患者设定的,而不是接受输血治疗的慢性肾病患者的靶目标,达标时间以 2～4 个月为宜。皮下注射是首选的促红细胞生成素使用方法,通常每周 80～120 单位/千克体重,分 2～3 次注射。注射部位可以是上臂,也可以是大腿、腹壁。如果患者在接受透析治疗前就已经皮下注射促红细胞生成素,那么在透析开始后可以继续下去。如果患者需接受很大剂量促红细胞生成素治疗,或注射后有血肿,可改成静脉注射,但需增加 50% 的剂量,或予每周 120～180 单位/千克体重促红细胞生成素,需分 3 次给药。正在使用促红细胞生成素但未使用静脉铁剂的患者,宜每月检测铁参数。

38. 肾性贫血患者如何补充铁剂

有一部分肾性贫血的患者,虽用促红细胞生成素治疗,但效果不佳,与促红细胞生成素抵抗有关。目前已知,促红细胞生成素抵抗的因素有甲状旁腺功能亢进、铝中毒、透析不充分、内源性促红细胞生成素抑制物等,但促红细胞生成素抵抗最常见的原因是刺激红细胞生成后铁需求增加所导致的铁缺乏。

(1)慢性肾病患者铁缺乏主要原因:铁储备减少;透析及化验等相关性失血致铁丢失增多;饮食中铁吸收不良;促红细胞生成素治疗后铁需求增加。体内铁缺乏使促红细胞生成素应用效果不佳。补铁最方便和最简单的方法是口服补铁,但临床效果受到许多因素影响,如胃肠道不良反应、胃肠道吸收差和由于药物相互作用所致的生物利用度低等。许多情况下,每日口服最大剂量的铁剂仍无法满足促红细胞生成素诱导红细胞生成的铁需要量和同时存在的丢失铁量,血液透析患者多次静脉小剂量补铁可纠正贫血。因此,促红细胞生成素与铁剂的应用是肾性贫血的治疗核心。研究表明,静脉应用铁剂可以有效纠正肾性贫血患者的铁缺乏,明显提高促红细胞生成素的治疗效果,从而有效的纠正贫血。静脉用药的疗效明显优于口服用药,因此对于铁储备不足的维持性血液透析,尤其存在肾性贫血患者应常规接受静脉铁剂治疗。

(2)静脉注射铁剂常见的不良反应:用药后轻微头痛、胃肠道反应、过敏等,对于初次接受静脉注射用药的患者,需注意做过敏试验。静脉铁剂国内常用的有低分子右旋糖酐氢氧化铁、蔗糖铁等,不仅能有效改善维持性血液透析患者铁缺乏,纠正贫血,提高促红细胞生成素的疗效,且不良反应发生率低,安全性好。但补铁还应注意铁过量的问题。目前认为,血清铁蛋白>800微克/升或转铁蛋白饱和度>50%,就有铁过量的可能,应停止补铁。铁持续过量可能导致心血管疾病、感染和肿瘤的发生率增高,故长期静脉补铁还需慎重。

(3)铁剂使用方法

①仅有一小部分非透析患者与透析患者能够通过口服铁剂保

持充分的铁储备,每日至少口服 200 毫克元素铁,饭前 1 小时或饭后 2 小时服用最佳,避免同时服用碳酸钙。口服铁剂吸收不良,患者依从性低,每日补充的 200 毫克元素铁通常不能满足促红细胞生成素治疗时红细胞生成对铁的需求,也难以补偿血液透析相关铁的丢失。

②当铁参数达标以后,铁在胃肠道的吸收会减少。对于铁参数未达标的,或者转铁蛋白饱和度已达标但血清铁蛋白未达标的,可给予治疗剂量的静脉铁剂。方法是每次血液透析时给予静脉铁剂 100 毫克,连续 10 次为 1 个疗程;或者一次性静脉给予治疗剂量的铁剂,但仅限于右旋糖酐铁。

③疗程结束后,若仍存在上述表现,可开始第二个疗程静脉铁剂治疗。方法是每周静脉注射铁剂 100 毫克,连续 10 次为 1 个疗程。对于两个铁代谢参数都达标,或者经判定为功能性缺铁的情况,可予维持性铁剂治疗。方法是每周静脉注射右旋糖酐铁 25~100 毫克,共用 10 周。

④对于已经达到理想的血红蛋白/红细胞比容水平及铁储备的血液透析患者,可每周给予静脉铁剂 25~125 毫克,每 3 个月检查铁参数,并做出相应调整。若患者需要通过静脉用药才能维持理想铁储备的,不宜换用口服铁剂。

39. 肾性骨病如何应用活性维生素 D

维生素 D 是一种脂溶性维生素,必须经过活化才有生物活性。维生素 D 活化的第一步在肝脏中进行,产物是 25-羟维生素 D_3,最后在肾脏中在 1-α-羟化酶的作用下活化为 1,25-二羟维生素 D_3,这是维生素 D 最主要的活性产物。慢性肾病因缺乏 1-α-羟化酶致活性维生素 D 缺乏。

对于甲状旁腺功能亢进性骨病,给予小剂量的活性维生素 D(如骨化三醇和 α-骨化二醇)可以降低血清甲状旁腺激素的水平,改善骨组织病变并增加骨矿化密度。应用小剂量活性维生素D治疗过程中,密切监测血钙、血磷水平和血清甲状旁腺激素的水平是非常必要的。

第三期慢性肾病患者,每日给予口服骨化三醇0.25微克,有时加量至每日0.5微克;或给予α-骨化二醇每日0.25~0.5微克,可以降低血清甲状旁腺激素水平。改善甲状旁腺功能亢进性骨病的组织学或增加骨矿化密度,第三、四期慢性肾病患者,当血清25-羟维生素D_3水平＞30纳克/毫升、血甲状旁腺激素水平高于慢性肾病的目标范围时,应使用口服的活性维生素D治疗。在用药过程中,应注意以下几点。

(1)只有当患者血清校正总钙水平＜9.5毫克/分升且血清磷水平＜4.6毫克/分升时,才能给予活性维生素D治疗。

(2)对于肾功能快速恶化的患者和依从性差,以及不能随访的患者,不应给予维生素D治疗。

(3)在应用维生素D治疗的过程中,应在开始治疗后的前3个月内至少每月检查1次血清钙、磷水平,之后每3个月复查1次,血甲状旁腺激素应至少每个月复查1次、持续6个月,之后每3个月复查1次。

(4)对于接受活性维生素D治疗的肾性骨病患者,如果血甲状旁腺激素水平下降至慢性肾病患者的目标范围水平以下时,应停止活性维生素D的治疗,直至血甲状旁腺激素水平上升至目标范围水平以上,再重新开始活性维生素D的治疗,此时的剂量应减半。如果原先应用的是每日最低剂量,则改为隔日服用。

(5)对于接受活性维生素D治疗的肾性骨病患者,如果血清校正总钙水平＞9.5毫克/分升,则停止活性维生素D的治疗,直至血钙水平降至9.5毫克/分升以下再重新开始活性维生素D的治疗,此时的剂量应减半,如果原先应用的是每日最低剂量,则改为隔日服用。

127

(6)对于接受活性维生素 D 治疗的肾性骨病患者,如果血磷水平＞4.6毫克/分升,则停止活性维生素 D 的治疗,直至血磷水平降至4.6毫克/分升以下再重新开始活性维生素 D 的治疗,剂量不变。

(7)对于腹膜透析的患者,可以每周给予 2～3 次骨化三醇(0.5～2.0 微克)。另外,也可以每日给予小剂量的骨化三醇(0.25 微克)。

40. 慢性肾病患者如何应用钙剂

尿毒症早期,活性维生素 D 的缺乏及由此引起的低钙血症是导致慢性肾病继发甲状旁腺功能亢进的主要原因。随着肾小球功能的进一步下降,血清磷蓄积形成高磷血症。以往研究已证实,低钙血症、骨化三醇合成减少和血磷升高刺激甲状旁腺激素产生和甲状旁腺细胞增殖,导致继发性甲状旁腺功能亢进。因此,活性维生素 D 的使用已成为临床治疗尿毒症继发甲状旁腺功能亢进广泛而有效的手段之一,但其应用会增加肠管对磷的吸收,使血清磷进一步升高,血清磷的上升会使软组织发生异位钙化,高磷血症限制了活性维生素 D 的应用。

为使血清磷下降,除限制饮食中磷的摄入外,往往需要使用抑制肠道磷吸收为目的的磷吸附剂。早期磷吸附剂的应用多以铝制剂为主,由于其引起铝中毒导致低转换骨病、贫血、脑病等不良反应。近年来,磷吸附剂以钙制剂为主流,降磷效果明显。然而,含钙的磷吸附剂的使用加上尿毒症晚期甲状旁腺激素及酸中毒对骨骼的影响,以及透析液含钙等多种因素,常常加重患者钙的正平衡和高钙血症。钙磷乘积的增加使血管壁、脏器和软组织钙化的危险进一步增加,高钙血症又进一步限制了活性维生素 D 的应用。因此,如何避免和减轻高钙血症成了能否使用活性维生素 D 继续治疗的关键。

临床研究表明,空腹补充碳酸钙与餐中与食物同服碳酸钙两者相比,前者升高血钙明显,后者降磷明显。原因在于碳酸钙经过口服后首先在胃内与胃酸起反应生成氯化钙,钙离子进入肠道再吸收入血,若与食物同服,钙离子易与食物中的磷在肠道形成不溶于水的磷酸盐,影响钙的吸收。因此,尿毒症早期出现低钙血症时,可用空腹补充钙剂的方法防止甲状旁腺功能亢进,这样钙容易吸收,升高血钙明显。当尿毒症伴有甲状旁腺功能亢进出现高磷血症及高钙倾向时,改钙剂为餐中服用,是一种可避免高钙血症、有效降磷且得以继续使用活性维生素 D 治疗甲状旁腺功能亢进的方法。

三、中药治疗肾病

1. 治疗肾病常用的单味中药有哪些

（1）党参

性味归经：性平，味甘。归脾、肺经。

功效应用：益气，生津，养血。根据其补中益气之功效，用于中气不足的体虚倦怠、食少便溏等，常配黄芪、白术等；取其补益肺气之功能，用于肺气亏虚的咳嗽气促、语声低弱等，可与黄芪、五味子等同用；党参还有益气生津和益气生血的作用，故也用于气津两伤的气短口渴、气血双亏的面色萎黄、头晕心悸等，可分别与麦冬、五味子等生津药或当归、熟地黄等补血药同用。此外，对气虚外感及正虚邪实之证，亦可随症配解表药或攻里药同用，以扶正祛邪。党参是补气的良药，大凡肾病，不论是急性肾炎、慢性肾炎、肾病综合征，还是慢性肾衰竭、肾盂肾炎等，只要有气虚者均可选用。

用法用量：水煎服，10～30 克。

（2）白术

性味归经：苦、甘，温。归脾、胃经。

功效应用：补气健脾，燥湿利水，固表止汗，安胎。根据白术补气健脾之功效，用于脾胃气虚、运化无力所致的纳差食少，便溏腹泻，脘腹胀满，倦怠乏力等证。治脾气虚弱，食少神疲常与人参、茯苓等同用，以益气补脾；治脾胃虚寒，腹满泄泻常与人参、干姜等同用，以温中健脾；治脾虚而有积滞，脘腹痞满，常配用枳实、陈皮，以消补兼施。白术既可补气健脾，又能燥湿利水，故还用于脾虚水停之痰饮、水肿、小便不利等。治痰饮常配用桂枝、茯苓等以温脾化饮,方如苓桂术甘汤;治水肿常配茯苓、泽泻等以健脾利湿,方如四逆散。白术能补脾益气,固表止汗,也用于脾虚气弱,肌表不固之汗多等,可单用为散服,亦可与黄芪、浮小麦等同用。根据白术补气健脾安胎之功效,还用于脾虚气弱之胎动不安等,常配砂仁等同用。

用法用量:水煎服,10～15克。燥湿利水宜生用,补气健脾宜炒用,健脾止泻宜炒焦用。

（3）黄芪

性味归经:性微温,味甘。归脾、肺经。

功效应用:补气升阳,益卫固表,利水消肿,托疮生肌。黄芪擅长补中益气,适用于脾胃气虚证及中气下陷证,凡脾虚气短、食少便溏、倦怠乏力等,常配白术以补气健脾;凡气虚较甚者,多配党参以增强补气作用;凡中焦虚寒者,多配肉桂、白芍等以补气温中;用于脾阳不升,中气下陷之久泻脱肛、内脏下垂者,常与人参、升麻、柴胡等同用,方如补中益气汤。黄芪能补肺气、益卫气以固表止汗,所以也常用于肺气虚及表虚自汗证。根据黄芪补气利尿消肿之功效,也用于气虚水湿失运之水肿、小便不利,常与防己、白术等同用,方如防己黄芪汤。现在以黄芪为主,配伍补脾肾、利水湿之品治疗慢性肾炎水肿,以及尿蛋白长期不消者,亦颇为有效。黄芪有较好的补气托毒、排脓生肌之功效,故也可用于气血不足,疮疡内陷的脓成不溃或溃久不敛。此外,黄芪对气虚血亏的面色萎黄、神疲脉虚等,能补气以生血,常与当归等同用;对气虚不能摄血的便血、崩漏等,能补气以摄血,常与人参、桂圆肉、当归等同用;对气虚血滞不行之肢体痹痛、麻木,以及半身不遂等,能补气以行滞,常与桂枝、当归、红花、地龙等同用;对气虚津亏之消渴,能补气生津以止渴,常与熟地黄、山药、生地黄等同用。

用法用量:水煎服,10～30克,大剂量30～60克。益气补中宜炙用;其他方面多生用。

注意事项:凡表实邪盛,内有积滞,阴虚阳亢,疮疡阳证实证等,均不宜用。

(4)泽泻

性味归经:性寒,味甘、淡。归肾、膀胱经。

功效应用:利水渗湿,泄热。泽泻淡渗,利水作用较茯苓强,且性寒能泄肾与膀胱之热,下焦湿热者尤为适宜。用于治疗水肿,小便不利,泄泻,淋浊,带下,以及痰饮等,常与猪苓、茯苓、薏苡仁等药同用。若水湿痰饮所致的眩晕,可与白术配伍,方如泽泻汤。根据泽泻利水渗湿之作用,现在与其他药物配伍治疗急性肾炎、慢性肾炎、肾病综合征等肾病引起的水肿,取得了较好的效果。

用法用量:水煎服,5~10克。

(5)山药

性味归经:性平,味甘。归肺、脾、肾经。

功效应用:益气养阴,补脾肺肾,固精止带。山药能平补气阴,且性兼涩,适用于脾胃虚弱证,凡脾虚食少,体倦便溏,以及妇女带下、儿童消化不良等,皆可应用,常配党参、白术、茯苓等同用,方如参苓白术散。山药既能补脾肺之气,又益肺肾之阴,并能固涩肾精,故可用于肺虚咳喘及肺肾两虚之久咳久喘,肾虚不固的遗精遗尿、尿频,肾虚不固之带下清稀、绵绵不止等,治肺虚咳喘及肺肾两虚之久咳久喘常配人参、麦冬、五味子等同用,治肾虚不固的遗精遗尿、尿频常配熟地黄、山茱萸、菟丝子、金樱子等同用,治肾虚不固之带下清稀、绵绵不止,常与熟地黄、山茱萸、五味子等同用。山药有益气养阴生津止渴之功效,所以还用于阴虚内热,口渴多饮,小便频数,消渴证等,常与黄芪、生地黄、天花粉等同用。山药益气健脾、补肾固精的功效显著,以山药配黄芪、芡实等,治疗各种肾病尿蛋白长期不消者,疗效较好。

用法用量:水煎服,10~30克;大量可用60~250克;研末吞服,每次6~10克。补阴生津宜生用;健脾止泻宜炒用。

（6）茯苓

性味归经：性平，味甘、淡。归脾、肾经。

功效应用：利水渗湿，健脾安神。茯苓能健脾补中，故可用于脾虚诸证。若脾胃虚弱，食少纳呆，倦怠乏力等，常与党参、白术、甘草等同用，方如四君子汤；若脾虚停饮，常与桂枝、白术同用，方如苓桂术甘汤；若脾虚湿泻，可与山药、白术、薏苡仁等同用，方如参苓白术散。茯苓甘补淡渗，性平作用和缓，无寒热之偏，也用于治疗寒热虚实各种水肿。若表邪不解，随经入腑之膀胱蓄水证，或水肿、小便不利，多与猪苓、白术、泽泻等同用；若水热互结，阴虚小便不利之水肿，可与滑石、阿胶、泽泻同用；若脾肾阳虚水肿，可与附子、生姜等同用。此外，根据茯苓益心脾而宁心安神之功效，还用于心悸失眠。心脾两虚、气血不足之心神不宁多与黄芪、当归、远志等同用，方如归脾汤；水气凌心之心悸，常与桂枝、白术、生姜等同用，方如茯苓甘草汤。

用法用量：水煎服，10～15克。

（7）生地黄

性味归经：性寒，味甘、苦。归心、肝、肺经。

功效应用：清热凉血，养阴生津。生地黄甘寒质润，苦寒清热，入营分、血分，为清热凉血、养阴生津之要药，用于热入营血，口干舌绛。治湿热病热入营血，壮热神昏，口干舌绛，常与玄参等同用，方如清营汤；治湿热病后期，余热未尽，阴液已伤，夜热早凉，舌红脉数者，常与鳖甲、青蒿、知母等同用，方如青蒿鳖甲汤。生地黄清热泻火，凉血止血，也用于血热妄行，斑疹吐衄。治血热吐衄、便血崩漏常与鲜荷叶、生艾叶、生侧柏叶等同用，方如四生丸；治温热病热入营血，血热毒盛，吐血衄血，斑疹紫黑，常与赤芍、牡丹皮等同用。生地黄甘寒，清热养阴，生津止渴，还用于津伤口渴，内热消渴。治内热消渴常与山药、生黄芪、猪胰子同用；治温病伤阴，肠燥便秘，可与玄参、麦冬等同用，方如增液汤。生地黄清热凉血的作用显著,对急性肾炎、慢性肾炎、肾盂肾炎、肾结石等肾病出现热盛伤阴症状者,多用生地黄与其他药物配伍调治之。

用法用量:水煎服,10～30克,鲜品用量加倍,或以鲜品捣汁入药。鲜生地黄味甘苦,性大寒,作用与干地黄相似,滋阴之力稍逊,但清热生津、凉血止血之力较强。

注意事项:生地黄性寒而滞,脾虚湿滞腹满便溏者不宜使用。

(8)地龙

性味归经:性寒,味咸。归肝、脾、膀胱经。

功效应用:清热息风,通络,平喘,利尿。地龙有清热、息风、定惊之功效,用于高热惊厥、癫狂。治温病热极生风神昏谵语、痉挛抽搐,可单用本品水煎服,或与钩藤、牛黄、白僵蚕等息风止痉药同用;治高热、狂躁或癫痫,常单用鲜品同盐化为水饮服。地龙长于通行经络,常与黄芪、当归、川芎等药配伍,治疗中风后气虚血瘀之经络不利、半身不遂、口眼㖞斜等,方如补阳还五汤。根据地龙性寒清热、通经活络的作用,也用于各种痹证。地龙清肺热而平喘之功效显著,所以也常用于肺热哮喘,用于邪热壅肺、肺失宣降之喘息不止,喉中哮鸣有声者,单用研末内服即效,亦可与麻黄、石膏、杏仁等同用。此外,根据地龙清热结、利水道之功能,还用于治疗热结膀胱、小便不利或尿闭不通等,在肾结石、肾盂肾炎的治疗中地龙应用较多。

用法用量:水煎服,5～15克;研末吞服,每次1～2克。鲜品10～20克。

注意事项:脾胃虚寒者不宜服,孕妇禁用。

(9)三七

性味归经:性温,味甘、微苦。归肝、胃经。

功效应用:化瘀止血,活血定痛。三七既能止血,又能散瘀,药效卓著,有止血而不留瘀、化瘀而不伤正之特点,诚为血证之良药,用于各种内外出血证,尤以有瘀者为宜,单味内服或外用即可奏效,用于治咯血、呕血、便血、尿血、崩漏及外伤出血等,亦可配花蕊石、血余炭等同用,方如化血丹。三七能活血化瘀而消肿定痛,为伤科要药,用于跌打损伤,瘀滞疼痛,可单味内服或外敷,或配活血行气药同用。此外,近年来以其活血化瘀之功,广泛应用于治疗缺血性脑血管病、脑出血后遗症、慢性肾炎、肾病综合征、慢性肝炎等。

用法用量:多研末服,每次 1～1.5 克;亦可入煎剂,3～10 克;外用适量,研末外掺或调敷。

(10)麻黄

性味归经:性温,味辛、微苦。归肺、膀胱经。

功效应用:发汗解表,宣肺平喘,利水消肿。麻黄味辛发散,性温散寒,主入肺与膀胱经,功能开腠理,透毛窍,发汗解表以散风寒,为辛温解表之要药,故多用于外感风寒,恶寒无汗,发热头痛,脉浮而紧的感冒重证,即风寒表实证,每与桂枝相须为用,方如麻黄汤。麻黄能开宣肺气,有良好的宣肺平喘之功,所以还用于风寒外束,肺气壅遏的咳喘实证,常配伍杏仁、甘草同用,方如三拗汤。此外,麻黄配伍细辛、干姜、半夏等,还可治寒痰停饮,咳嗽气喘,痰多清稀,方如小青龙汤;若肺热壅盛、高热喘急者,每与石膏、杏仁、甘草配用,以清肺平喘,方如麻杏石甘汤。麻黄上开肺气,下输膀胱,为宣肺利尿之要药,也用于风水水肿,对风寒袭表,肺失宣降的水肿、小便不利兼有表证的风水证,每与甘草同用,若兼见内热及脾虚者可配石膏、生姜、甘草、白术等。此外,取麻黄散寒通滞的作用,还用于风寒痹证、阴疽、痰核等。

用法用量:水煎服,3～10 克。发汗解表宜生用,止咳平喘多炙用。

注意事项:麻黄发散力强,凡表虚自汗、阴虚盗汗及虚喘均当慎用。

（11）桂枝

性味归经：性温。味辛、甘。归心、肺、膀胱经。

功效应用：发汗解肌，温通经脉，助阳化气。桂枝辛甘温煦，甘温通阳扶卫，故有助卫实表，发汗解肌，外散风寒之功，用于风寒感冒。如治风寒表实无汗者，常配麻黄同用，以开宣肺气，发散风寒，方如麻黄汤；如治表虚有汗者，当与白芍同用，以调和营卫，发汗解肌，方如桂枝汤。桂枝有温通经脉，散寒止痛之功效，所以也用于寒凝血滞诸痛证。用于心阳不振，心脉瘀阻，胸痹心痛，常与枳实、薤白同用，方如枳实薤白桂枝汤；若中焦虚寒，脘腹冷痛，每与白芍、饴糖等同用，方如小建中汤；若血寒瘀阻，经闭腹痛，多与当归、吴茱萸等同用，方如温经汤；若风寒湿痹，肩臂疼痛，可与附子同用，方如桂枝附子汤。桂枝甘温，助阳化气，以行水湿痰饮之邪，故用于痰饮、蓄水证。如脾阳不运，痰饮眩晕者，常与茯苓、白术同用，方如苓桂术甘汤；若膀胱气化不行，水肿、小便不利者，每与猪苓、泽泻等同用，方如五苓散。此外，根据桂枝温心阳、通血脉、止悸动之功能，还用于心阳不振，不能宣通血脉之心动悸，脉结代。

用法用量：水煎服，3～10克。

注意事项：桂枝辛温助热，容易伤阴动血，凡外感热病、阴虚火旺、血热妄行等证，均当忌用。孕妇及月经过多者慎用。

（12）附子

性味归经：性热，味辛、甘，有毒。归心、肾、脾经。

功效应用：回阳救逆，助阳补火，散寒止痛。附子能上助心阳，中温脾阳，下补肾阳，为"回阳救逆第一品药"，用于治疗亡阳证。治久病体虚，阳气衰微，阴寒内盛，或大汗、大吐、大泻所致之亡阳证，多与干姜、甘草同用，以回阳救逆，方如四逆汤；治久病气虚欲脱，或出血过多，气随血脱者，每配人参同用，方如参附汤。附子辛甘温煦，有峻补元阳、益火消阴之效，所以用于虚寒性的阳痿、宫冷、脘腹冷痛、泄泻、水肿等证。若治肾阳不足，命门火衰所致之阳痿、宫冷,腰膝冷痛,夜尿频多,常与肉桂、山茱萸、熟地黄等同用,方如右归丸;治脾肾阳虚,寒湿内盛的脘腹冷痛,大便溏泻,常与党参、白术、干姜等同用,方如附子理中汤;治脾肾阳虚的阴寒水肿,多与白术、茯苓、生姜等同用;治脾阳不足、寒湿内阻的阴黄证,可与茵陈、白术、干姜等同用;治阳虚感寒者,可与麻黄、细辛等同用。此外,根据附子辛散温通,有较强的散寒止痛作用,还用于寒痹证,凡风寒湿痹周身骨节疼痛者,每多用之,尤擅治寒痹痛剧者,多与桂枝、白术、甘草同用。

用法用量:水煎服,3～15克,宜先煎0.5～1小时,至口尝无麻辣感为度。

注意事项:附子辛热燥烈,凡阴虚阳亢及孕妇忌用。附子反半夏、瓜蒌、贝母、白蔹、白及。附子有毒,内服须经炮制;若内服过量,或炮制、煎煮方法不对,可引起中毒。

(13)肉桂

性味归经:性热,味辛、甘。归脾、肾、心、肝经。

功效应用:补火助阳,散寒止痛,温经通脉。肉桂甘热助阳补火,为治命门火衰之要药,常用于治肾阳不足,命门火衰的阳痿、宫冷,腰膝冷痛,夜尿频多,滑精遗尿等,多与附子、熟地黄、山茱萸等同用,方如金匮肾气丸、右归饮;若治下元虚衰、虚阳上浮之面赤、虚喘、汗出、心悸、失眠、脉微弱者,可用肉桂以引火归元,常与山茱萸、五味子、人参、牡蛎等同用。肉桂甘热助阳以补虚,辛热散寒以止痛,用于治疗寒邪内侵或脾胃虚寒之脘腹冷痛,脾肾阳虚的腹痛呕吐、四肢厥冷、大便溏泄,以及寒疝腹痛等。肉桂辛散温通,能通行气血经脉,散寒以止痛,所以也用于风寒湿痹,寒痹腰痛,胸痹,阴疽,以及闭经、痛经等。肉桂补火助阳散寒的作用显著,与附子配伍应用治疗急性肾炎、慢性肾炎、肾病综合征等肾病出现脾肾阳虚症状者,有较好疗效。此外,久病体虚、气血不足者,在补气养血方中适当加入肉桂,能鼓舞气血生长。

用法用量：水煎服，2～5克，宜后下；研末冲服，每次1～2克。

注意事项：肉桂畏赤石脂。

（14）干姜

性味归经：性热，味辛。归脾、胃、心、肺经。

功效应用：温中散寒，回阳通脉，温肺化饮。干姜辛热燥烈，主入脾胃而长于温中散寒、健运脾阳，用于脘腹冷痛，寒呕，冷泻。治胃寒呕吐，脘腹冷痛，每配高良姜同用，方如二姜丸；治脾胃虚寒，脘腹冷痛，呕吐泄泻，多与党参、白术等同用，方如理中丸。干姜性味辛热，能回阳通脉，故用于亡阳证，用于心肾阳虚，阴寒内盛所致之亡阳厥逆，脉微欲绝者，每与附子相须为用，方如四逆汤。此外，干姜辛热，能温肺化饮，所以还用于寒饮咳喘，形寒背冷，痰多清稀之证，常与细辛、五味子、麻黄等同用，方如小青龙汤。干姜健运脾阳的功效较好，大凡肾病出现寒湿困脾、脾肾阳虚症状者，均可用干姜治疗。

用法用量：水煎服，3～10克。

注意事项：阴虚内热，表虚有热汗出，以及自汗盗汗者均不宜用。

（15）海金沙

性味归经：性寒，味甘。归膀胱、小肠经。

功效应用：利尿通淋。海金沙其性下降，擅清小肠、膀胱湿热，功专利尿通淋止痛，尤擅止尿道疼痛，为治诸淋涩痛之要药，用于各种淋证。治热淋急痛，以海金沙为末，甘草汤送服；治血淋，配牛膝、琥珀、小蓟等药；治石淋，同鸡内金、滑石、金钱草等配伍；治膏淋，常与萆薢、滑石等同用。海金沙还能利水消肿，尤以湿热肿满为宜，故也用于小便不利、水肿，多与泽泻、猪苓、木通等配伍，以加强利尿消肿之功效。

用法用量：水煎服，6～12克，宜布包。

（16）车前子

性味归经：性寒，味甘。归肾、肝、肺经。

功效应用：利尿通淋，渗湿止泻，清肝明目，清肺化痰。车前子甘而滑利，寒凉清热，有利尿通淋之功，用于小便淋涩，对湿热下注于膀胱而致小便淋漓涩痛尤为适宜，常与木通、滑石、萹蓄等清热利湿药同用，方如八正散。车前子能利水湿，分清浊而止泻，即利小便以实大便，所以还用于暑湿泄泻。治疗湿盛于大肠而小便不利之水泻，可单用车前子研末，米饮送服，或与白术、茯苓、泽泻等同用。根据车前子擅清肝热而能明目之功效，也用于目赤涩痛，目暗昏花，翳障等，治目赤涩痛多与菊花、决明子等同用；若肝肾阴亏，两目昏花或内障不明，则需配熟地黄、菟丝子等养肝明目药，方如驻景丸。此外，车前子能清肺化痰止咳，还用于痰热咳嗽，用治肺热咳嗽痰多，多与瓜蒌、贝母、枇杷叶等清肺化痰药同用。

用法用量：水煎服，10～15克，宜布包。

（17）滑石

性味归经：性寒，味甘、淡。归胃、膀胱经。

功效应用：利水通淋，清解暑热，收湿敛疮。滑石能清膀胱热结，通利水道，是治湿热淋证常用之药，用于小便不利，淋漓涩痛等。若湿热下注之小便不利、热淋、石淋，以及尿闭等，常与木通、车前子、瞿麦等同用，方如八正散；若用于石淋，可与海金沙、金钱草、木通等配伍，方如二金排石汤。滑石甘寒，既能利水，又能解暑热，也是治暑湿之常用药，可用于暑湿、湿温等。若暑热烦渴，小便短赤，可与甘草同用，方如六一散；若湿温胸闷，气机不畅者，可与薏苡仁、杏仁、白豆蔻仁等配伍，方如三仁汤。此外，滑石外用有清热收湿敛疮之功效，所以还用于治疗湿疮、湿疹。

用法用量：水煎服，10～15克，宜布包。外用适量。

注意事项：脾虚、热病伤津及孕妇忌用。

(18)石韦

性味归经:性微寒,味苦、甘。归肺、膀胱经。

功效应用:利水通淋,清肺止咳。石韦为清热利尿通淋的常用药物,用于治疗湿热淋证,治癃闭淋漓常与车前子、滑石、瞿麦等同用,方如石韦散。石韦又有凉血止血之功,故用治血淋涩痛尤为适宜,多与白茅根、蒲黄、小蓟等同用,以收凉血通淋之效。石韦能清肺热,止咳平喘,所以也用于肺热咳嗽气喘。此外,石韦寒凉入血分又能凉血止血,还用于血热出血证。

用法用量:水煎服,5~10克,大剂量可用30~60克。

(19)冬葵子

性味归经:性寒,味甘。归大肠、小肠、膀胱经。

功效应用:利水通淋,下乳润肠。冬葵子甘寒滑利通窍,只有利尿通淋之功效,用于水肿、淋证。治血淋、妊娠子淋,以一味冬葵子煎即有效;若用于水肿胀满,小便不利,淋漓涩痛,则常与茯苓、萹蓄、海金沙同用。根据冬葵子下乳之功效,也用于乳汁不行,乳房胀痛。此外,冬葵子能润肠通便,所以还用于治肠燥便秘。

用法用量:水煎服,10~15克。

注意事项:孕妇慎用。

(20)金钱草

性味归经:性微寒,味甘、淡。归肝、胆、肾、膀胱经。

功效应用:除湿退黄,利尿通淋,解毒消肿。金钱草既能清肝胆之火,又能除下焦湿热,有清热利湿退黄之功效,用于湿热黄疸,常与茵陈、栀子、虎杖等同用。金钱草利尿通淋,排除结石的功效显著,可用于石淋、热淋,治疗石淋尤为多用,可单用大剂量煎汤或代茶饮,或与海金沙、鸡内金、滑石等同用,方如二金排石汤。此外,根据金钱草解毒消肿之功效,还用于恶疮肿毒,毒蛇咬伤,可用鲜品捣烂取汁饮,并以渣外敷。

用法用量:水煎服,30~60克。鲜品加倍。外用适量。

(21)黄芩

性味归经:性寒,味苦。归肺、胃、胆、大肠经。

功效应用:清热燥湿,泻火解毒,凉血止血,除热安胎。本品苦寒,清热燥湿,能清肺胃胆及大肠经之湿热,尤擅清中上焦湿热,用于湿温暑湿,湿热痞闷,黄疸泻痢。治湿温暑湿,湿热郁阻,胸脘痞闷,恶心呕吐,身热不扬,舌苔黄腻,多与滑石、白豆蔻仁、通草等同用,方如黄芩滑石汤;若湿热中阻,痞满呕吐,常与黄连、干姜、半夏配伍,方如半夏泻心汤;若大肠湿热,泄泻痢疾,可与黄连、葛根同用,方如葛根芩连汤;用于湿热黄疸,则常与茵陈、栀子等并用。黄芩擅清肺火及上焦之实热,并有较强的泻火解毒之力,所以也用于外感热病、肺热咳嗽、热病烦渴,以及痈肿疮毒、咽喉肿痛。根据黄芩清热凉血之功效,还用于火毒炽盛、迫血妄行的出血证,如吐血、衄血、便血、尿血、妇女崩漏等,对急性肾炎、肾结石火热炽盛引起的尿血有较好疗效。此外,黄芩还有除热安胎之功效,也常用于妊娠胎热之胎动不安。

用法用量:水煎服,3~10克。清热多生用,安胎多炒用,止血多炒炭用,清上焦热多酒炒用。本品又分枯芩,即生长年久的宿根,擅清肺火;条芩,为生长年少子根,擅清大肠之火,泻下焦湿热。

注意事项:黄芩苦寒伤胃,脾胃虚寒者不宜使用。

(22)连翘

性味归经:性寒,味苦。归肺、心、胆经。

功效应用:清热解毒,消痈散结,疏散风热。连翘苦寒,主入心经,"诸痛痒疮,皆属于心",连翘既能清心火,解疮毒,又能散气血凝聚,兼有消痈散结之功,故有"疮家圣药"之称。治痈肿疮毒,常与金银花、蒲公英、野菊花等解毒消肿之品同用;治瘰疬痰核,常与夏枯草、浙贝母、玄参、牡蛎等清肝散结,化痰消肿之品同用。连翘苦能泻火,寒能清热,入心、肺经,长于清心火,散上焦风热,所以也用于外感风热,温病初起。连翘兼有清心利尿之功,还可用于治热淋涩痛,多与淡竹叶、木通、白茅根等利尿通淋药同用,临床用于治疗肾结石、肾盂肾炎之小便淋涩疼痛,每获佳效。

用法用量:水煎服,6～15克。

注意事项:脾胃虚寒及气虚脓清者不宜用。

(23)玉米须

性味归经:性平,味甘。归膀胱、肝、胆经。

功效应用:利水消肿,利湿退黄。玉米须具有较弱的利水消肿之功效,用于水肿,小便不利,以及小便短赤淋痛等,可单用大剂量煎汤服,或与冬瓜皮、赤小豆、车前草等配伍组方用。根据玉米须利胆退黄之功效,还用于湿热黄疸,因其药性平和,故阴黄或阳黄均可用,可单用大剂量煎汤服,或与郁金、茵陈、栀子等同用。

用法用量:水煎服,30～60克。

(24)益母草

性味归经:性微寒,味苦、辛。归肝、心、膀胱经。

功效应用:活血调经,利水消肿。益母草苦泄辛散,主入血分,善于活血祛瘀调经,为妇科经产要药,故有益母之名。用于血滞经闭、痛经、经行不畅、产后瘀滞腹痛、恶露不尽等,可单用熬膏,如益母草膏,亦常配当归、川芎、赤芍等,以加强活血调经之功,方如益母丸。根据益母草利水消肿、活血化瘀之功效,还用于水肿、小便不利,对水瘀互阻的水肿尤为适宜,可单用,亦可与白茅根、泽兰等同用,近代用于治疗各种肾炎、肾病综合征取得了较好的疗效。此外,根据益母草清热解毒消肿之功,还用于跌打损伤、疮痈肿毒,以及皮肤痒疹等。

用法用量:水煎服,10～30克,或熬膏,入丸剂。外用适量捣敷或煎水外洗。

注意事项:孕妇忌服,血虚无瘀者慎用。

(25)桑白皮

性味归经:性寒,味甘。归肺经。

功效应用:泻肺平喘,利水消肿。本品性寒入肺经,能泻肺火兼泻肺中水气而平喘,用于肺热咳喘等。治肺热咳喘常配地骨皮同用,方如泻白散;若水饮停肺,胀满喘急,可配麻黄、杏仁、葶苈子等宣肺逐饮之药同用;若肺虚有热而咳喘气短、潮热、盗汗者,则与人参、五味子、熟地黄等补肺药配伍,方如补肺汤。桑白皮能清降肺气,通调水道而利水,也用于水肿,如风水、皮水等,是治疗急性肾炎、慢性肾炎、肾病综合征等肾病水肿的常用药物,通常与茯苓皮、大腹皮等配伍,方如五皮饮。此外,根据桑白皮止血清肝之功效,还用于治衄血、咯血及肝阳肝火偏旺之高血压。

用法用量:水煎服,5～15克。泻肺利水、平肝清火宜生用;肺虚咳嗽宜蜜炙用。

注意事项:桑白皮甘寒降泄,擅利小便,肺虚无火、小便多及风寒咳嗽应慎用。

2. 治疗肾病常用的中药方剂有哪些

(1)济生肾气丸(《济生方》)

组成:熟地黄、川牛膝、官桂各 15 克,炒山药、山茱萸、泽泻、茯苓、牡丹皮、车前子各 30 克,炮附子 2 个。

用法:熟地黄、川牛膝、官桂、炒山药、山茱萸、泽泻、茯苓、牡丹皮、车前子、炮附子共研细末,炼蜜为丸如梧桐子大,每次 9 克,每日 1～2 次,温开水送服;也可用饮片为汤剂,每日 1 剂,水煎服,各药用量按原方比例酌情增减。

功效:温补肾阳,利水消肿。

主治:肾阳不足,腰重脚肿,小便不利,腰酸肢冷等。

方解:方中熟地黄滋补肾阴,山茱萸、山药滋补肝脾,辅助滋补肾中之阴;官桂、附子温补肾阳,化气利水;泽泻、茯苓利水渗湿消肿;牡丹皮清泻肝火;牛膝、车前子加强利尿消肿之力。全方合用,共达温补肾阳,利水消肿之功效。

按语:本方以形寒肢冷,腰以下尤甚,小便不利,排出无力,水肿下半身为主,舌淡嫩体胖,苔白滑,脉沉弦为辨证要点。现在常用本方根据辨证加减治疗慢性肾炎,慢性前列腺炎,前列腺增生,尿潴留,精液异常,高血压,慢性肾盂肾炎等。如见大便溏薄者,加补骨脂、白扁豆;阳痿早泄者,加锁阳、巴戟天;神气怯弱、少腹坠胀者,加黄芪、人参;水肿明显者,加干姜、白术。

(2)实脾饮(《重订严氏济生方》)

组成:厚朴、白术、木瓜、木香、草果仁、槟榔、附子、白茯苓、炮干姜各6克,炙甘草3克。

用法:加生姜、大枣,每日1剂,水煎服。

功效:温阳健脾,行气利水。

主治:阳虚水肿。症见肢体水肿,半身以下更甚,胸腹胀闷,口不渴,畏寒肢冷,食少身重,尿少便溏,舌淡苔腻,脉沉迟。

方解:方中以附子、干姜为主药,附子擅温肾阳,助气化以行水;干姜偏温脾阳,助运化以制水,两者合用,温肾暖脾,扶阳抑阴。佐以茯苓、白术健脾渗湿,使水湿从小便而利。木瓜芳香醒脾而化湿;厚朴、木瓜、槟榔、草果仁行气导滞,化湿行水,使气行则湿化,气顺则胀消,俱为佐药。使以甘草、生姜、大枣,调和诸药,益脾和中。诸药合用,共奏温肾暖脾,行气利水之功效,因其功著脾土,故有实脾之名。

按语:本方以肢体水肿,腰以下更甚,胸腹胀满,舌淡苔腻,脉沉迟为辨证要点。现在常用本方根据辨证加减治疗慢性肾炎、心源性水肿、肝硬化腹腔积液等属阳虚证者。若水湿壅盛者,宜重用茯苓,并加猪苓、泽泻、车前子;大便溏泻者,以大腹皮易槟榔;大便秘结者,可加牵牛子;正气虚甚者,加党参、黄芪。

(3)五皮散(《华氏中藏经》)

组成:桑白皮、陈橘皮、生姜皮、大腹皮、茯苓皮各9克。

用法:桑白皮、陈橘皮、生姜皮、大腹皮、茯苓皮共为粗末,每次

9克,水煎去渣,不拘时候温服;现多用饮片为汤剂,每日1剂,水煎服。

功效:利水消肿,理气健脾。

主治:脾虚湿盛,皮水。症见一身悉肿,肢体沉重,心腹胀满,上气喘急,小便不利,舌苔白腻,脉沉缓。

方解:方中以茯苓皮为主药,取其甘淡渗利,行水消肿。辅以大腹皮下气行水,消胀除满;陈橘皮理气和胃,醒脾化湿。佐以桑白皮肃降肺气,以通调水道而利水消肿;生姜皮和脾降肺,行水消肿而除胀满。五药合用,使三焦通畅,水道通调,故诸症可愈。

按语:本方以一身悉肿,脘腹胀满,上气喘急,小便不利,苔白腻为辨证要点。现在常用本方根据辨证加减治疗肾炎水肿、心源性水肿、妊娠水肿等属脾虚湿盛者。如外感风寒,腰以上肿者,加紫苏叶、荆芥、防风、秦艽;湿热下注,腰以下肿,加赤小豆、赤茯苓、防己;水湿较甚者,与五苓散同用;寒湿内盛,形寒畏冷者,加干姜、肉桂。

(4)八正散(《太平惠民和济局方》)

组成:车前子、瞿麦、萹蓄、滑石、栀子、大黄、木通、甘草各500克。

用法:将车前子、瞿麦、萹蓄、滑石、栀子、大黄、木通、甘草制成散剂,每次6克,每次2次,入灯心草水煎,去渣温服;也可用饮片作汤剂,每日1剂,水煎服,用量按原方比例酌减。

功效:清热泻火,利水通淋。

主治:湿热淋证。症见尿频尿急,尿时涩痛,淋漓不畅,尿色混浊,甚则癃闭不通,小腹急满,口燥咽干,舌质红,苔黄腻,脉数实。

方解:方中木通、车前子、瞿麦、萹蓄、滑石均为清热除湿、利水通淋之品,既可祛湿热以除病因,又可改善淋涩之症状;栀子清泄三焦湿热,亦可助木通、车前子等药以利水;大黄荡涤秽浊,破结滞,泻火解毒,直挫病邪;甘草调和诸药,并可缓急止痛。诸药合用,令热退火清,尿利淋通,则诸症状自除。

按语:本方以小便淋漓涩痛,尿道灼热,小腹胀满,口燥咽干,舌苔黄腻为辨证要点。现在常用本方根据辨证加减治疗膀胱炎、前列腺炎、尿道炎、泌尿系结石、急性肾盂肾炎等属于湿热证型者。如身热脉数便秘者,制大黄应改为生大黄,并加金银花、蒲公英;如出现血尿者,加小蓟、墨旱莲、白茅根;如有结石者,加金钱草、海金沙、石韦、鸡内金;如小腹胀急者,加乌药、川楝子。本方为苦寒通利之剂,对淋证日久、体质虚弱者,以及孕妇均不宜使用。

(5)真武汤(《伤寒论》)

组成:茯苓、生姜、炮附子各9克,白芍、白术各6克。

用法:每日1剂,水煎服。

功效:温阳化气行水。

主治:脾肾阳虚,水气内停证。症见小便不利,四肢沉重疼痛,恶寒腹痛,下利;或肢体水肿,舌淡,苔白滑,脉沉;或太阳病发汗后,汗出不解,仍发热,心下悸,头眩,身𬌗动者。

方解:方中以大辛大热之附子为主药,温肾助阳,以化气行水,兼暖脾土,以温运水湿;辅以茯苓、白术健脾利湿,淡渗利水,使水汽从小便而去;佐以生姜之温散,既助附子温阳祛寒,又伍茯苓、白术散水湿。用白芍者,乃一药三用:一者利小便以行水气,两者柔肝以止腹痛,三者敛阴舒筋以止筋惕肉𬌗。诸药配伍,温脾肾,利水湿,共奏温阳利水之功效。

按语:本方以水肿,小便不利,苔白,口不渴为辨证要点。现在常用本方根据辨证加减治疗慢性肾炎、心源性水肿、甲状腺功能低下、慢性支气管炎、慢性肠炎、肠结核、梅尼埃病等属脾肾阳虚、水湿内盛者。现代药理研究证实,本方具有强心利尿,促进胃肠吸收,排除体内残余物质等多种作用。

(6)六味地黄汤(《小儿药证直诀》)

组成:熟地黄24克,山茱萸、山药各12克,泽泻、牡丹皮、茯苓各 9 克。

用法:每日 1 剂,水煎服。

功效:滋阴补肾养肝。

主治:肝肾阴虚,腰膝酸软,头晕目眩,耳鸣耳聋,口燥咽干,盗汗遗精,消渴,骨蒸潮热,手足心热,牙齿动摇,小便淋滴,舌红少苔,脉沉细数。

方解:方中熟地黄滋肾填精为主药,辅以山茱萸养肝肾而涩精,山药补益脾阴而固精,三药合用,以达到三阴并补之功,这是补的一面。又配茯苓淡渗脾湿,以助山药益脾,泽泻清泄肾火,并防熟地黄之滋腻,牡丹皮清泄肝火,并制山茱萸之温,共为佐使药,这是泻的一面。各药合用,使之滋补而不留邪,降泄而不伤正,补中有泻,寓泻于补,相辅相成,是通补开合的方剂。

按语:本方以头晕耳鸣,腰膝酸软,口燥咽干,舌红少苔,脉沉细数为辨证要点。现代常用于治疗慢性肾炎,高血压,糖尿病,神经衰弱,男性不育症,慢性咽炎,妇女绝经期综合征,突发性耳聋,再生障碍性贫血,食管癌术后复发,食管上皮细胞重度增生,阿狄森病等。本品长期服用有碍胃之弊,大凡有脾虚痰湿内阻之象者应慎用。

(7)黄连解毒汤(《外台秘要》)

组成:黄连 3~9 克,黄芩、黄柏各 6 克,栀子 9 克。

用法:每日 1 剂,水煎服。

功效:泻火解毒。

主治:一切实热火毒,三焦热盛之证。症见大热烦躁,口燥咽干,错语不眠;或热病呕血、衄血;或热甚发斑,身热下痢,湿热黄疸;以及外科痈肿疔毒,小便黄赤,舌红苔黄,脉数有力。

方解:方用黄连为主药,以泻心火,兼泻中焦之火;黄芩清肺热,泻上焦之火,黄柏泻下焦之火,栀子通泻三焦之火,导热下行,共为辅助药。四药合用,苦寒直折,使火邪祛而热毒解,大凡火毒上逆、外越而生之诸症,用之皆可除之。

按语:本方以大热烦躁,错语不眠,吐衄发斑,下痢,黄疸,舌红苔黄,脉数有力为辨证要点。现在常用本方根据辨证加减治疗流行性脑脊髓膜炎、乙型脑炎、急性黄疸型肝炎、重型肝炎、钩端螺旋体病、膀胱炎、肾盂肾炎、胆管感染、肺炎、肠炎、痢疾、败血症、丹毒、脓疱疮等。如大便秘结者,加大黄;吐衄发斑者,加生地黄、玄参、牡丹皮;瘀热发黄者,加茵陈、大黄;痈疽疔毒者,加蒲公英、金银花、紫花地丁;下痢脓血、里急后重者,加木香、槟榔。本方为大苦大寒之剂,久服易伤脾胃,若非实热之证不可轻投。

(8)胃苓汤(《丹溪心法》)

组成:五苓散(猪苓、白术、茯苓各9克,泽泻15克,桂枝6克),平胃散(苍术25克,厚朴、陈皮各15克,甘草9克)各3克。

用法:上药合和,加生姜、大枣煎汤,每日2次,空腹服;亦可用饮片作汤剂,每日1剂,水煎服。

功效:祛湿和胃,行气利水。

主治:夏秋之间,脾胃伤冷,水谷不分,泄泻不止,以及水肿、腹胀、小便不利者。

方解:方中以平胃散运脾燥湿,合五苓散利水渗湿,标本兼顾。

按语:本方以脘腹胀痛,泄泻,小便短少,舌苔白腻为辨证要点。现在常用本方根据辨证加减治疗急性肾炎、慢性肾炎,急性肠炎、慢性肠炎。如脘腹胀满较甚者,加枳壳、砂仁;不思饮食者,加山楂、神曲;恶心呕吐者,加半夏、生姜;神疲乏力者,加党参、薏苡仁。本方性偏温燥,且利水力强,易耗伤阴血,血虚阴亏者慎用。

(9)参苓白术散(《太平惠民和剂局方》)

组成:莲子肉、薏苡仁、缩砂仁、桔梗各50克,白扁豆75克,白茯苓、人参、白术、山药、甘草各100克。

用法:将莲子肉、薏苡仁、缩砂仁、桔梗、白扁豆、白茯苓、人参、白术、山药、甘草共为细末,每次6克,每日2~3次,枣汤调服。

功效:益气健脾,渗湿止泻。

主治:脾胃虚弱,食少便溏,或吐或泻,四肢乏力,形体消瘦,胸脘闷胀,面色萎黄,舌质淡,舌苔白,脉细缓或虚缓。

方解:方中以四君子汤补脾胃之气为主药;配以白扁豆、薏苡仁、山药之甘淡,莲子之甘涩,辅助白术健脾,又能渗湿而止泻;加砂仁之辛温芳香醒脾,佐四君子更能使中州运化,使上下气机贯通,吐泻可止。桔梗为手太阴肺经引经药,配入本方,如舟楫载药上行,达于上焦以益肺。各药合用,补其虚,除其湿,行其滞,调其气,和脾胃,则诸症自除。

按语:本方以脾虚夹湿,四肢乏力,饮食不化,舌苔薄白腻,脉濡缓为辨证要点。现在常用本方根据辨证加减治疗慢性肠炎、慢性胃炎、慢性肾炎、消化不良、胃肠功能紊乱、糖尿病、肝硬化、肺源性心脏病、慢性支气管炎及恶性肿瘤放射治疗、化学治疗中胃肠道不良反应等。

(10)金匮肾气丸(《金匮要略》)

组成:干地黄240克,山药、山茱萸各120克,泽泻、茯苓、牡丹皮各90克,桂枝、附子各30克。

用法:干地黄、山药、山茱萸、泽泻、茯苓、牡丹皮、桂枝、附子研为细末,炼蜜为丸,每丸重15克,每日2次,每次1丸,分早晚用温开水送服;也可用饮片作汤剂,每日1剂,水煎服,各药用量按原方比例酌情增减。

功效:温补肾阳。

主治:肾阳不足,腰痛脚软,下半身常有冷感,少腹拘急,小便不利或小便反多;也用于脚气、痰饮、消渴、转胞等,查其舌质淡,体胖,苔薄白,脉沉细。

方解:方中干地黄滋补肾阴,山茱萸、山药滋补肝脾,辅助滋补肾中之阴;并用少量桂枝、附子温补肾中之阳,意在微微生长少火以生肾气;方中泽泻、茯苓利水渗湿,牡丹皮清泻肝火,与温补肾阳药相配,意在补中寓泻,使补而不腻。诸药配合,共成温补肾阳之剂。

按语:本方以腰酸腿软,下半身常有冷感,小便不利或小便过多,尿色清淡,舌质淡体胖,苔白,脉沉细为辨证要点。现在常用本方根据辨证加减治疗慢性肾炎,白内障,尿路感染,糖尿病,高血压,低血压,前列腺炎,神经衰弱,慢性支气管炎,阳痿,肺气肿,不孕症,精子缺乏症,不射精等。现代药理研究证实,本方具有增强免疫功能,抗衰老,预防白内障,降低血糖等多种作用。

(11)五苓散(《伤寒论》)

组成:猪苓、白术、茯苓各9克,泽泻15克,桂枝6克。

用法:将猪苓、白术、茯苓、泽泻、桂枝制成散剂,每次6克,每日3次,水煎服;现多用饮片作汤剂,每日1剂,水煎服。

功效:利水渗湿,温阳化气。

主治:水湿停蓄证。症见头痛发热,烦渴欲饮,水入即吐,小便不利,舌苔白腻或白厚,脉浮,或为水肿,泄泻,痰饮,眩晕,脐下动悸者。

方解:方中重用泽泻为主药,取其甘淡性寒,直达肾与膀胱,利水渗湿。辅以茯苓、猪苓之淡渗,增强利水渗湿之力。佐以白术健脾而运化水湿,转输津液,使水精四布,而不直驱于下。又佐以桂枝,一药二用,即外解太阳之表,又内助膀胱气化。五药合用,利水渗湿,化气解表,使水行气化,表邪得解,脾气健运,则蓄水留饮诸症自除。

按语:本方以小便不利,渴欲饮水,小腹胀满,苔白腻或白厚为辨证要点。现在常用本方根据辨证加减治疗肾炎、肝硬化所引起的水肿,以及急性肠炎、尿潴留等属水湿内盛者。若水肿兼有表证者,可与越婢汤合用;水湿壅盛者,可与五皮散合用;泄泻偏于热者,需去桂枝,加车前子、黄连、黄芩。湿热者忌用。

(12)导赤散(《小儿药证直诀》)

组成:生地黄、木通、甘草梢各9克,淡竹叶6克。

用法:生地黄、木通、甘草梢、淡竹叶为末,每次9克,每日2次,水煎服;亦可改作汤剂,每日1剂,水煎服。

功效:清心养阴,利水通淋。

主治:心经热盛,心胸烦热,口渴面赤,意欲饮冷,以及口舌生疮,或心移热于小肠之小便赤涩刺痛,舌质红,脉数。

方解:方中生地黄凉血滋阴以制心火;木通上清心经之热,下则清利小肠,利水通淋;甘草梢清热解毒,调和诸药,用"梢",古有直达茎中止淋痛之说;淡竹叶清心除烦。诸药合用,清心与养阴两顾,利水并导热下行,共收清心养阴,利水通淋之功效。

按语:本方以口舌生疮,或小便短赤涩痛,舌质红,脉数为辨证要点。现在常用本方根据辨证加减治疗急性泌尿系感染、前列腺炎、尿路结石、口腔溃疡等。若心火较盛者,加黄连、灯心草;血淋涩痛者,加墨旱莲、小蓟;小便数急刺痛者,加白茅根;大便秘结,加大黄。

(13)苓桂术甘汤(《金匮要略》)

组成:茯苓12克,桂枝9克,白术、炙甘草各6克。

用法:每日1剂,水煎服。

功效:温化痰饮,健脾利湿。

主治:中阳不足之痰饮病,胸胁支满,目眩心悸,或短气而咳,舌苔白滑,脉弦滑。

方解:方中以茯苓为主药,健脾渗湿,祛痰化饮;以桂枝为辅,温阳化气,既可温阳以化饮,又能化气以利水,且兼平冲降逆;与茯苓相伍,一利一温,对于水饮滞留而偏寒者,实有温化渗利之妙用。湿源于脾,脾虚则生湿,故佐以白术健脾燥湿,助脾运化,俾脾阳健旺,水湿自除。使以炙甘草益气和中,共收饮去脾和,湿不复聚之功,药虽四味,配伍严谨,温而不热,利而不峻,确为痰饮之和剂。

按语：本方以胸胁支满，目眩心悸，舌苔白滑，脉弦滑为辨证要点。现在常用本方根据辨证加减治疗慢性支气管炎、支气管哮喘、冠心病、风湿性心脏病、心力衰竭、高血压、慢性胃炎、慢性肾炎、内耳眩晕病、胃溃疡、十二指肠溃疡等。若呕吐痰水者，加半夏、陈皮；小便不利者，加泽泻、猪苓；脘部冷痛、吐涎沫者，加干姜、吴茱萸；心下胀满者，加枳实；脾气虚甚者，加党参；哮喘者，加紫苏子、麻黄、杏仁。

（14）己椒苈黄丸（《金匮要略》）

组成：防己、椒目、葶苈子、大黄各 30 克。

用法：防己、椒目、葶苈子、大黄研末，炼蜜为丸，如梧桐子大，空腹时服 1 丸，每日服 3 次；亦可用饮片作汤剂，每日 1 剂，水煎服，用量按原方比例酌减。

功效：攻逐水饮，利水通便。

主治：水饮停聚，水走肠间，辘辘有声，腹满便秘，小便不利，口舌干燥，脉沉弦。

方解：方中防己擅走下行，利水退肿，为主药。椒目功专利水消肿，葶苈子泻肺行水，导水从小便而出，大黄通利大便，逐水从大便而去，均为辅助药。如此前后分消，水饮得以排除，津气输布无阻，则诸症自除。

按语：本方以腹满肠鸣，大小便涩滞，口舌干燥为辨证要点。现在常用本方根据辨证加减治疗肝硬化腹腔积液、慢性肺源性心脏病、心包炎、胸膜炎、急性肾炎、肠梗阻等。如兼见咳喘者，加麻黄、杏仁；痰涎壅盛者，加紫苏子、莱菔子；脘腹胀满较甚者，加厚朴、槟榔；水肿者，加茯苓、泽泻、大腹皮；气虚者，加黄芪、白术；阳虚肢冷者，加附子、干姜。本方泻下之力较强，脾胃阳虚而致水饮停留者不宜使用，中病即止，不可久服。

（15）六一散（《伤寒直格》）

组成：滑石 180 克，甘草 30 克。

用法:滑石、甘草药研为细末,每次 9～18 克,温开水或加蜜蜂少许调服;或布包水煎服;亦可加入其他方药中水煎服。

功效:清暑利湿。

主治:感受暑湿,身热烦渴,小便不利,或呕吐泄泻;亦治膀胱湿热,小便赤涩淋痛,以及砂淋等。

方解:方中滑石质重体滑,味甘淡而性寒,能清利小便,使三焦湿热从小便而出,以解除暑湿所致的心烦、口渴、小便不利诸证,用为主药。甘草生用,既能清热和中,又同滑石合成甘寒生津之用,使小便利而津液不伤,为佐使药。本方药虽 2 味,却具巧思,有清热而不留湿,利水又不伤正之妙,为治疗暑湿病的常用基础方。但本方究属药少力薄之剂,暑湿重者,还当同其他方药配合使用。

按语:本方以身热汗出,口渴心烦,小便短赤或赤涩淋痛为辨证要点。现在常用本方根据辨证加减治疗中暑、泌尿系结石、尿路感染、小儿消化不良、口疮等。暑湿证者,加西瓜翠衣、丝瓜络、淡竹叶;小便涩痛或砂淋者,加海金沙、金钱草、琥珀;血淋者,加侧柏叶、小蓟、蒲黄等。若暑病不兼湿,或小便利者忌用。

(16)五淋散(《太平惠民和济局方》)

组成:赤茯苓 18 克,当归、生甘草各 15 克,赤芍、栀子各 60 克。

用法:赤茯苓、当归、生甘草、赤芍、栀子共研细末,每次 6 克,每日 2 次,水煎服。

功效:清热凉血,利水通淋。

主治:湿热血淋,尿如豆汁,尿时涩痛,或溲有砂石,脐腹急痛。

方解:方中以赤茯苓、栀子清热利湿通淋,赤芍、当归凉血和血,甘草解毒和中。诸药合用,共奏清热凉血,利水通淋之功效。

按语:本方以小便涩痛,尿如豆汁,面色萎黄,舌淡脉细为辨证要点。现在常用本方根据辨证加减治疗膀胱炎,尿道炎,前列腺炎,泌尿系结石,肾盂肾炎等。若血尿明显者,加白茅根、小蓟;热象明显者,加金银花、紫花地丁、车前子;腹胀便秘者,加枳实、大黄;结石盘踞日久者,加金钱草、海金沙、石韦;血虚明显者,加白芍、阿胶。

(17)清心莲子饮(《太平惠民和剂局方》)

组成:黄芩、麦冬、地骨皮、车前子、石莲肉、茯苓、炙黄芪各10克,炙甘草、人参各6克。

用法:每日1剂,水煎服。

功效:清心利湿,益气养阴。

主治:心火偏旺,气阴两虚,湿热下注。症见遗精淋浊,血崩带下,遇劳则发,五心烦热,四肢倦怠,口舌干燥。

方解:方中以石莲肉清心火,除湿热,为主药。配以黄芩、地骨皮清退虚热;车前子、茯苓清利湿热;人参、黄芪、麦冬、炙甘草益气养阴。诸药配伍,共收清心利湿,益气养阴之效。

按语:本方以淋浊遗精,五心烦热,四肢倦怠,口舌干燥为辨证要点。现在常用本方根据辨证加减治疗乳糜尿、血尿、慢性肾炎、慢性肾盂肾炎、膀胱炎、病毒性心肌炎等。如小便涩痛,加瞿麦、萹蓄;尿中带血,加小蓟、藕节、白茅根;水肿,加冬瓜皮、益母草、白茅根。

(18)麻黄附子细辛汤(《伤寒论》)

组成:麻黄、熟附子各6克,细辛3克。

用法:每日1剂,水煎服。

功效:温经散寒,助阳解表。

主治:素体阳虚,外感风寒,发热恶寒,寒重热轻,头痛无汗,四肢不温,神疲倦卧,舌质淡,苔薄白,脉沉。

方解:方中麻黄发汗解表,附子温经助阳;细辛辛温散寒,通彻表里,助麻黄发散风寒于外,协附子温散阴寒于内。3味配伍,补散兼施,扶阳而助解表,发汗而不伤阳气,为助阳解表之名方。

按语:本方以恶寒重,发热轻,无汗,四肢不温,倦卧,脉沉为辨证要点。现在常用本方根据辨证加减治疗虚人感冒、慢性支气管炎、支气管哮喘、急性肾炎、肾绞痛、头痛、腰腿痛、风湿性脊柱炎、过敏性鼻炎等。

(19)龙胆泻肝汤(《医方集解》)

组成:生地黄、木通、车前子、栀子、黄芩各9克,当归3克,泽泻12克,龙胆草、柴胡、生甘草各6克。

用法:每日1剂,水煎服。

功效:泻肝胆实火,清三焦湿热。

主治:肝胆实火上炎之头痛、眩晕、目赤肿痛、耳聋耳肿、胁痛口苦,肝经湿热下注之小便淋涩作痛、阴肿阴痒、妇女带下,以及湿热黄疸等。

方解:方中龙胆草既能泻肝胆实火,又能除下焦湿热,是主药;黄芩、栀子助主药泻肝胆实火;泽泻、木通、车前子助主药清利湿热;配生地黄、当归滋养阴血,甘草和中解毒,又能防止龙胆草、黄芩等苦寒伤胃;佐柴胡疏达肝气。本方乃苦寒直折,泻肝火而清利下焦湿热之剂。

按语:本方以头晕目赤,胁痛,口苦尿赤,舌红,脉弦数为辨证要点。现在常用本方根据辨证加减治疗急性黄疸型肝炎,急性肾盂肾炎,膀胱炎,神经衰弱,高血压,上消化道出血,急性胆囊炎,急性阑尾炎,急性前列腺炎,带状疱疹,阴囊湿疹,急性睾丸炎等。本方药多苦寒,易伤脾胃,中病即止,不宜久服。近年发现,龙胆泻肝汤可引起肾损害,应注意观察病情变化。

(20)防己黄芪汤(《金匮要略》)

组成:防己12克,黄芪15克,甘草6克,白术9克。

用法:每日1剂,加生姜、大枣,水煎服。

功效:益气祛风,健脾利水。

主治:卫表不固,风水或风湿。症见汗出恶风,身重水肿,小便不利,舌淡苔白,脉浮;或湿痹肢体重着麻木,脉濡细。

方解:方中以防己祛风行水;黄芪益气固表,且能行水消肿,两者配伍,祛风不伤表,固表不留邪,且能行水气,共为主药。辅以白术补气健脾祛湿,与黄芪为伍则益气固表之力增,与防己相配则祛湿行水之功倍。使以甘草培土和中,调和诸药。煎加姜、枣为佐,解表行水,调和营卫。诸药相合,共奏益气祛风,健脾利水之效,使风邪得除,表气得固,脾气健旺,水湿运化,于是风水、风湿之表虚证悉得痊愈。

按语:本方以水肿,汗出恶风,小便不利,苔白脉浮为辨证要点。现在常用本方根据辨证加减治疗慢性肾炎、心源性水肿、风湿性关节炎等属表虚湿盛者。

3. 如何正确煎煮中药汤剂

汤药是临床最常采用的中药剂型,煎煮汤药的方法直接影响药物的疗效。为了保证临床用药能获得预期的疗效,煎煮汤药必须采用正确的方法。要正确煎煮中药,应注意以下几点。

(1)煎药器具的选择:煎煮中药最好选择砂锅、砂罐,因其不易与药物成分发生化学反应,并且导热均匀,传热较慢,保暖性能好,可慢慢提高温度,使药内有效成分充分释放到汤液中来。其次也可选用搪瓷制品。煎煮中药忌用铁、铜、铝等金属器具。

(2)煎药用水的选择:煎药用水必须无异味、洁净、澄清,含无机盐及杂质少,以免影响口味、引起中药成分的损失或变化。

(3)煎煮时加水量:煎药用水量应根据药物的性质、患者的年龄及用途而定。加水量应为饮片吸水量、煎煮过程中蒸发量,以及煎煮后所需药液量的总和。一般用水量为将饮片适当加压后,液面淹没过饮片约2厘米为宜。质地坚硬、黏稠或需要久煎的药物,加水量可比一般药物略多;质地疏松或有效成分容易挥发、煎煮时间较短的药物,则液面淹没药物即可。

(4)煎煮前浸泡:中药饮片煎前浸泡,既有利于有效成分的充分溶出,又可缩短煎煮时间。多数药物宜用冷水浸泡,一般药物可浸泡20～30分钟,以果实、种子为主的药可浸泡1小时左右。夏季气温较高时,浸泡的时间不宜过长,以免腐败变质。

(5)煎煮的火候和时间:煎煮中药的火候和时间应根据药物的性质和用途而定。煎一般药宜先大火后小火,即未沸前用大火,沸后用小火保持微沸状态。解表药及其他芳香性药物,一般用大火迅速煮沸,之后改用小火维持10～15分钟即可。有效成分不易煎出的矿物类、骨角类、贝壳类、甲壳类药及补益药,一般宜小火久煎,通常是沸后再煎20～30分钟,以使有效成分充分溶出。第二煎则通常较第一煎缩短5～10分钟。

(6)榨渣取汁:汤剂煎成后应榨渣取汁,因为一般药物加水煎煮后都会吸附一定的药液,同时已经溶入药液的有效成分可能被药渣再吸附。如药渣不经压榨取汁就抛弃,会造成有效成分的损失。

(7)煎煮的次数:煎药时药物有效成分首先会溶解进入药材组织的水溶液中,然后再扩散到药材外部的水溶液中,到药材内外溶液的浓度达到平衡时,因渗透压平衡,有效成分就不再溶出了,这时只有将药液滤出,重新加水煎煮,有效成分才能继续溶出。为了充分利用药材,避免浪费,使药物有效成分充分溶出,每剂中药不可煎1次就弃掉,最好是煎2～3次。

(8)入药方法:一般药物可以同时入煎,但部分药物因其性质、性能及临床用途的不同,所需煎煮的时间不同,所以煎煮中药汤剂还应讲究入药的方法,以保证药物应有的疗效。入药方法有先煎、后下、包煎、另煎、烊化及冲服等。

①先煎。凡质地坚硬、在水里溶解度小的药物,如矿物类的磁石、寒水石,贝壳类的牡蛎、石决明等,应先入煎一段时间,再纳入其他药物同煎;川乌、附子等药,因其毒性经久煎可以降低,也应先煎,以确保用药安全。

②后下。凡因其有效成分煎煮时容易挥发、扩散或破坏而不耐煎煮者，如发汗药薄荷、荆芥，芳香健胃药白豆蔻仁、茴香，以及大黄、番泻叶等宜后下，待他药煎煮将成时投入，煎沸几分钟即可。大黄、番泻叶等药有时甚至可以直接用开水冲泡服用。

③包煎。凡药材质地过轻，煎煮时易飘浮在药液面上，或成糊状，不便于煎煮及服用者，如蒲黄、海金沙等，应用布包好入煎。药材较细，又含淀粉、黏液质较多的药，如车前子、葶苈子等，煎煮时容易黏锅、糊化、焦化，也应包煎。有些药材有毛，对咽喉有刺激性，如辛夷、旋覆花等，也要用纱布包裹入煎。

④另煎。人参等贵重药物宜另煎，以免煎出的有效成分被其他药渣吸附，造成浪费。

⑤烊化。有些药物，如阿胶、蜂蜜、饴糖等，容易黏附于其他药物的药渣中或锅底，既浪费药物，又容易焦煳，宜另行烊化后再与其他药汁调服。

⑥冲服。入水即化的药，如竹沥等汁性药物，宜用煎好的其他药液或开水冲服。价格昂贵的药物，不易溶于水及加热易挥发的药物，如牛黄、朱砂、琥珀等，也宜冲服。

4. 怎样服用中药汤剂才恰当

汤药煎成以后，服药是否合适对疗效也有一定影响，服用方法包括服药时间和服药的方法。服药的时间，一般来说，汤药宜饭前服，对胃肠有刺激的药物宜在饭后服，滋腻补益药宜空腹服。另外根据病情，有的可以一天数服，有的也可以煎汤代茶不拘时服。前人认为"病在胸膈以上者，先食而后服药，病在心腹以下者，先服药而后食"，即是说病在上焦，欲使药力停留上焦较久者，宜食后服；病在下焦，欲使药力迅速下达者，宜食前服，可做参考。服药的方法，一般是1剂中药分为2～3次服，病情紧急的则1次顿服，同时还有根据需要采用持续服药，以维持疗效的。治疗急性肾炎、慢性肾炎、肾病综合征、肾盂肾炎等肾病的汤药,一般每日1剂,分为头煎、二煎,混合后分早晚服,如遇特殊情况,也可1日连服2剂,以增强效力。

中药汤剂一般多用温服。热证用寒药则宜冷服,寒证用热药宜温服。但有时寒热错杂,相互格拒,可出现服药后呕吐的情况,如系真寒假热,则宜热药冷服;如系真热假寒,则宜寒药热服。此即《素问·五常政大论》中所说:"治寒以热,凉而行之,治热以寒,温则行之"的服药反佐法。其他如服药呕吐者,宜先少许姜汁,或嚼少许陈皮,然后再服汤药,或用冷服、频饮少进的方法。对于使用峻烈或毒性药,宜先进小量,而后根据情况逐渐增加,至有效为止,慎勿过量,以免发生中毒。总之,在治疗过程中,应根据病情的需要和药物的性能来决定不同的服用方法。

5. 中医是怎样辨证治疗急性肾炎的

急性肾炎有发展期和恢复期两个阶段,根据其发病机制和临床表现的不同,中医通常将其分为风水泛滥型、湿毒浸淫型、湿热壅盛型、脾气虚弱型、肾阴不足型和湿热未清型6种基本证型进行辨证治疗。

需要说明的是:急性肾炎为自限性疾病,治疗方法应是综合的,在急性肾炎的治疗中,恰当的休息和饮食调理占有十分重要的地位,在某种意义上来说,休息比药物治疗更重要,临床中应特别注意。

(1)风水泛滥型(发展期)

主症:急性肾炎突然发病,眼睑水肿,继则四肢及全身皆肿,来势迅速,多有恶寒、发热、肢节酸楚、小便不利等症状。偏于风热者伴咽喉红肿疼痛,舌质红,脉浮滑数;偏于风寒者兼恶寒,咳喘,舌苔薄白,脉浮滑或浮紧,如水肿较甚亦可见沉脉。

治则:散风清热,宣肺行水。

方药:越婢加术汤加减。麻黄9克,连翘、桔梗、泽泻、茯苓、白术、滑石各15克,杏仁12克,石膏、薏苡仁各18克,蝉蜕、益母草各10克,白茅根30克,生姜3片,大枣6枚,甘草6克。若偏于风寒者,去石膏、连翘,加紫苏叶、桂枝各6克,防风10克。

用法:每日1剂,水煎分早晚温服。

(2)湿毒浸淫型(发展期)

主症:急性肾炎主要表现为眼睑水肿,延及全身,小便不利,身发疮痍,甚则溃烂,恶风发热,舌质红,苔薄黄,脉浮数或滑数。

治则:宣肺解毒,利湿消肿。

方药:麻黄连翘赤小豆汤合五味消毒饮加减。麻黄9克,杏仁10克,桑白皮、赤芍、白术、陈皮、茯苓各12克,连翘、金银花、野菊花各15克,紫花地丁、蒲公英各18克,赤小豆、白茅根各24克,大枣6枚,甘草6克。

用法:每日1剂,水煎分早晚温服。

(3)湿热壅盛型(发展期)

主症:急性肾炎主要表现为遍体水肿,皮肤绷紧光亮,胸脘痞闷,烦热口渴,小便短赤,大便秘结,舌质红,苔黄腻,脉沉数或濡数。

治则:分利湿热,利水消肿。

方药:疏凿饮子加减。秦艽、黄柏、苍术、泽泻、大腹皮、生姜皮各12克,藕节、茯苓皮各18克,泽兰9克,赤小豆、白茅根各24克,滑石、车前子、白术各15克,大枣6枚,甘草6克。

用法:每日1剂,水煎分早晚温服。

(4)脾气虚弱型(恢复期)

主症:急性肾炎经治疗后症状明显减轻处于恢复期,有轻度水肿,主要是早晨起床时眼睑水肿,血尿消失,但在尿液检查时发现有少量蛋白,常伴有精神困倦,全身乏力,纳少便溏,面色苍黄,舌质淡,苔薄白,脉缓弱。

治则:健脾益气,补虚固肾。

方药:补中益气汤加减。黄芪、山药、白茅根各 18 克,党参、白术、茯苓各 15 克,陈皮、熟地黄、泽泻、当归、黄精、车前子、益母草各 12 克,五味子 9 克,大枣 6 枚,甘草 6 克。

用法:每日 1 剂,水煎分早晚温服。

(5)肾阴不足型(恢复期)

主症:急性肾炎经治疗后症状已不明显,水肿基本消失,肉眼已看不到血尿,但在显微镜下仍可查出少量红细胞,患者一般有乏力的感觉,常伴有腰酸膝软、手足心热等,舌质红,苔薄少,脉细数。

治则:滋阴补肾,佐以止血。

方药:六味地黄汤加减。黄芪 18 克,山药、白茅根各 24 克,熟地黄、山茱萸、茯苓、牡丹皮、泽泻、陈皮、当归、紫草、栀子、车前子各 12 克,藕节 15 克,大枣 6 枚,甘草 6 克。

用法:每日 1 剂,水煎分早晚温服。

(6)湿热未清型(恢复期)

主症:急性肾炎经治疗后症状明显减轻处于恢复期,水肿基本消失,但有气短乏力、神疲纳呆、烦热口渴、小便短赤,尿常规检查可见不同程度的红细胞、蛋白等,舌质红或淡,苔薄。脉细或细数无力。

治则:健脾补肾,清热利湿。

方药:八正散加减。车前子、栀子、熟地黄、泽泻、连翘各 12 克,益母草、淡竹叶、山茱萸各 9 克,滑石、白茅根、白术、茯苓、党参各 15 克,山药 24 克,大枣 6 枚,甘草 6 克。

用法:每日 1 剂,水煎分早晚温服。

6. 中医辨证治疗慢性肾炎的思路是怎样的

在诸多的肾病中,以慢性肾炎较为多见,因其治疗取效慢,是一种难治之病，所以找准中医辨证治疗慢性肾炎的思路，是取得好的临床疗效的前提和基础。通常认为，中医辨证治疗慢性肾炎应从以下几点考虑。

(1)病根在于脾肾虚，补益脾肾是根本：现代医学认为，慢性肾炎是以蛋白丢失为主要病理改变的肾脏疾病，病根在肾。中医学认为，慢性肾炎的基本病机为脾肾亏虚，气血不足，脾肾亏虚是发病之本，所以补益脾肾乃治疗慢性肾炎的根本所在。

慢性肾炎的发病与脾虚失于健运密切相关，脾气虚水湿运化受阻，下不能助肾利水，上不能散精于肺，从而出现腰酸水肿诸症状。"擅补肾者，当于脾胃求之"，健运脾胃，使脾胃旺以资后天，对恢复肾功能有积极意义，健脾宜取甘温助运化湿之剂，方剂可选四君子汤、参苓白术散加减，在药物的选择上，可用黄芪、白术、茯苓、山药、薏苡仁之属健脾运湿为好，非水湿太盛则不用干姜。肾为水火并居之脏，肾阳蒸发阴精化肾气，所谓肾虚气化失司，其实质是肾精匮乏，阳气不足，阳无以蒸精化肾气，由于阴阳是互根互用的，所以在补肾时应注意"阴中求阳，阳中求阴"，补阴不忘温阳，温阳不忘滋阴，此即《景岳全书·新方八略》中所说的"擅补阳者必于阴中求阳，则阳得阴助而生化无穷；擅补阴者必于阳中求阴，则阴得阳升而泉源不竭"。在用药上还应注意忌燥也忌腻，肾恶燥，过燥则伤肾阴，过腻则阻碍气化，用怀牛膝、山茱萸、桑寄生、杜仲平补肾脏为好，非水湿盛时不宜用附子、桂枝。

(2)病标常是湿热瘀，清热利湿兼化瘀：慢性肾炎总属本虚标实之证，在本主要是脾肾亏虚，在标主要责之于湿热和瘀滞，所以慢性肾炎的治疗应扶正与祛邪并施，标本兼顾，祛邪治标要着眼于湿热和瘀滞，选用清热利湿化瘀之法。

脾为湿土之脏，转精微而运化水湿，肾为水脏，藏阴精而蒸化水湿，慢性肾炎日久，脾虚肾损，水湿蒸化转输不利，蕴郁生湿热，湿热蕴极为毒，湿滞阴血则成瘀，继而出现水湿、热毒、瘀血内留为患。从临床来看,湿热深伏于肾与膀胱,损伤肾功能,是慢性肾炎的发病前提和基础,湿热久蕴往往有热毒的性质。此外,湿热阻滞膀胱气化而凝滞阴血,使血行不畅,形成瘀血凝滞肾络,可以说瘀血伤肾是继发于湿热蕴肾的又一病理损害。大量临床研究也证实,湿热毒邪蕴于肾脏和肾脏微循环阻碍难以改善是慢性肾炎病情缠绵难愈的病理基础,应用清利湿热与活血化瘀、改善微循环的药物有助于改善肾功能,促进慢性肾炎康复,因此治疗慢性肾炎从祛邪的角度考虑要着眼于清利湿热与活血化瘀、改善微循环。在药物的选择上,清热利湿可用薏苡仁、车前子、益母草、黄连、泽泻等,湿热聚成热毒则用半枝莲、土茯苓、鱼腥草、白花蛇舌草等,而活血化瘀、改善微循环则宜用益母草、丹参、三七、泽兰、石韦之属。

(3)复感外邪时常见,肿甚注意开上源:复感外邪是慢性肾炎病情反复和加重的直接原因,在临床中时常可以见到,对于此类患者,若水肿较重,治疗宜注意宣肺以开上源,使水道通调,水湿排泄顺畅,则肿势可很快消退。

慢性肾炎正气亏虚,卫外不固,抵抗力低下,极易感受外邪,使水湿壅盛,肿势猛然加重,慢性肾炎病情稳定的患者,每因感冒而致水肿明显加重的病例不是很多吗?水本畏土,健脾固然能制水,但水气太甚,运土难制泛滥;肾为水脏,气化固然能利水,但肾脏本虚,温补往往无功,对于复感外邪水肿较重的患者,可选用桂枝、杏仁、浮萍、桑白皮、防己之属以调治节,宣肺开上源。若同时配以启下,加用白茅根、通草、猪苓等利尿之品,则效果更好。当然用药时应注意开上源不可峻汗,以免汗更伤卫表;启下利尿不可峻利,以免劫伤下焦阴精。

(4)病机多变机制异,辨证论治显特色:慢性肾炎的临床表现复杂多样,病机变化多端,单用一方一药很难取得较好的临床疗效,治疗时应根据辨证论治之原则,找出其发病机制所在,分辨出其具体证型,辨证论治,这是中医治疗慢性肾炎的特色所在,也是提高临床疗效的可靠方法。

就临床来看,慢性肾炎以脾气虚弱、水湿滞留型,脾肾阳虚、水湿泛滥型,肝肾阴虚、湿热内留型,以及气阴两虚、瘀血内阻型为多见,根据辨证论治的原则,应分别采用健脾益气、化湿利尿,温补脾肾、利湿行水,滋补肝肾、清热利湿,以及益气养阴、清热化瘀之法治之。应当注意的是:各证型间并不是孤立存在的,常有其兼夹,并且可相互转化,典型的单一证型并不多见,临证时应注意根据病情的变化及时调整治疗原则,做到"观其脉证,知犯何逆,随证治之"。

(5)宏观微观相结合,消除蛋白治血尿:慢性肾炎患者的病情主要显示在症状、体征,以及生化指标3个方面,其临床表现上差异很大,有症状、体征明显且生化指标异常者,有症状不明显或无症状而尿常规中出现蛋白尿、血尿者,更有生化指标已正常而仍有明显症状者。在临床中,注意症状、体征,以及生化的变化,做到宏观的症状、体征与微观的检查相结合,进行综合分析,以缓解症状、体征和消除蛋白尿、血尿,恢复肾脏的正常功能为治疗目标,乃现代中医治疗慢性肾炎的基本思路,也是促进慢性肾炎顺利康复,避免慢性肾炎病情反复的可靠手段。

对于有明显的症状,如水肿、头痛、眩晕、腰酸痛,尿常规中出现蛋白尿、血尿,以及肾功能异常的患者,应中医辨证与西医辨病相结合,做到宏观与微观并重,综合分析,谨慎用药;对于症状不明显或无症状而尿常规中出现蛋白尿、血尿者,应以现代检查为主,在微观辨病的基础上再考虑中医辨证,如若只是出现蛋白尿,中医无证可辨,宜以益气涩精法为主治之,可选用黄芪、白术、菟丝子、山茱萸等药;如若只是出现血尿,可用和络止血法治之,药用牡丹皮炭、白芍、女贞子、墨旱莲、仙鹤草等。当然治疗蛋白尿、血尿并不是孤立的,宜根据患者的体质情况配合他法;对于生化指标已正常而仍有明显症状的患者,如尿常规、肾功能已正常,但仍有腰酸痛、足肿等,此时应以宏观辨证为主,并注意适当加入纠正蛋白尿、血尿之药,以防死灰复燃,病情再发。总之,治疗慢性肾炎要立足于改善自觉症状与恢复肾功能相结合,单纯中医辨证治疗以改善症状,或单纯根据现代检查以恢复肾功能都是不可取的。

(6)慢性肾炎病难愈,坚持治疗是上策:慢性肾炎属难以治愈的疾病,中医辨证论治虽然较西医有一定的疗效优势,但也不是药到病除,至今中西医均无理想的治疗方法。慢性肾炎的病程较长,常以年计,中医治疗的目的在于阻止病情继续发展,防止出现肾衰竭,在此基础上希冀向治愈的方向转化。

中医治疗慢性肾炎取效慢,不像感冒、腹泻等病 2~3 剂中药就能解决问题,常需数十剂甚至更多的中药才能有较明显的变化,频繁地变换用药是不会有好的治疗效果的。同时,对于自觉症状消失甚至尿常规、肾功能亦恢复正常的患者,也应再坚持巩固治疗一段时间,以防病情反复,过早停药是治疗肾炎的大忌,坚持治疗、科学用药是治疗慢性肾炎的上策。

(7)杜绝诱因防复发,科学调养很重要:慢性肾炎有反复发作、顽固难愈的特点,而反复发作与诱因有一定的关系,杜绝诱发因素是预防病情复发的重要一环,就临床来看,感冒、房事,以及劳累是主要诱发因素。感冒是常见的诱发因素之一,有相当一部分慢性肾炎患者病情已很稳定,但就是因为感冒使病情复发了,所以预防感冒相当重要,要注意气候的变化,适时增减衣服,防止外邪侵入,以预防感冒的发生。房事不节也是慢性肾炎病情易于反复的主要原因,在临床中常可见到病情已经控制而因结婚或房事过多又复发的病例,节制房事是防止慢性肾炎病情反复的一个重要方面。慢性肾炎患者体质虚弱,抵抗力低下,宜于静养,不可过劳,劳累进一步削弱了机体的抵抗力,不仅易于感冒,更能使慢性肾炎病情反复,所以慢性肾炎患者尤应注意防止劳累。

慢性肾炎患者病程长,把机体调养到最佳状态,有利于疾病的治疗和顺利康复,能避免病情反复,科学调养对慢性肾炎患者来说很重要。慢性肾炎的调养应做到动静结合、合理膳食和适寒温、慎用药。慢性肾炎总的休养原则是以静为主,适当活动,动静结合,对于病情较重,有水肿、高血压、肾功能不全的患者,应避免剧烈运动,增加卧床休息时间,以静养为主;待肾功能好转或正常时,可动静结合,适当步行活动,以增加肾脏血流量,有利于恢复肾功能。合理膳食主要是控制盐和蛋白质的摄入量,水肿明显者应限制盐的摄入量,大量蛋白尿又无肾功能减退者每日蛋白质摄入量应限制在 $0.8 \sim 1.0$ 克/千克体重,如有肾功能减退每日蛋白质摄入量应限制在 $0.5 \sim 0.6$ 克/千克体重为宜。适寒温就是要注意防寒保暖,根据气候的变化及时增减衣服,慎用药则是尽可能避免使用对肾功能有损害的药物。

7. 中医辨证治疗慢性肾炎的思维模式是怎样的

中医辨证治疗慢性肾炎,在明确其思路的前提下,还要弄清辨证要点,知道其思维模式,只有这样才能少走弯路,做到辨证准确,治疗方法合理,疗效才好。

(1)慢性肾炎的辨证要点:慢性肾炎总属本虚标实之证,临证首先辨明虚实、标本之主次,在本主要是脾肾亏虚,在标主要责之于湿热和瘀滞。慢性肾炎的临床证型颇多,不过中医证型并非固定不变的,一定要注意证候的动态变化,如脾气虚弱日久可转为脾肾阳虚、气阴两虚,气阴两虚可转为肝肾阴虚或脾肾阳虚等。此外,还要注意兼夹邪实的不同,如湿热、瘀血相杂,外感、水湿相混等。

(2)辨证论治的思维模式:在辨证思维程序上,首先要详细了解患者的病情,结合相关的辅助检查,进行鉴别诊断,以确立慢性肾炎的诊断,明确中医之病名,并注意其是否有伴发病。在确立慢性肾炎的诊断时,应注意结合尿常规、肾功能等检查,并注意与继发性肾炎、原发性高血压肾损害,以及其他原发性肾小球病等相鉴别。然后通过进一步分析,辨明本虚及标实情况,以找出其病理实质所在,辨析其所属的中医证型,分清是属脾气虚弱、水湿滞留型,脾肾阳虚、水湿泛滥型,肝肾阴虚、湿热内留型,还是气阴两虚、瘀血内阻型,并注意其兼夹证、并见证等。接着根据辨证分型之结果,确立相应的治则、方药及用法。

(3)示范病例:刘某,男,38岁,工人,2003年7月15日就诊。患者2001年1月患急性肾炎,经住院治疗2月余,自觉症状消失,数次查尿常规均正常,临床治愈出院。之后每于感冒即出现眼睑水肿,查尿常规尿蛋白波动在(±)~(++),红细胞(±),偶见颗粒管型,坚持服用肾炎四味片、肾炎康等药以治疗之。20天前感冒后又出现眼睑水肿,在某医院治疗2周症状不减。诊时患者眼睑及颜面轻度水肿,面色萎黄,倦怠乏力,少气懒言,纳差脘痞,恶心便溏,查舌质淡体胖,边有齿痕,苔薄白而润,脉濡缓,测血压140/90毫米汞柱,尿常规检查尿蛋白(++),红细胞(+),颗粒管型少许,肾功能测定尿素氮7.4毫摩/升,肌酐106微摩/升。

第一步:确立慢性肾炎的诊断,明确中医之病名。根据患者曾患急性肾炎,之后每于感冒即出现眼睑水肿,查尿常规尿蛋白波动在(±)~(++),红细胞波动在(±),偶见颗粒管型,现眼睑及颜面轻度水肿,面色萎黄,倦怠乏力,少气懒言,测血压140/90毫米汞柱,尿常规检查尿蛋白(++),红细胞(+),颗粒管型少许,肾功能测定尿素氮7.4毫摩/升,肌酐106微摩/升,慢性肾炎的诊断可以确立。患者现以眼睑及颜面轻度水肿为突出表现,当属中医学水肿的范畴。

第二步:分清虚实,辨明证型。患者病程虽长,不仅有脾气虚弱的征象,更有水湿浊邪滞留的表现,当属本虚标实之证。综合各方面的情况,根据患者眼睑及颜面轻度水肿,面色萎黄,倦怠乏力,少气懒言,纳差脘痞,恶心便溏,舌质淡体胖,边有齿痕,苔薄白而润,脉濡缓,脾气虚弱、水湿滞留是其主要发病机制,中医辨证属脾气虚弱、水湿滞留型。

第三步:确立治则、方药及用法。辨证属于脾气虚弱、水湿滞留型,治则健脾益气,化湿利尿。方药参苓白术散合防己黄芪汤加减。党参15克,白术15克,茯苓12克,白扁豆12克,山药15克,薏苡仁18克,防己10克,黄芪18克,益母草24克,桑白皮12克,石韦15克,砂仁6克,陈皮12克,甘草6克,大枣6枚。每日1剂,水煎分早晚温服。

为了尽快控制病情,在服用中药汤剂的同时,可适当配合以西药,并嘱患者注意饮食调理,合理休息,调畅情志,节制房事,以配合治疗。

8. 中医辨证治疗慢性肾炎常见的失误原因有哪些

(1)不区分水肿臌胀:慢性肾炎常以水肿为突出表现,水肿之甚者病情严重,可出现腹腔积液,与臌胀相似,同时慢性肾炎与继发性肾炎、原发性高血压肾损害等疾病也有诸多相似之处,如果临证时不注意鉴别诊断,不区分水肿与臌胀,容易导致诊断失误。

(2)混淆中西医之概念:西医之肾病如(急性肾炎、慢性肾炎、肾病综合征等)是引起水肿的常见原因。中医学认为,"肾主水""肾病多虚",肾虚是水肿的常见证型之一。临床中部分医生混淆中西医之概念,直接把西医的肾病与中医的肾虚等同起来,致使诊断治疗失误。

(3)审证不详辨证失误:慢性肾炎的临床表现复杂多样,有诸多证型存在,并常有其兼夹证、并见证,同时不同证型间还有很多相似之处,如气阴两虚、瘀血内阻型与肝肾阴虚、湿热内留型慢性肾炎在临床表现及治法方药诸方面就有极其相似的地方,如果临证时审证不详,辨证不细致,容易出现辨证失误。

(4)乱用补益利水之法:慢性肾炎以脾肾两虚为主要病理特征,以水肿为主要临床表现,补益脾肾、化湿利水是治疗慢性肾炎的主要法则,但不是唯一法则。有一部分医生乱用补益利水之法,把补益脾肾、化湿利水当成治疗慢性肾炎的绝招,割裂补益脾肾、化湿利水与其他治疗法则的关系,一见慢性肾炎就补益脾肾,一出现水肿就知化湿利水,结果出现治法和用药失误。

(5)治疗不知守法守方:慢性肾炎病情缠绵,顽固难愈,其治疗见效容易而治愈困难,应有持久战的思想准备,治疗时应善于守法守方,坚持用药,即使症状、体征消失,各项检查正常,也需再巩固治疗一段时间,以拔除病根,防止复发。治疗不知守法守方,用药朝三暮四、今东明西,很难有好的疗效,也是常见的误治原因。

(6)忽视配合自我调养:自我调养在慢性肾炎的治疗中占有重要地位,患者不注意配合治疗,忽视自我调养,直接影响慢性肾炎的治疗和康复,容易造成病情反复。临床中因生活起居没规律,寒温冷暖不得宜,引发感冒而使慢性肾炎反复、加重的病例随处可见,因房事和劳累过度致使病情加重者也时常可以见到。

9. 如何避免辨证治疗慢性肾炎出现失误

(1)注意鉴别详诊断:临证时详细询问病史,注意结合尿常规、肾功能等辅助检查,掌握慢性肾炎的辨病要领,仔细分析,注意鉴别诊断,从西医的角度注意慢性肾炎与急性肾炎、继发性肾炎,以及原发性高血压肾损害等疾病的鉴别诊断,从中医角度注意水肿与臌胀的区别,可避免诊断失误,明确中西医诊断。

(2)辨病辨证相结合:不过分拘泥于西医诊断和化验检查而放弃中医固有的辨证论治,在中医辨证治疗时不随意取舍以削足适履去迎合西医的概念,西医辨病与中医辨证相结合,把临床症状、体征,以及辅助检查结合起来考虑,做到辨病与辨证相结合,能发

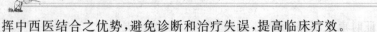

挥中西医结合之优势,避免诊断和治疗失误,提高临床疗效。

(3)根据病证巧用药:四诊合参,综合分析,辨明慢性肾炎的临床证型,分清其标本缓急,根据其发病机制以治本,针对水肿、蛋白尿、血尿,以及肾功能异常等的不同情况以治标,做到标本兼顾,依照证型谨慎选方,巧妙用药,并根据病情的变化随时调整用药,可避免乱用补益脾肾、化湿利水,防止治疗用药的偏差和失误。

(4)注意守方以巩固:慢性肾炎的治疗取效较慢,治愈较难,在治疗中应注意守法守方,缓图以功,尽量避免过早停药,即使自觉症状完全消失,尿常规、肾功能等检查正常,也应再巩固治疗一段时间,以拔除病根,防止病情复发。对于一时难以治愈的患者,要树立战胜疾病的信心,坚持用药,阻止病情继续发展,争取使之逐渐好转康复。

(5)自我调养来配合:搞好健康教育,让患者知道自我调养的重要性,在药物治疗的同时注意自我调养,养成良好的生活习惯,做到生活起居有规律,避免过度劳累,根据病情的不同或以静养为主,或采取动静结合的休养方式,依气候的变化适时增减衣服,预防感冒,严格控制房事,尽可能避免使用对肾功能有损害的药物,以配合治疗。

10. 中医是如何辨证治疗慢性肾炎的

根据慢性肾炎发病机制和临床表现的不同,中医通常将其分为脾气虚弱、水湿滞留型,脾肾阳虚、水湿泛滥型,肝肾阴虚、湿热内留型,气阴两虚、瘀血内阻型 4 种基本证型进行辨证治疗。

(1)脾气虚弱,水湿滞留型

主症:眼睑及颜面轻度水肿,甚或四肢轻度水肿,面色萎黄无华,倦怠乏力,少气懒言,易患感冒,纳差脘痞,恶心便溏,舌质淡体胖,边有齿痕,苔薄白而润,脉濡缓。

治则:健脾益气,化湿利尿。

方药:防己黄芪汤合参苓白术散加减。防己 10 克,黄芪、薏苡仁各 18 克,党参、白术、山药、石韦各 15 克,益母草 24 克,茯苓、白扁豆、桑白皮、陈皮各 12 克,三七 4 克,砂仁、甘草各 6 克,大枣6 枚。

用法:每日 1 剂,水煎分早晚温服。

注意:脾气虚弱、水湿滞留型慢性肾炎病情相对较轻,以脾气虚弱、气失舒展之症状为突出表现,肾功能多正常,尿蛋白时有时无,其肾虽有隐性亏损,但肾虚的症状鲜有显露,待应用健脾益气、化湿利尿之法治疗一段时间后,水湿滞留之征渐退,脾肾两虚之象逐渐出现,此时应及时调整用药,增加补肾之品。对于兼见有阳虚的患者,更应注意温补脾肾及益气通阳,以加强气化。

(2)脾肾阳虚,水湿泛滥型

主症:周身水肿,面色㿠白,神疲倦怠,形寒肢冷,腰膝酸软,纳差便溏,脘腹痞胀,尿少,可伴有胸腔积液、腹腔积液,甚则咳逆上气不能平卧,舌质淡体胖,边有齿痕,苔薄白,脉沉细。

治则:温补脾肾,利湿行水。

方药:实脾饮合真武汤加减。黄芪、益母草、陈葫芦瓢各 24克,山茱萸、白术、茯苓、白芍、泽泻、大腹皮各 12 克,车前子、怀牛膝各 15 克,干姜 10 克,炮附子 9 克,厚朴、甘草各 6 克,大枣 6 枚。

用法:每日 1 剂,水煎分早晚温服。

注意:脾肾阳虚、水湿泛滥型慢性肾炎多由脾气虚弱、水湿滞留型慢性肾炎演变而来,也可因其他证型过用寒凉之药伤及脾肾阳气所致,其水湿泛滥,周身水肿较为明显,单纯温补脾肾则水湿难除,单纯祛湿利水则脾肾阳虚之病根难却,故宜温补脾肾与利湿行水并行,实脾饮合真武汤是最适宜的配方组合。在治疗中应注意随水肿的变化增减利湿行水之药,一般治疗一段时间后水肿逐渐消退,其利湿行水之药应逐渐减少。

慢性肾炎正气虚弱,最易外感,外感之邪往往可促使本病复发或加重,特别是由于肺气闭塞或壅滞,造成水肿的加剧,其治疗宜注意开水之上源肺,发散外寒,宣肺行水,通调水道,以使水肿消散。

(3)肝肾阴虚,湿热内留型

主症:眩晕耳鸣,眼睑及颜面水肿,面热潮红,目睛干涩,腰膝酸软,心烦失眠,口燥咽干,可有男性遗精滑精,女性月经不调,小便黄少,舌质偏红,苔薄少,脉沉细数。

治则:滋补肝肾,清热利湿。

方药:二至丸合知柏地黄汤加减。墨旱莲、生地黄、山药、怀牛膝、白芍、薏苡仁各 15 克,山茱萸、女贞子、茯苓、泽泻各 12 克,牡丹皮 10 克,三七 4 克,黄柏 9 克,益母草 18 克,白茅根 24 克,甘草6 克。

用法:每日 1 剂,水煎分早晚温服。

注意:肝肾阴虚、湿热内留型慢性肾炎常见于慢性肾炎长期应用温补脾肾、化湿利水之患者,病程多数已很长,对于此类患者不可见有肾虚腰痛、水肿就以为温阳可利水,越温则越劫伤肾阴,气无以化,肾功能更损。对此类患者要立足于"阴中求阳",补肝肾之阴虚,滋补阴精,阴精充则阳生,气化之职司,不治水而水自消。由于此类患者还兼有湿热滞留于内,在滋补肝肾的同时还应兼顾清热利湿,若湿热久蕴不去,还常酿成热毒,其治疗更为困难。

慢性肾炎患者都不同程度地存在瘀血阻滞的情况,肾脏微循环障碍,在辨证治疗时注意适当加入活血化瘀之药,有助于改善微循环,促使肾功能逐渐恢复,同时对水肿的消退也大有好处,众医家最推崇的活血化瘀、利水消肿药是益母草,其他诸如赤芍、丹参、三七等也可根据情况选用。

(4)气阴两虚,瘀血内阻型

主症:眼睑及颜面水肿,面色㿠白无华,神疲乏力,气短懒言,心悸失眠,午后低热或有手足心热,口干不渴,小便混浊或黄赤,舌质暗红,苔薄少,脉细弱。

治则:益气养阴,清热化瘀。

方药:二至丸合六味地黄汤加减。黄芪 20 克,墨旱莲、生地黄、山药、党参、益母草、石韦、白芍各 15 克,茯苓、当归、女贞子各 12 克,牡丹皮、泽泻各 10 克,甘草 6 克,大枣 6 枚。

用法:每日 1 剂,水煎分早晚温服。

注意:气阴两虚、瘀血内阻型慢性肾炎与肝肾阴虚、湿热内留型慢性肾炎在临床表现及治法方药诸方面有相似之处,临证时应仔细分辨,以免出现误诊误治。气阴两虚、瘀血内阻型慢性肾炎在病情稳定阶段最为多见,治疗此类患者要在一个相当长的时间内固守补元气、滋阴精、化瘀滞,做到缓图以功,切不可治法用药朝用夕改,否则必将因一时意念之差而使已有的疗效前功尽弃。

慢性肾炎的治疗是一个长期坚持的过程,服用中药汤剂有诸多不便,对于病情稳定或已缓解的患者,可改服较为方便的中药丸剂或散剂。另外,自我调养也是避免病情反复,促使慢性肾炎顺利康复的重要方面,日常生活中必须注意。

11. 中医是如何辨证治疗肾病综合征的

根据肾病综合征发病机制和临床表现的不同,中医通常将其分为脾肾气虚型、脾肾阳虚型、肝肾阴虚型和瘀水互结型 4 种基本证型进行辨证治疗。由于肾病综合征的发病机制复杂,病情多变,可有诸多并见证和兼夹证存在,临证时应注意根据病情的变化调整治法和用药。

(1)脾肾气虚型

主症:面色萎黄,少气乏力,水肿较轻,或原有高度水肿,已利尿而水肿减轻,食欲缺乏,食后脘腹胀满,腰部酸困,尿少,舌淡体胖嫩或边有齿痕,苔薄白腻或白滑,脉缓无力。

治则:补益脾气,利水化湿。

方药:补中益气汤合水陆二仙丹加减。黄芪、山药、薏苡仁各24克,党参、白术、茯苓、益母草,当归、金樱子、芡实各15克,陈皮、柴胡各10克,大枣6枚,厚朴、升麻、甘草各6克。

用法:每日1剂,水煎分早晚温服。

(2)脾肾阳虚型

主症:水肿较甚,以下肢腰背为主,或伴有腹腔积液、胸腔积液,小便不利,纳差便溏,面色㿠白,形寒肢冷,舌质淡体胖大,舌苔白腻或薄白,脉沉细。

治则:温补脾肾,通利水湿。

方药:真武汤合五皮饮加减。黄芪、山药各24克,炮附子10克,茯苓、白术、党参、桑白皮、白芍各15克,当归、陈皮、大腹皮、巴戟天各12克,大枣6枚,肉桂、干姜、甘草各6克

用法:每日1剂,水煎分早晚温服。

(3)肝肾阴虚型

主症:面部及下肢水肿,腰膝酸软,头晕耳鸣,心烦少寐,咽痛常发,口燥咽干,小便短涩,大便秘结不畅,舌尖红或质偏红,苔薄白腻或薄黄,脉弦细数或滑数。

治则:滋补肝肾,清热利湿。

方药:知柏地黄汤加减。知母、黄柏、牡丹皮、生地黄各12克,山茱萸、龟甲、熟地黄、山药、泽泻、白术、茯苓、女贞子、车前子各15克,陈皮10克,大枣6枚,甘草6克。

用法:每日1剂,水煎分早晚温服。

(4)瘀水互结型

主症:尿少水肿,面色黧黑萎黄,唇及肌肤有瘀点或瘀斑,常伴有腰痛如刺,固定不移,血尿,皮肤粗糙,舌质紫暗或有瘀斑,苔薄少,脉弦或涩。

治则:行气活血,化湿利水。

方药:桃红四物汤加减。黄芪、薏苡仁、益母草各18克,茯苓、

白术各 15 克,生地黄、川芎、赤芍、当归各 12 克,桃仁、石韦、泽兰、牡丹皮各 10 克,大枣 6 枚,桂枝、甘草各 6 克。

用法:每日 1 剂,水煎分早晚温服。

12. 中医是如何辨证治疗肾病综合征水肿的

水肿是肾病综合征的特征性表现之一,在肾病综合征的综合治疗中,控制水肿是其中的重要一环。根据肾病综合征水肿发病机制和临床表现的不同,中医通常将其分为风遏水阻型、水湿逗留型、脾肾阳虚型和湿热壅盛型 4 种基本证型进行辨证治疗。

(1)风遏水阻型

主症:因外感引起水肿加剧,头面部及全身水肿,尿少,伴咳嗽、咽痛、脘腹胀满,舌质淡红,苔薄白或薄黄,脉浮数。

治则:祛风解表,宣肺行水。

方药:麻黄二皮汤加减。麻黄、杏仁各 9 克,桑白皮、冬瓜皮、白花蛇舌草、金银花、半枝莲各 15 克,苍术、白术、益母草、猪苓各 10 克,茯苓、葫芦瓢、车前子、连翘各 12 克,甘草 6 克。

用法:每日 1 剂,水煎分早晚温服。

(2)水湿逗留型

主症:水肿明显,以下肢为剧,按之如泥,面色淡黄,纳差,乏力,脘腹痞满,大便不实,舌质淡,边有齿痕,苔薄白,脉沉细弱。

治则:健脾祛湿,行气利水。

方药:健脾利水方加减。党参、白术、茯苓各 15 克,薏苡仁、生黄芪各 24 克,猪苓、苍术、桑白皮、葫芦瓢、益母草、车前子、陈皮、大腹皮 12 克,砂仁 9 克,大枣 6 枚,甘草 6 克。

用法:每日 1 剂,水煎分早晚温服。

(3)脾肾阳虚型

主症:一身皆肿,小便不利,畏寒肢冷,腰酸腿软,身体困重,舌质淡,舌体胖大,苔薄白,脉沉紧。

治则:健脾益肾,温阳利水。

方药:真武汤加减。炮附子 10 克,茯苓、白术、白芍、熟地黄、仙茅、巴戟天各 15 克,桂枝 9 克,泽泻、葫芦瓢、车前子、当归、益母草各 12 克,黄芪 18 克,大枣 6 枚,甘草 6 克。

用法:每日 1 剂,水煎分早晚温服。

(4)湿热壅盛型

主症:全身水肿,面红气粗,口黏口苦,口干不欲饮,面部痤疮,小便短涩,大便涩滞不爽,舌质红,苔黄腻,脉滑数。

治则:清热利湿,行气利水。

方药:越鞠丸加减。白术、泽泻、大腹皮、车前子、茯苓、连翘各 15 克,苍术、黄柏、猪苓、苦参、香附、滑石各 12 克,木香、川楝子各 9 克,白茅根 18 克,甘草 6 克。

用法:每日 1 剂,水煎分早晚温服。

13. 中医是如何辨证治疗肾病综合征蛋白尿的

蛋白尿是肾病综合征的突出表现,如何消除是医生和肾病综合征患者都十分关注的问题。中医通常将肾病综合征蛋白尿分为气阴两虚型、湿热夹瘀型、肝肾阴虚型、脾肾阳虚型、脾肾气虚型 5 种基本证型进行辨证治疗。由于蛋白尿的消退是一个缓慢的过程,应有持久战的思想准备,同时应注意随病情的变化及时调整用药。

(1)气阴两虚型

主症:蛋白尿,神疲乏力,气短懒言,腰酸腿软,口干咽干,舌质红,苔薄少或薄白,脉沉细。

治则:健脾益气养阴。

方药:清心莲子饮加减。黄芪、山药各 18 克,党参、茯苓、白术各 15 克,柴胡、黄芩、麦冬、地骨皮、车前子、石斛、莲子各 12 克,大枣 6 枚,甘草 6 克。

用法:每日 1 剂,水煎分早晚温服。

(2)湿热夹瘀型

主症:蛋白尿,面部痤疮,皮肤疮疖,满月脸,脘腹胀满,咽痛,舌质暗红,苔腻,脉滑数。

治则:清热利湿化瘀。

方药:银翘牡丹皮汤。金银花、连翘、生地黄、车前子各 12 克,牡丹皮、当归、赤芍、苍术、黄柏各 10 克,虎杖、茯苓皮、白术各 15 克,三七(另冲服)3 克,甘草 6 克。

用法:每日 1 剂,水煎分早晚温服。

(3)肝肾阴虚型

主症:蛋白尿,腰膝酸软,面部潮红,手足心热,失眠,汗多,咽干,舌质红,苔薄少,脉细。

治则:滋阴清热补肾。

方药:知柏地黄汤加减。生地黄、茯苓、山药各 15 克,龟甲、山茱萸、女贞子、苍术、白术、猪苓各 12 克,知母、泽泻、黄柏、牡丹皮各 10 克,甘草 6 克。

用法:每日 1 剂,水煎分早晚温服。

(4)脾肾阳虚型

主症:蛋白尿,畏寒肢冷,腰膝酸软,夜尿增多,小便清长或不利,舌质淡,苔薄白,脉沉细。

治则:补益脾肾阳气。

方药:右归丸加减。党参、熟地黄、山药各 15 克,巴戟天、淫羊藿、金樱子、菟丝子、白术各 12 克,炮附子、肉桂、苍术、当归各 10 克,大枣 6 枚,甘草 6 克。

用法:每日 1 剂,水煎分早晚温服。

（5）脾肾气虚型

主症：蛋白尿，面色萎黄，腰酸腿软，神疲乏力，脘痞腹胀，食少便溏，舌质淡，苔薄白，脉沉细。

治则：健脾益气补肾。

方药：参芪地黄汤加减。黄芪、山药各 20 克，党参、白术、薏苡仁、莲子肉各 15 克，当归、丹参、山茱萸、泽泻、金樱子各 12 克，五味子 9 克，大枣 6 枚，甘草 6 克。

用法：每日 1 剂，水煎分早晚温服。

14. 中医是如何辨证治疗糖尿病肾病的

糖尿病肾病在临床中较为多见，对于此类患者的治疗，既要重视控制糖尿病的病情，也需注意保护肾，阻止进一步损害肾脏。根据糖尿病肾病发病机制和临床表现的不同，中医学通常将其分为脾肾两虚型、肾虚血瘀型、肝肾不足型、气阴两虚型 4 种基本证型进行辨证治疗。

（1）脾肾两虚型

主症：畏寒肢冷，神疲乏力，纳少便溏，面色萎黄，腰膝酸软或腰痛，小便频数、混浊如膏脂，甚至饮一溲一，面浮肢肿，阳痿不举，舌质黯淡体胖大边有齿痕，脉沉细无力。

方药：济生肾气丸合实脾饮加减。黄芪 30 克，炮附子、山茱萸、泽泻、牡丹皮各 10 克，山药、茯苓、大腹皮各 15 克，白术、木瓜各 12 克，木香 9 克，干姜、甘草各 6 克。

用法：每日 1 剂，水煎分早晚温服。

（2）肾虚血瘀型

主症：面色黧黑，耳轮焦干，形体消瘦，倦怠乏力，口干不欲饮，腰酸腿软，小便量少但混浊如膏脂，肢体麻木、疼痛，或肌肤甲错，全身水肿，下肢尤甚，舌质紫黯有瘀斑瘀点，脉沉涩无力。

治则:补肾活血,化瘀行水。

方药:参芪地黄汤合补阳还五汤加减。人参、山茱萸、泽泻、红花、熟附子各 10 克,黄芪 30 克,熟地黄、山药、茯苓、当归、赤芍、益母草、车前子各 15 克,桃仁、川芎、陈葫芦各 12 克,甘草 6 克

用法:每日 1 剂,水煎分早晚温服。

(3)肝肾不足型

主症:神疲乏力,少气懒言,口干咽燥,腰膝酸软,头晕耳鸣,目涩不明,小便混浊,舌质暗红,苔薄少,脉沉弦细。

治则:滋补肝肾,佐以益气养阴。

方药:杞菊地黄汤加味。枸杞子、菊花、山药、茯苓、太子参、黄精各 15 克,生地黄、白芍各 12 克,山茱萸、泽泻、牡丹皮各 10 克,甘草 6 克。

用法:每日 1 剂,水煎分早晚温服。

(4)气阴两虚型

主症:体倦乏力,少气懒言,渴不多饮,食欲缺乏,形体消瘦,腰膝酸软,小便多泡沫,舌黯淡或有瘀斑瘀点,苔薄白,脉细弱或涩。

治则:益气养阴,佐以活血化瘀。

方药:益气消渴方加减。生黄芪、鸡血藤各 30 克,太子参、山药、枸杞子、炒麦芽、何首乌、黄精各 15 克,山茱萸、白芍各 10 克,生地黄、炒白术各 12 克,甘草 6 克。

用法:每日 1 剂,水煎分早晚温服。

15. 中医是如何辨证治疗高血压肾病的

高血压患者若血压控制不好,随着病程的渐长,会出现不同程度的肾损害而呈现高血压肾病,对于此类患者,中医通常将其分为肝阳上亢型、肝肾阴虚型、痰热内蕴型和阴阳两虚型 4 种基本证型进行辨证治疗。

（1）肝阳上亢型

主症：眩晕耳鸣，头胀头痛，心烦易怒，失眠多梦，口苦胁痛，面红目赤，便秘溲赤，每因情志刺激或精神紧张而头痛、头晕发作或加重，舌质红，苔薄黄，脉弦或弦数。

治则：平肝潜阳。

方药：天麻钩藤饮加减。天麻、杜仲、黄芩、桑寄生、茯苓、白芍各 12 克，钩藤、益母草、石决明、夜交藤各 30 克，生龙骨、生牡蛎、川牛膝各 18 克，栀子、牡丹皮各 10 克，甘草 6 克。

用法：每日 1 剂，水煎分早晚温服。

（2）肝肾阴虚型

主症：眩晕耳鸣，头晕头痛，咽干口渴，目睛干涩，腰膝酸软，失眠健忘，舌质红，苔薄少，脉细弦数。

治则：滋补肝肾。

方药：杞菊地黄汤加减。枸杞子、菊花、熟地黄、山药、茯苓各 15 克，益母草、山茱萸各 10 克，泽泻、石斛、黄精各 12 克，白芍 30 克，甘草 6 克

用法：每日 1 剂，水煎分早晚温服。

（3）痰热内蕴型

主症：眩晕耳鸣，头痛头重，口苦黏膜，食欲减退，胸闷呕恶，形体肥胖，舌质红，苔黄腻，脉弦滑数。

治则：清热化痰。

方药：黄连温胆汤加减。黄连、竹茹各 9 克，枳实、陈皮、半夏、石菖蒲、胆天南星、黄芩、泽泻各 12 克，茯苓、白术各 15 克，甘草 6 克。

用法：每日 1 剂，水煎分早晚温服。

（4）阴阳两虚型

主症：头晕耳鸣，腰膝酸软，畏寒肢冷，小便清长或夜尿频多，阳痿遗精，舌质淡嫩，苔薄少，脉沉细无力。

治则:育阴助阳。

方药:金匮肾气丸加减。炮附子、山茱萸、泽泻、牡丹皮、红花各 10 克,熟地黄、山药、茯苓各 15 克,怀牛膝、枸杞子、黄精各 12 克,肉桂、甘草各 6 克。

用法:每日 1 剂,水煎分早晚温服。

16. 中医是如何辨证治疗急性发作期 IgA 肾病的

根据 IgA 肾病发病情况之不同,可将其分为急性发作期和慢性进展期。急性发作期 IgA 肾病多与外邪侵袭有关,病机重点以邪实为主,中医通常将其分为热毒壅盛、迫血下行型,心火炽盛、迫血下行型,肠胃湿热、迫血下行型,以及膀胱湿热、迫血下行型 4 种基本证型进行辨证治疗。

(1)热毒壅盛、迫血下行型

主症:发热,微恶风寒,咽痛,咳嗽,尿血,舌边尖红,苔薄白或薄黄,脉浮数。

治则:宣肺解表,清热宁络。

方药:银翘散加减。金银花、连翘、白茅根、芦根、生地黄各 15 克,淡豆豉、荆芥、前胡、小蓟各 12 克,牡丹皮、杏仁各 10 克,薄荷、甘草各 6 克。

用法:每日 1 剂,水煎分早晚温服。

(2)心火炽盛、迫血下行型

主症:心胸烦热,口舌生疮,尿红赤,舌尖红,苔薄黄,脉数。

治则:清心泻火,凉血止血。

方药:导赤散合小蓟饮子加减。生地黄、白茅根、芦根、藕节各 15 克,小蓟、滑石各 12 克,黄连 9 克,炒蒲黄、当归、栀子、通草、淡竹叶各 10 克,甘草 6 克。

用法:每日 1 剂,水煎分早晚温服。

（3）肠胃湿热、迫血下行型

主症：腹痛，腹泻，或伴恶心，纳呆，舌质红，苔白腻或黄腻，脉滑。

治则：清热化湿，芳香化浊。

方药：藿香正气散加减。藿香、陈皮、半夏、苍术、厚朴、桔梗各12克，大腹皮、茯苓、白茅根各15克，紫苏叶、小蓟、车前子各10克，甘草6克。

用法：每日1剂，水煎分早晚温服。

（4）膀胱湿热、迫血下行型

主症：小便混浊，口苦口黏，胸闷口渴，舌质红，苔黄腻，脉濡数。

治则：清利湿热，调和气机。

方药：程氏萆薢分清饮加减。川萆薢、莲子心、车前子、丹参、益母草各12克，黄柏、石菖蒲各10克，白术、茯苓、白茅根、薏苡仁、滑石各15克，甘草6克。

用法：每日1剂，水煎分早晚温服。

17. 中医是如何辨证治疗慢性进展期IgA肾病的

慢性进展期IgA肾病以脏腑功能失调为主，病机重点以正虚为主，中医通常将其分为脾肺气虚型、肝肾阴虚型、气阴两虚型，以及脾肾阳虚型4种基本证型进行辨证治疗。

（1）脾肺气虚型

主症：面浮肢肿，面色萎黄，少气乏力，腰膝酸软，容易感冒，腹胀纳差，大便溏稀，舌质淡，苔薄白，脉沉细弱。

治则：健脾益气。

方药：四君子汤加减。党参、白术、茯苓、山药各15克，黄芪20克，陈皮、柴胡各10克，升麻6克，桑寄生、防风、车前子、泽泻各 12 克,甘草 6 克。

用法:每日 1 剂,水煎分早晚温服。

(2)肝肾阴虚型

主症:头晕耳鸣,五心烦热,口干咽燥,眼睛干涩,视物模糊,梦遗或月经失调,舌质红,苔薄少,脉细数或弦细。

治则:滋补肝肾。

方药:六味地黄汤加减。熟地黄 24 克,生地黄、山药、茯苓、白芍、白术、枸杞子各 15 克,山茱萸、泽泻、牡丹皮、玄参、黄柏各 12 克,甘草 6 克。

用法:每日 1 剂,水煎分早晚温服。

(3)气阴两虚型

主症:面色无华,神疲乏力,手足心热或午后潮热,腰膝酸软,大便或干或稀,舌质红,苔薄白少津,脉细弱。

治则:益气养阴。

方药:生脉饮加减。黄芪、白茅根各 25 克,党参、玄参、白术、白芍、麦冬、鳖甲各 15 克,五味子、当归、地骨皮各 12 克,大枣 6 枚,甘草 6 克。

用法:每日 1 剂,水煎分早晚温服。

(4)脾肾阳虚型

主症:面色苍白,水肿明显,畏寒肢冷,腰膝酸软或胫酸腿软,足跟痛,纳呆神疲,便溏,阳痿或月经失调,舌质嫩淡胖,边有齿痕,苔薄白,脉沉迟无力。

治则:温补脾肾。

方药:大补元煎加减。熟地黄 20 克,党参、山药、杜仲、枸杞子、补骨脂、白术各 15 克,肉桂、炮附子各 9 克,益母草、山茱萸、芡实各 12 克,甘草 6 克。

用法:每日 1 剂,水煎分早晚温服。

18. 中医是如何辨证治疗慢性肾衰竭的

慢性肾衰竭的临床表现错综复杂,病情常呈逐渐加重之势,根据其发病机制和临床表现,中医通常将其分为脾肾不足、气血两虚型,三焦气机失常型,气虚血瘀型,热毒夹瘀、肾络受损型,以及脾肾阳虚、湿浊内蕴型5种基本证型进行辨证治疗。

(1)脾肾不足、气血两虚型:一般为慢性肾衰竭早期、中期,肾病病程较长,发展较缓慢者。

主症:神疲乏力,面色少华,纳差脘痞,夜尿增多,舌质淡,苔薄白,脉沉细。

治则:补气养血,健脾益肾,辅以通腑泄浊。

方药:当归补血汤加味。黄芪、黄精各15克,当归、党参、丹参、何首乌、鸡血藤、巴戟天、泽泻、茯苓、白术各12克,制大黄、牡丹皮、半夏各9克,甘草6克。

用法:每日1剂,水煎分早晚温服。

(2)三焦气机失常型:一般为近期肾功能恶化加快者,或见于IgA肾病系膜增生伴硬化类型,尿中红细胞、蛋白多,但无明显水肿者。

主症:面色萎黄,恶心,呕吐,口苦,咽干,腰酸,乏力,夜尿多,舌质淡,苔薄白,脉细。

治则:疏利三焦,斡旋中运,辅以化湿泄浊。

方药:黄连温胆汤加减。黄精、菊花、白芍、白术、枸杞子各15克,巴戟天、车前子各12克,半夏、陈皮、柴胡各10克,黄连、厚朴、桂枝、制大黄各9克,甘草6克。

用法:每日1剂,水煎分早晚温服。

(3)气虚血瘀型:一般为肾功能减退,伴大量蛋白尿、高血压者,肾穿刺活检常为局灶硬化型者。

主症:面色苍白,腰酸乏力,夜尿多,下肢水肿,舌质暗淡或有瘀斑,苔薄白,脉弦涩。

治则:益气补虚,活血化瘀,补肾泄浊。

方药:黄芪黄精枸杞汤。黄芪、黄精、党参、白术、车前子、益母草、莲子肉各15克,葛根、杜仲、桑寄生、枸杞子各12克,川芎、制大黄各10克,甘草6克。

用法:每日1剂,水煎分早晚温服。

(4)热毒夹瘀、肾络受损型:一般为近期因感染而致肾功能迅速恶化,内热偏重者。

主症:口干,口苦,咽痛,纳呆,腹胀,腰酸,舌质红,苔黄腻,脉细数。

治则:清热解毒,活血通腑,补肾泄浊。

方药:黄连解毒汤加减。制大黄、黄连、半夏各9克,紫花地丁、蒲公英、益母草各15克,丹参、杜仲、枸杞子、生地黄、赤芍、槟榔、白豆蔻各12克,甘草6克。

用法:每日1剂,水煎分早晚温服。

(5)脾肾阳虚、湿浊内蕴型:一般为尿毒症晚期。

主症:面色萎黄,腰腿酸软,畏寒肢冷,夜尿清长或尿少,水肿,恶心,皮肤瘙痒,鼻衄或齿衄,舌质淡胖嫩,脉沉细无力。

治则:健脾益肾,温阳化气,通腑泄浊。

方药:益肾温阳汤加减。黄芪、黄精各15克,车前子、半夏、陈皮、紫草、当归、淫羊藿、巴戟天各12克,红参、炮附子、地肤子、制大黄各10克,甘草6克。

用法:每日1剂,水煎分早晚温服。

19. 中医是如何辨证治疗肾盂肾炎的

肾盂肾炎的临床表现复杂多样,根据发病机制和临床表现的不同,中医通常将其分为膀胱湿热型、肝胆郁热型,以及肾阴不足、湿热留恋型,脾肾两虚、余邪未清型4种基本证型进行辨证治疗。

（1）膀胱湿热型

主症：畏寒发热，尿频、尿急、尿痛，少腹胀痛，腰痛，舌质红，苔黄腻，脉濡数或滑数。

治则：清热解毒，利尿通淋。

方药：八正散加减。萹蓄、金银花、连翘、滑石、车前子、白茅根、薏苡仁各 15 克，栀子、乌药、瞿麦、通草各 10 克，甘草 6 克。

用法：每日 1 剂，水煎分早晚温服。

（2）肝胆郁热型

主症：寒热往来，心烦欲呕，不思饮食，腰痛，少腹痛，尿频而热，舌质红，苔深黄，脉弦数。

治则：清利肝胆，通调水道。

方药：龙胆泻肝汤加减。生地黄 15 克，龙胆草、栀子、黄芩、泽泻各 10 克，车前子、当归、郁金各 15 克，柴胡、半夏、通草各 10 克，甘草 6 克。

用法：每日 1 剂，水煎分早晚温服。

（3）肾阴不足、湿热留恋型

主症：头晕耳鸣，腰膝酸软，咽干唇燥，尿频而短，小便涩痛、欲出不尽，或伴有低热，舌质偏红，苔薄少，脉弦细而数。

治则：滋阴益肾，清热降火。

方药：知柏地黄汤加减。牡丹皮、泽泻、知母、黄柏、山茱萸、通草各 10 克，车前子、茯苓、山药、石斛各 12 克，生地黄 15 克，甘草 6 克。

用法：每日 1 剂，水煎分早晚温服。

（4）脾肾两虚、余邪未清型

主症：面浮足肿，纳呆腹胀，神疲乏力，腰膝酸软，头晕耳鸣，大便溏薄，小便频数，淋漓不尽，舌质淡，苔薄白，脉沉细无力。

治则：健脾益肾，清热利湿。

方药：参苓白术散合二仙汤加减。党参、茯苓、白术、淫羊藿、黄柏、知母、当归、山药各 10 克,茯苓、白扁豆、薏苡仁各 15 克,甘草 6 克。

用法:每日 1 剂,水煎分早晚温服。

20. 中医是如何辨证治疗肾结石的

根据肾结石发病机制和临床表现的不同,中医通常将其分为湿热蕴结型、气滞血瘀型、肾阴虚型、肾阳虚型 4 种基本证型进行辨证治疗。对于急性发作期的肾结石患者,尤其是疼痛剧烈者,宜采取综合性的治疗措施,中医汤剂只是综合治疗的一个方面。

(1)湿热蕴结型:常见于肾结石急性发作期。

主症:腰腹疼痛,突然加剧,少腹急满,身热不扬,小便混浊、呈赤色,尿时涩痛,淋漓不畅,舌质红,苔白腻或黄腻,脉弦滑或滑数。

治则:清热利湿,通淋排石。

方药:八正散加减。海金沙、金钱草各 24 克,薏苡仁 18 克,车前子、栀子、石韦、瞿麦各 12 克,萹蓄、川牛膝、滑石各 15 克,大黄 9 克,三七 5 克,木通、甘草各 6 克。

用法:每日 1 剂,水煎分早晚温服。

(2)气滞血瘀型:常见于肾结石急性发作期。

主症:腰部绞痛或胀痛;或尿时小便突然中断,疼痛剧烈,上连腰腹,砂石排出后疼痛即缓;或腰痛如掣如绞,痛引少腹,频频发作,伴有血尿,舌质红或偏紫,脉弦紧或沉涩。

治则:行气活血,通淋排石。

方药:石韦散加减。冬葵子、莪术各 9 克,瞿麦、郁金、车前子、穿山甲、石韦各 12 克,海金沙、金钱草各 24 克,白芍、滑石、川牛膝、鸡内金各 15 克,甘草 6 克。

用法:每日 1 剂,水煎分早晚温服。

(3)肾阴虚型:常见于肾结石慢性缓解期。

主症:结石久停,小便淋漓或不禁,或时有血尿,腰酸腿软,头晕耳鸣,失眠多梦,五心烦热,腹胀纳差,大便秘结,舌质红,苔薄少,脉细数。

治则:滋阴补肾,化石排石。

方药:知柏地黄汤加减。知母、黄柏、生地黄、牡丹皮、川芎、泽泻各 12 克,金钱草、海金沙各 24 克,鸡内金、鳖甲、川牛膝、白芍各 15 克,甘草 6 克。

用法:每日 1 剂,水煎分早晚温服。

(4)肾阳虚型:常见于肾结石慢性缓解期。

主症:腰腿酸重,精神不振,小便频数,时有小便不利,夜尿尤多,面色㿠白,神疲乏力,畏寒肢冷,腰以下常有冷感,大便溏泻,舌质淡,苔薄白,脉沉细弱。

治则:温补肾阳,化石排石。

方药:金匮肾气丸加减。炮附子、山茱萸各 9 克,熟地黄、泽泻各 12 克,茯苓、川牛膝、核桃仁、白术、鸡内金各 15 克,黄芪 18 克,金钱草、海金沙各 24 克,肉桂、甘草各 6 克。

用法:每日 1 剂,水煎分早晚温服。

21. 如何选用单方验方治疗肾病

单方是指药味不多,取材便利,对某些病证具有独特疗效的方剂。单方治病在民间源远流长,享有盛誉,"单方治大病"之说几乎有口皆碑,深入人心,在长期的实践中,人们总结有众多的治疗急性肾炎、慢性肾炎、肾病综合征、肾盂肾炎、肾结石等肾病的单方,采用单方调治肾病,方法简单易行,经济实惠,深受广大患者的欢迎。

验方是经验效方的简称,是医务界的同道在继承总结前人经验的基础上,融汇新知,不断创新,总结出的行之有效的经验新方。不断发掘整理名医专家治疗急性肾炎、慢性肾炎、肾病综合征、肾盂肾炎、肾结石等肾病的经验效方,对于指导临床实践,提高治疗肾病的临床疗效,无疑有举足轻重的作用。

单方验方治疗急性肾炎、慢性肾炎、肾病综合征、肾盂肾炎、肾结石等肾病虽有一定疗效,也只是中医调治肾病诸多方法中的一种,若能与针灸、敷贴、饮食药膳等其他治疗调养方法相互配合,采取综合性的治疗措施,则可明显提高其临床疗效。

需要说明的是:用于治疗急性肾炎、慢性肾炎、肾病综合征、肾盂肾炎、肾结石等肾病的单方验方较多,它们各有其适用范围,由于患者个体差异和病情轻重不一,加之慢性肾炎、肾病综合征,以及慢性肾衰竭均属难治之病,同时部分方剂还含有毒性药物,因此在应用单方验方治疗肾病时,一定要在有经验医师的指导下进行,做到根据病情辨病辨证选方用方,依单方验方的功效和适应证仔细分析、灵活运用,并注意随病情的变化及时调整用药,切忌死搬硬套。

22. 治疗肾病常用的单方有哪些

处 方 1

处方:益母草 60～120 克。

用法:每日 1 剂,水煎代茶饮。

主治:急性肾炎水肿、慢性肾炎水肿。

处 方 2

处方:玉米须 20 克,西瓜皮、冬瓜皮、赤小豆各 30 克。

用法:每日 1 剂,水煎代茶饮。

主治:慢性肾炎之顽固性水肿。

处 方 3

处方:石韦、生薏苡仁各 20 克。

用法:每日 1 剂,水煎分早晚服。

主治:脾虚湿热型急性肾炎。

处 方 4

处方：玉米须、白茅根各 30 克。

用法：每日 1 剂，水煎分早晚服。

主治：脾虚湿热型急性肾炎。

处 方 5

处方：石韦、白茅根、金钱草各 30 克。

用法：每日 1 剂，水煎分早晚服。

主治：湿热蕴结、热伤血络型急性肾盂肾炎。

处 方 6

处方：石韦、萹蓄各 30 克，滑石 18 克，甘草 3 克。

用法：每日 1 剂，水煎分早晚服。

主治：湿热蕴结、热伤血络型急性肾盂肾炎。

处 方 7

处方：黄芪 30 克，生薏苡仁、炙龟甲各 60 克。

用法：每日 1 剂，水煎分早晚服。

主治：阴虚阳亢型慢性肾炎水肿。

处 方 8

处方：黄芪 30 克，益母草 9 克。

用法：每日 1 剂，水煎分早晚服。

主治：慢性肾炎及肾病综合征之蛋白尿。

处 方 9

处方：泽泻、茯苓、滑石、猪苓各 9 克。

用法：每日 1 剂，水煎分早晚服。

主治：慢性肾盂肾炎。

处 方 10

处方：石韦 20 克，金钱草 30 克，鸡内金、核桃仁各 15 克。

用法:每日 1 剂,水煎分早晚服。

主治:肾结石。

处 方 11

处方:鹿角霜、阿胶珠各等份。

用法:将上药共研为细末,每次 2～3 克,每日 2 次,温开水送服。

主治:慢性肾炎及肾病综合征,症见脾肾阳虚水肿,蛋白尿,脘闷腹胀,纳差便溏,小便短少等。

处 方 12

处方:蒲公英、白茅根、冬青叶各 28 克,车前草、益母草各 14 克。

用法:每日 1 剂,水煎 2 次,将其汁液浓缩至 100 毫升,每次 50 毫升,分早晚服。

主治:急性肾炎、尿路感染及慢性肾炎急性发作。

处 方 13

处方:槐米 60 克,白茅根 100 克。

用法:每日 1 剂,水煎分早晚服。

主治:湿热蕴结型急性肾盂肾炎。

处 方 14

处方:金钱草 60 克,冬葵子 30 克。

用法:每日 1 剂,水煎分早晚服。

主治:肾结石。

处 方 15

处方:益母草、白茅根各 60 克。

用法:每日 1 剂,水煎分早晚服。

主治:急性肾炎。

处 方 16

处方:金钱草60克,海金沙30克。

用法:每日1剂,水煎分早晚服。

主治:肾结石。

处 方 17

处方:太子参、茯苓各12克,白术、陈皮各9克,鸡内金6克。

用法:每日1剂,水煎分早晚服。

主治:肾病综合征。

处 方 18

处方:白茅根30~60克,薏苡仁、赤小豆各15~30克。

用法:每日1剂,水煎分早晚服。

主治:湿热伤阴型慢性肾炎水肿。

处 方 19

处方:金钱草60克,海金沙15克,鸡内金(研末另冲)6克。

用法:每日1剂,水煎分早晚服。

主治:肾结石。

处 方 20

处方:生地黄、茯苓、连翘各15克,山药、泽泻各12克,益母草30克。

用法:每日1剂,水煎分早晚服。

主治:急性肾炎。

处 方 21

处方:蒲公英30克,黄连、黄柏各12克,忍冬藤60克。

用法:每日1剂,水煎分早晚服。

主治:急性肾盂肾炎。

处方 22

处方：土茯苓 50～100 克。

用法：每日 1 剂，水煎分早晚服。

主治：寒湿型急性肾炎，症见面浮肢肿，小便短少，纳差腹胀，大便溏薄，倦怠乏力，畏寒肢冷等。

处方 23

处方：蒲公英 30～40 克，金银花 15～30 克，六一散、丹参各 12 克，香附 6 克。

用法：每日 1 剂，水煎分早晚服。

主治：急性肾盂肾炎。

处方 24

处方：浮萍、玉米须、车前草、鲜白茅根各 30 克。

用法：每日 1 剂，水煎分早晚服。

主治：风邪犯肺型慢性肾炎。

处方 25

处方：干玉米须、益母草各 30 克，肉桂 5 克，车前子、车前草各 10 克。

用法：每日 1 剂，水煎取汁，代茶饮。

主治：脾肾阳虚慢性肾炎型。

23. 治疗急性肾炎常用的验方有哪些

(1)猪苓汤加减

药物组成：茯苓、泽泻、猪苓各 10 克，滑石、阿胶各 15 克。

加减：初期兼有表邪者，加麻黄、白术各 10 克，生姜 6 克；肉眼血尿或尿如浓茶、尿检红细胞（＋＋）以上者，加小蓟、侧柏炭、茜草各 10 克；咽喉溃烂者，加紫草、赤芍、大青叶各 10 克；头晕目眩、血压升高者，加女贞子、石决明各 15 克，黄柏、牛膝、菊花各 10 克；兼有疮疡者,加蒲公英、金银花各15克;便秘者,加大黄10克。后期兼滋肾养肝,加山茱萸、山药、牡丹皮各10克。

应用方法:每日1剂,加水350毫升,煎至150毫升,早晚各服1次,10日为1个疗程,5个疗程后统计疗效。

功能主治:清热利湿,滋润养阴,凉血止血。主治急性肾炎。

(2)地肤大黄汤

药物组成:地肤子20克,大黄5克,知母、黄芩、枳实、升麻各6克,茯苓12克,赤芍、通草各10克,甘草3克。

加减:风水泛滥型,去大黄、知母,加防风10克,紫苏叶、蝉蜕各6克;水湿浸渍型,去黄芩、知母,加桂枝6克,桑白皮10克;湿热壅盛型,加陈皮、桑白皮各10克,白茅根20克。

应用方法:每日1剂,水煎分早晚服。

功能主治:清热利湿,利尿消肿。主治急性肾炎。

(3)芳化清利汤

药物组成:白花蛇舌草、薏苡仁、白茅根、益母草各30克,连翘、牛膝各15克,牛蒡子、苍术、萆薢各20克,黄芩、蝉蜕、佩兰各10克,陈皮6克。

加减:急性期湿热型,加麻黄或紫苏叶、半枝莲、木通、滑石;风热型,加小量麻黄、荆芥、金银花、薄荷;风寒型,加麻黄,酌用小量桂枝;寒湿型,加藿香、麻黄、厚朴;尿蛋白重者,重用牛蒡子、益母草,加露蜂房(肾功能不全者慎用)、全蝎;血尿显著者,加藕节、大蓟、小蓟、墨旱莲;高血压突出者,加莱菔子、杜仲;水肿甚者,加猪苓、茯苓、车前子、大腹皮。恢复期根据湿热留恋的部位酌情加减,有严重并发症者加西药对症治疗。

应用方法:每日1剂,水煎分早晚服。

功能主治:芳香化浊,清热利湿,健脾利水。主治急性肾炎。

(4)祛风通络利肾汤

药物组成:桂枝、木通、通草各10克,防风、蝉蜕、枳壳各12

克,赤芍、川牛膝各 15 克,马鞭草、土茯苓、车前草、薏苡仁各 18 克。

加减:呕吐者,去薏苡仁、枳壳,加白豆蔻(后下)6 克,川藿香 12 克;尿血者,去赤芍、川牛膝,加白茅根、藕节各 24 克;咽喉痛者,去桂枝,加射干、金银花各 12 克;形寒肢冷者,去马鞭草、木通,加干姜 10 克,熟附片(先煎)12 克。

应用方法:每日 1 剂,头煎以水 500 毫升,煎汁 200 毫升,二、三煎各加水 300 毫升,煎汁 150 毫升。间隔 6～8 小时服 1 次。

功能主治:祛风解毒,化瘀除湿,通络利肾,利水消肿。主治急性肾炎。

(5)健脾利水汤

药物组成:泽泻、猪苓、淫羊藿各 9 克,桑白皮、大腹皮、党参、白术各 15 克,木香、制附子各 6 克,益母草、白茅根各 30 克。

加减:伴明显咳嗽气喘、脉浮者,加麻黄、桂枝、杏仁、桔梗;咽痛、口干、舌红、脉数者,加金银花、连翘、板蓝根、牛蒡子;皮肤感染者,加紫花地丁、蒲公英;尿有红细胞者,加大蓟、小蓟、蒲黄;腰痛者,加桑寄生、杜仲;尿有蛋白者,加土茯苓、萆薢。恢复期尿中蛋白仍不退者,加黄精、黄芪、当归;尿中红细胞不退者,加墨旱莲、女贞子。

应用方法:每日 1 剂,水煎分早晚服,1 个月为 1 个疗程。

功能主治:健脾消肿,助阳利水。主治急性肾炎。

(6)三仁汤加味

药物组成:杏仁、滑石、丹参各 12 克,薏苡仁、益母草各 15 克,白豆蔻 8 克,厚朴、半夏、淡竹叶各 10 克,通草 6 克。

加减:水肿甚者,加车前子、大腹皮;血尿或尿中红细胞多者,加白茅根、小蓟;尿蛋白多者,加芡实、怀山药、蝉蜕;皮肤感染者,加金银花、蒲公英、连翘;血压升高者,加夏枯草、钩藤;发热咳嗽者,加麻黄。

应用方法:每日 1 剂,水煎分早晚服,7 日为 1 个疗程。

注意事项:服药期间少食生冷油腻食物,忌食蛋类;宜低盐饮食,卧床休息。

功能主治:宣化畅中,清热利湿。主治急性肾炎。

(7)五草一根汤

药物组成:鲜车前草、鱼腥草、白花蛇舌草、金钱草各 10 克,甘草 8 克,白茅根 15 克。

加减:喘咳者,加葶苈子、紫苏子;颜面、上肢水肿久不消退者,加生石膏、桂枝;腹腔积液严重者,加大腹皮、木香;足背水肿者,加巴戟天、椒目;阴囊肿大者,加藁本;尿中蛋白不消者,加黄芪、金樱子;尿中红细胞不消者,加血余炭、益母草。

应用方法:每日 1 剂,水煎分早晚服。

功能主治:清利湿热,解毒消肿,凉血止血。主治急性肾炎。

(8)清热通利汤

药物组成:栀子、瞿麦、萹蓄、木通、桔梗各 10 克,大黄 5 克,滑石 15 克,车前子 20 克,白茅根、甘草各 6 克。

加减:发热者,加金银花 20 克,连翘 15 克;水肿明显者,加连皮茯苓 30 克,猪苓、泽泻各 15 克;胸闷而喘者,加麻黄 6 克,杏仁 10 克;头晕头痛者,加牛膝、代赭石各 15 克,生石膏 30 克;厌食者,加紫苏梗 10 克,白豆蔻 30 克,扁豆 15 克。

应用方法:每日 1 剂,水煎分早晚服,15 日为 1 个疗程,服药期间辅以支持疗法。

功能主治:清热利湿,利尿消肿。主治急性肾炎。

24. 治疗慢性肾炎常用的验方有哪些

(1)黄芪薏苡仁汤

药物组成:生黄芪、生薏苡仁各 30 克,炒白术、生地黄、山药各 15 克,丹参、川芎、金毛狗脊、补骨脂、蝉蜕各 10 克,全蝎 2 克。

加减:咽痛者,加连翘、金银花各 10 克;水肿明显者,加玉米须 50 克,桑白皮 12 克,大腹皮、泽泻各 10 克,茯苓 15 克,防己 9 克;尿血为主者,加茜草、地榆、大蓟、小蓟各 10 克,三七粉 3 克;湿热较重者,加炒黄柏、苍术各 10 克,白豆蔻 9 克,砂仁 3 克;瘀血较重者,加莪术、郁金各 10 克,地龙 6 克。

应用方法:每日 1 剂,水煎分早晚服,3 个月为 1 个疗程。

注意事项:给予低盐、低脂饮食,有高血压者应用钙离子拮抗药、β 受体阻滞药等,控制血压＜130/80 毫米汞柱。

功能主治:补益脾肾,清利水湿,化瘀止血。主治慢性肾炎。

(2)益肾清利汤

药物组成:黄芪 30 克,白术、山茱萸各 10 克,杜仲、石韦、白花蛇舌草各 20 克,泽泻 15 克,三七粉 3 克。

应用方法:每日 1 剂,水煎分早晚服,30 日为 1 个疗程。

功能主治:健脾益肾,清热利湿。主治肾虚湿热型慢性肾炎。

(3)加味防己黄芪汤

药物组成:黄芪 30 克,防己 10 克,茯苓、白术、党参、女贞子各 15 克,泽泻、莲子肉、补骨脂、枸杞子各 12 克,砂仁 6 克。

应用方法:每日 1 剂,水煎分早晚服,1 个月为 1 个疗程,一般服药 2～3 个疗程。

功能主治:益气固表,健脾补肾,利湿化浊。主治慢性肾炎蛋白尿。

(4)益肾活血汤

药物组成:黄芪 30 克,白术、山药、杜仲、狗脊、生地黄、芡实、金樱子、川芎、丹参、桃仁各 10 克。

加减:水肿明显者,加玉米须、桑白皮、泽兰;气虚明显者,加人参;阳虚明显者,加炮附子、肉桂、仙茅;尿血为主者,加黄柏、茜草、地榆、大蓟、小蓟、三七;湿热较重者,加炒苍术、白豆蔻、砂仁;瘀血较重者,加莪术、地龙、郁金。

应用方法:每日 1 剂,水煎分早晚服,2 个月为 1 个疗程。同时宜低盐、低脂饮食,配合口服卡托普利(每次 12.5～25 毫克,每日 1 次),血压控制不理想者可联合应用其他降血压药物,另给予水溶性维生素及其他对症处理。

功能主治:益肾活血,健脾利水。主治慢性肾炎。

(5)自拟肾炎方

药物组成:黄芪 50 克,白茅根、丹参各 30 克,白花蛇舌草、生地黄各 20 克,泽泻、益母草各 10 克,车前子、牡丹皮各 15 克,大蓟 12 克,当归 25 克。

加减:阳虚甚者,加炮附子 10 克,巴戟天、党参各 15 克;气虚甚者,加太子参、白术各 10 克;偏阴虚者,黄芪减量,加女贞子、墨旱莲各 15 克,知母、黄柏各 10 克;瘀血明显者,加桃仁、水蛭各 10 克;湿毒盛者,加黄芩 10 克,土茯苓 20 克;蛋白尿甚者,加菟丝子、黄精各 15 克,党参、白术各 10 克;血尿甚者,加小蓟、仙鹤草各 10 克;高血压者,加钩藤 15 克,野菊花 10 克,夏枯草 20 克。

应用方法:每日 1 剂,水煎分早晚服,2 周为 1 个疗程,共治疗 6 个疗程。

功能主治:益气活血,清热利湿。主治慢性肾炎。

(6)薯蓣丸加味

药物组成:山药 600 克,当归、桂枝、神曲、生地黄、扁豆各 200 克,炙甘草 560 克,异种参(或新开河参)、阿胶各 140 克,川芎、白芍、白术、麦冬、杏仁、防风各 120 克,柴胡、桔梗、茯苓各 100 克,干姜 60 克,白蔹 40 克,黄芪 400 克,蝉蜕 300 克,大枣 200 枚。

应用方法:将山药、当归、桂枝、神曲、生地黄、扁豆、炙甘草、异种参(或新开河参)、阿胶、川芎、白芍、白术、麦冬、杏仁、防风、柴胡、桔梗、茯苓、干姜、白蔹 40 克、黄芪、蝉蜕共为细末,大枣去核为膏,共炼蜜为 300 丸。每次 1 丸,每日 3 次,空腹温开水送服。以上为 1 个疗程的药物量。

功能主治:培土健运,调和营卫,补气益血,滋阴和阳,缓中填精。主治慢性肾炎。

(7)益气补肾汤

药物组成:黄芪30~60克,党参、山药各30克,熟地黄、山茱萸、麝含草、芡实、金樱子各15克,茯苓、泽泻、牡丹皮各10克,益母草20克。

加减:肾阳不足有水肿、怕冷、心悸者,加淫羊藿、制附片、肉桂各10克;肾阴虚有腰酸、五心烦热、盗汗者,加生地黄、女贞子、墨旱莲各15克;腰膝酸软者,加桑寄生、杜仲、川续断各15克;有血尿或尿中潜血阳性者,加白茅根、石韦、小蓟、藕节各15克;口淡乏味、食少腹胀、便溏者,加陈皮、砂仁、广木香、枳壳各10克;血压高者,加天麻、钩藤、桑寄生、杜仲、怀牛膝各15克。

应用方法:每日1剂,水煎分早晚服。

功能主治:益气补肾,健脾利湿。主治慢性肾炎蛋白尿。

(8)固肾解毒活血汤

药物组成:莲须、薏苡仁、土茯苓各30克,生黄芪、菟丝子、怀山药、白茅根各15克,制何首乌、紫花地丁、益母草、泽泻、山茱萸各12克,丹参10克,蝉蜕6克。

加减:水肿明显者,加桑皮12克,商陆10克;感冒发热或继发感染者,加青蒿、连翘各12克;脾胃虚弱、纳谷不佳、湿重身困者,加苍术、白术各10克,砂仁6克;尿中蛋白持续阳性、红细胞、白细胞常有波动者,去黄芪、山茱萸,加黄柏10克,白花蛇舌草、鹿衔草各12克;血浆蛋白低、长期蛋白尿者,加党参、鹿角胶、阿胶各10克;女性月经期间去益母草、丹参。

应用方法:每日1剂,水煎分早晚服。

功能主治:健脾固肾,解毒活血。主治慢性肾炎。

25. 治疗肾病综合征常用的验方有哪些

（1）肾综汤

药物组成：黄芪、车前子各 24 克，当归、白芍、淫羊藿、枸杞子、桃仁、红花、怀牛膝各 12 克，益母草 15 克，西洋参、甘草各 8 克。

加减：尿混浊者，加萆薢、乌药；畏寒肢冷明显者，加制附子、肉桂；腰痛、血压偏高者，加桑寄生、杜仲、夏枯草；蛋白尿明显者，重用黄芪，加蝉蜕、芡实等。

应用方法：每日 1 剂，水煎分早晚服。同时，联合应用地塞米松 1.5 毫克，每日 1 次，口服；尿蛋白转阴时减量，并以六味地黄丸巩固疗效。

功能主治：益气健脾，温阳利水，活血化瘀。主治肾病综合征。

（2）自拟乙癸方

药物组成：茵陈、平地木、赤芍、益母草、夏枯草、山楂各 15 克，生大黄、全蝎各 6 克，石韦 12 克，薏苡根 30 克。

加减：血压偏高者，加罗布麻叶、杜仲、车前草各 15 克，泽泻 12 克；蛋白尿偏高者，加太子参、黄芪、苍耳草、苍耳子各 15 克，蚕茧 6 枚；有低蛋白血症者，加紫河车粉 10～15 克，乌鸡白凤丸 15～20 克；高脂血症者，加炒决明子、制何首乌、茯苓各 15～30 克。

应用方法：每日 1 剂，水煎分早晚服，20 日为 1 个疗程。

功能主治：疏泄肝肾，通泄湿浊。主治肾病综合征。

（3）清热利湿活血汤

药物组成：太子参、鸡血藤、忍冬藤、益母草、怀山药、马鞭草各 15 克，生黄芪、半边莲、白花蛇舌草各 20 克，鹿衔草、牡丹皮、茯苓各 10 克，生甘草 5 克。

应用方法：每日 1 剂，水煎分早晚服，3 个月为 1 个疗程，可重复 1～2 个疗程。

加减：血压过高者，服用降血压药物；高度水肿者，加用小剂量的利尿药;血浆白蛋白太低者,补充白蛋白等。

功能主治:清热利湿,健脾益气,活血解毒。主治难治性肾病综合征。

(4)肾病复康煎

药物组成:黄芪、山药、熟地黄、土茯苓、白茅根、白花蛇舌草、益母草、山茱萸各30克,牡丹皮、蝉蜕各10克,水蛭粉5克。

加减:倦怠懒言、食少便溏者,加炒薏苡仁、肉豆蔻;咽喉肿痛者,加板蓝根、牛蒡子;眩晕耳鸣、口苦、口干者,加菊花、白蒺藜、石决明;畏寒肢冷、小便清长者,加炮附子、肉桂。

应用方法:每日1剂,头煎加水500毫升,浸泡1小时,煎取汁液300毫升,复煎加水300毫升,煎取汁液200毫升,2次滤汁调匀后分早晚服,60日为1个疗程。

功能主治:益气健脾补肾,清热解毒利湿。主治肾病综合征。

(5)固肾祛浊化瘀汤

药物组成:黄芪、山药、黄精各30克,覆盆子、益智仁、金樱子、芡实、赤石脂、莲子、乌药、赤芍、丹参各20克,蒲公英、土茯苓、石韦、大腹皮、茯苓各25克。

加减:血压升高者,加夏枯草、钩藤;血尿者,加白茅根、白及;尿素氮、肌酐升高者,加大黄、牡蛎。

应用方法:每日1剂,水煎分早晚服;另用发酵虫草菌粉1克,每日2次,口服,3个月为1个疗程。

功能主治:补肾固肾,利水祛浊,活血化瘀。主治原发性肾病综合征。

(6)温阳撤邪汤

药物组成:生附子(先煎30分钟)24克,麻黄(红糖炙)、葱白各10克,白术12克,茯苓14克,甘草3克。

加减:咳嗽、咽部不适、恶寒发热者,加桔梗、细辛(重用);津亏水蓄者,加阿胶(烊化)、猪苓;呕逆者,加生姜皮、旋覆花;尿血者,加白茅根、茜草根、牡丹皮；气虚水停者，加黄芪、杏仁、泽泻；小便混浊、精气外泄者，加党参、黄芪、山药、芡实；瘀阻明显者，加桃仁、丹参、红花少许；血脂难降者，加泽泻、山楂；男性遗精频繁者，加海螵蛸、蚊蛤、龙骨；水毒内陷、阴逆之危证者，加人参、大黄。

应用方法：每日1剂，水煎分早晚服。

功能主治：温阳撤邪，消利固涩。主治肾病综合征。

(7)当归芍药散加味

药物组成：当归、泽泻、白术、桂枝、天花粉各15克，白芍12克，川芎10克，茯苓30克，龙骨、牡蛎、黄芪各20克，甘草6克。

加减：腰膝酸软者，加淫羊藿15克；血压高或尿少者，加车前子20克；尿中脓细胞多者，加蒲公英30克，紫花地丁15克；恶心呕吐者，加大黄10克。

应用方法：每日1剂，水煎分早晚服。

功能主治：益气健脾，镇潜摄纳，活血化瘀，利水消肿。主治肾病综合征。

26. 治疗 IgA 肾病常用的验方有哪些

(1)血尿平

药物组成：北沙参、墨旱莲、益母草、仙鹤草、白花蛇舌草、龙骨、白茅根各30克，三七粉2克，茜草20克。

加减：外感者，加蝉蜕12克，桂枝9克，黄芩炭15克，葛根20克，甘草10克；脾肾气虚型，加太子参、山药各30克，怀牛膝12克，芡实、金樱子各20克；肺脾气虚型，加炙黄芪30～50克，白术15克，百合20克，桂枝6克；伴尿频、尿痛者，加金钱草、鱼腥草各30克，大蓟、小蓟各20克；明显蛋白尿者，加地龙、僵蚕、全蝎各12～15克。

应用方法：每日1剂，先以基本方水煎取汁500毫升，后煎加减药取汁300毫升，混匀浓缩至500毫升，分2～3次口服，12日为 1 个疗程,共服用 4 个疗程,同时配服麦味地黄丸。

功能主治:清热凉血,益气活血,收敛止血。主治 IgA 肾病血尿。

(2)何芪汤

药物组成:何首乌、黄芪、白茅根、白花蛇舌草各 30 克,水蛭 6克,川芎 9 克、生大黄、泽泻各 10 克。

加减:脾肾气虚明显者,加党参 15 克,白术 10 克;肝肾阴虚明显者,加枸杞子 10 克,熟地黄 12 克;脾肾阳虚明显者,加菟丝子15 克,淫羊藿 12 克;湿热明显者,加薏苡仁、猪苓各 15 克;心火旺盛者,加栀子、淡竹叶各 10 克;气阴两虚明显者,加太子参 30 克,麦冬 15 克;尿血明显者,加小蓟、茜草各 15 克。

应用方法:每日 1 剂,水煎分早晚服,3 个月为 1 个疗程,连服3 个疗程。

功能主治:补肾滋阴,益气活血,泻热降浊。主治 IgA 肾病。

(3)茜草饮

药物组成:茜草、生地黄各 15 克,侧柏叶、白茅根、小蓟、黑栀子、墨旱莲、阿胶、黑蒲黄、益母草、太子参各 10 克,三七 6 克。

加减:肾阴亏者,加女贞子、枸杞子、山茱萸;阴亏火旺者,加龟甲、知母、黄柏;气虚重者,加党参、黄芪、白术;气阴两亏者,加服参芪地黄丸;血尿明显者,加紫珠草、仙鹤草、血余炭;伴有蛋白尿者,加蝉蜕、金樱子、芡实、山楂、莲须、玉米须;小便频数者,加菟丝子、覆盆子、益智仁、淫羊藿。

应用方法:每日 1 剂,水煎分早晚服,连服 3 个月为 1 个疗程。

功能主治:益气养阴补肾,凉血化瘀止血。主治 IgA 肾病。

(4)滋阴凉血益气汤

药物组成:知母、泽泻、茯苓、牡丹皮各 10 克,山茱萸、怀山药各 12 克,生地黄、大蓟、小蓟、仙鹤草、茜草各 15 克,太子参 30 克,黄柏、甘草各 6 克。

应用方法：每日 1 剂，水煎分早晚服，2 个月为 1 个疗程。

功能主治：滋阴凉血，益气补肾。主治气阴两虚型单纯血尿性 IgA 肾病。

（5）益肾止血饮

药物组成：西洋参、生牡蛎（先煎）、杜仲炭、金银花各 15 克，山茱萸、蒲黄炭、小蓟、蒲公英、瞿麦、萹蓄各 10 克，墨旱莲 12 克，茯苓皮、山药各 30 克，三七粉（冲服）3 克，珍珠粉（冲服）1.5 克。

加减：脾肾气虚者，去瞿麦、萹蓄，加黄芪 15 克，熟地黄 10 克，砂仁 5 克；脾肾阳虚者，去蒲公英、金银花，加菟丝子 12 克；肝肾阴虚者，去山药，加女贞子 10 克，知母 6 克；气阴两虚者，加生黄芪 10 克，女贞子 15 克；顽固性蛋白尿者，加芡实 12 克，沙苑子 10 克，益母草 15 克；血瘀重者，加丹参 6 克，川牛膝 10 克；兼有外感咽痛者，加牛蒡子 10 克，青黛 15 克。

应用方法：每日 1 剂，水煎分 3 次服，4 周为 1 个疗程，连续观察 3～6 个月。

功能主治：健脾补肾，益气养阴，清热解毒，凉血止血。主治 IgA 肾病。

（6）滋肾解毒活血汤

药物组成：生地黄 20 克，牡丹皮、山茱萸、泽泻、知母、黄柏各 10 克，红藤、败酱草、白茅根、石韦各 30 克，白花蛇舌草、女贞子、墨旱莲、虎杖、小蓟、丹参、赤芍、刘寄奴各 15 克。

加减：持续血尿，呈鲜红色或暗红色者，加侧柏炭、藕节各 30 克，三七粉（冲服）3 克；小便呈豆油色，起泡沫，尿蛋白（＋）～（＋＋），加草薢、山药、芡实各 30 克，黄精 15 克，益智仁 10 克；若见头晕、恶心、纳呆，血尿素氮和肌酐增高等氮质潴留表现者，加制大黄 20 克，番泻叶 3 克，芦荟 10 克。

应用方法：每日 1 剂，水煎分早晚服。

功能主治：滋肾解毒，清热凉血，活血化瘀。主治 IgA 肾病。

 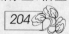

（7）肾炎1号方

药物组成：生黄芪、白薇、茜草、鹿衔草各15克，白茅根30克，通草9克，汉防己12克。

应用方法：每日1剂，水煎浓缩至200毫升，每次服100毫升，每日2次，1个月为1个疗程。伴高血压者，常规服用降血压药。

功能主治：清热凉血，活血止血，健脾利水。主治IgA肾病。

27. 治疗肾衰竭常用的验方有哪些

（1）益肾排浊汤

药物组成：生大黄6克，黄芪30克，茯苓、泽泻各15克，车前草、丹参各20克，赤芍12克。

加减：肝阳上亢者，加钩藤、天麻、石决明；尿急、尿痛者，加金银花、蒲公英、黄芩；痰浊壅盛者，加法半夏、制天南星；恶心呕吐者，加旋覆花、紫苏叶；血虚者，加生地黄、川芎；出血者，加蒲黄、五灵脂。

应用方法：根据病情控制原发病、降血压、降血糖、抗感染、纠正水、电解质紊乱，劳逸适度及低盐、低磷、优质低蛋白饮食。在此基础上应用上述中药，每日1剂，每剂2煎，每煎取汁250毫升，2次煎药液混合后，分早晚服，6个月为1个疗程。

功能主治：益肾健脾，排毒泄浊，活血化瘀。主治慢性肾衰竭。

（2）补肾泄浊汤

药物组成：生黄芪、生牡蛎、六月雪、益母草各30克，太子参、怀山药、苍术、白术、淫羊藿、当归、蒲公英、泽兰、泽泻、丹参各15克，菟丝子12克，猪苓20克，炒陈皮、法半夏、制大黄、桃仁各10克。

应用方法：采取优质低蛋白饮食，根据病情控制血压、纠正酸中毒、利尿、纠正贫血等治疗，以避免这些因素对治疗效果产生影响。在此基础上应用上述中药，每日1剂，水煎分早晚服。合并感染,水、电解质紊乱者进行对症治疗,3个月为1个疗程。

功能主治:补脾肾,泄瘀浊。主治慢性肾衰竭。

(3)活血通络汤

药物组成:丹参、当归、牛膝、青皮、泽泻、车前子、鸡血藤各9克,王不留行、茯苓各12克,生大黄(后下)6~12克,生地黄15克。

加减:脾肾两虚、偏气虚者,加党参、黄芪各12克;偏阳虚者,加桂枝、制附片各6克;肝肾阴虚者,加女贞子、墨旱莲各9克;气阴两虚者,加北沙参、黄芪各9克。其中大黄的用量根据患者个体差异调整,原则是保持每日大便2~3次,腹部无明显不适感。

应用方法:每日1剂,水煎分早晚服,2个月为1个疗程。同时配合优质低蛋白饮食,控制感染、血压、血糖,纠正水、电解质及酸碱平衡失调等。

功能主治:活血通络,益肾运脾,解毒利水。主治慢性肾衰竭。

(4)参芪补肾汤

药物组成:黄芪30~60克,人参(先煎)、当归、白术、车前子、怀牛膝各15克,砂仁8克,草豆蔻、姜半夏、水蛭各10克,大黄6~12克,淫羊藿、丹参各24克,杜仲12克,枸杞子、山茱萸、泽兰各18克,土茯苓30克。

加减:偏气血不足者,加八珍汤;偏肾虚者,加右归饮;湿浊重、恶心呕吐者,加黄连温胆汤;胸闷憋喘者,加葶苈大枣泻肺汤;兼瘀血者,加地龙、桃仁、红花;水肿较重者,加防己、猪苓、木香、大腹皮。

应用方法:给予低盐、低脂、低磷、优质低蛋白饮食,保证能量供应,并予对症处理,如控制血压、抗感染、纠正酸中毒及电解质紊乱等,在此基础上应用上述中药。每日1剂,用凉水800毫升浸泡2小时,头煎40分钟,取汁150毫升,再加水600毫升,煎30分钟,煎取汁液150毫升,2次药液混合后口服,每次150毫升,每日

2次,8周为1个疗程。

功能主治:健脾补肾,益气养血,通腑化浊,活血利水。主治慢性肾功能不全。

(5)补脾肾泄浊汤

药物组成:红参、白术、茯苓、淫羊藿、半夏、桃仁、红花、赤芍、甘草各15克,菟丝子、熟地黄、连翘、丹参各20克,黄连、草果仁各10克,大黄7克。

加减:贫血重者,加当归、白芍;脾胃虚、有腹泻者,减大黄;阳虚者,加肉桂、制附子;外感咽痛者,加金银花、金荞麦;肌肉震颤、关节骨痛者,加牡蛎、珍珠母;皮肤瘙痒者,加苦参、白鲜皮;水肿者,加益母草、泽泻。

应用方法:注意休息,避免过劳和用对肾脏有毒性的药物,防止感染,摄入优质低蛋白饮食,控制血压在正常范围。在此基础上应用上述中药,每日1剂,水煎分早晚服。

功能主治:补脾肾,泻湿浊,解毒活血。主治慢性肾衰竭。

(6)和胃泄浊汤

药物组成:制半夏、白术、当归、生大黄(后下)各12克,陈皮9克,茯苓15克,党参20克,干姜、川黄连、砂仁(后下)各5克,代赭石、黄芪、六月雪各30克。

加减:呕吐甚者,加枇杷叶(包煎)30克;夜寐不安者,加灵磁石30克;手足抽搐者,加生龙骨、生牡蛎各30克;皮肤瘙痒者,加地肤子15克;牙宣鼻衄者,加茜草30克;畏寒甚者,加熟附子9克。

应用方法:每日1剂,水煎分早晚服,2个月为1个疗程。同时嘱患者进高质量低蛋白、低盐饮食,血压偏高者加服珍菊降血压片。

功能主治:和胃泄浊,补养气血。主治慢性肾衰竭。

(7)益肾活血解毒汤

药物组成：黄芪、丹参各 30 克,太子参、肉苁蓉各 20 克,白术、茯苓、淫羊藿各 15 克,川芎、当归各 12 克,生大黄 10 克。

加减：痰浊中阻者,加竹茹、半夏各 10 克;脾肾阳虚者,加制附子 10 克,桂枝 6 克;肝肾阴虚者,加生地黄、女贞子各 15 克;年老体虚或大便溏薄者,改生大黄为制大黄。

应用方法：每日 1 剂,水煎分早晚服,连续服用 2 个月。

功能主治：补肾泄浊,活血解毒。主治肾衰竭。

28. 治疗肾盂肾炎常用的验方有哪些

(1)三草通淋汤

药物组成：鱼腥草、蒲公英各 30 克,车前草、石韦、金银花、丹参各 15 克,琥珀(冲服)2 克,木通 10 克,甘草 6 克。

加减：血尿明显者,加大蓟、小蓟、地榆;脓尿者,加半枝莲;发热者,加柴胡、栀子;有结石者,加金钱草、海金沙;少腹拘急者,加乌药、川楝子。

应用方法：每日 1 剂,水煎分早晚服。

功能主治：清热解毒,利湿通淋,佐以活血化瘀。主治急性肾盂肾炎。

(2)活血益肾汤

药物组成：桃仁、黄柏各 6 克,丹参 15 克,赤芍、熟地黄、杜仲各 10 克,山药、车前草各 12 克。

加减：阴虚内热型,加栀子、知母、萹蓄、熟大黄、蒲公英;气虚血瘀型,加党参、黄芪、太子参、白术、何首乌;阳虚血滞型,加熟附子、肉桂、淫羊藿;腰痛甚者,加川续断、桑寄生;尿血者,加大蓟、小蓟、白茅根。

应用方法：每日 1 剂,水煎分早晚服,2～4 周为 1 个疗程。

功能主治：活血化瘀,补肾健脾,清热通淋。主治慢性肾盂肾炎。

（3）解毒通淋汤

药物组成：金银花、蒲公英各 45 克，白茅根 30 克，土茯苓、滑石、丹参各 15 克，香附 10 克，生甘草 6 克。

加减：往来寒热者，加柴胡、黄芩；小便艰涩不利者，加车前子、木通；血尿者，重用白茅根，加小蓟；尿混浊者，加萆薢；慢性肾盂肾炎急性发作者，加黄柏、女贞子。

应用方法：上药先用凉水浸泡 1～2 小时，用大火煎开，改小火煎煮 20 分钟，取汁 300 毫升，再加水复煎，取汁 200 毫升，将 2 次药汁混合，分 2 次服。

功能主治：清热利湿，解毒通淋。主治急性肾盂肾炎。

（4）金银花土茯苓汤

药物组成：金银花、连翘、土茯苓、白头翁、蒲公英各 15 克，生地黄、黄芩、黄柏、车前子、泽泻、生甘草各 10 克。

加减：急性发作期有尿路刺激症状或尿白细胞增多者，加生地榆、地骨皮、鲜白茅根、白花蛇舌草；临床缓解期无尿路刺激症状、病情相对稳定者，去黄芩、车前子、泽泻，加猪苓、白术、阿胶、黄芪、山药。

应用方法：每日 1 剂，水煎取汁 500 毫升，代茶饮，连续用药 10 周。

功能主治：清热利湿，通利三焦。主治慢性肾盂肾炎。

（5）旱莲女贞红藤汤

药物组成：墨旱莲、女贞子、红藤、败酱草、土茯苓、白茅根、车前子各 30 克，萆薢 20 克，桃仁、薏苡仁各 15 克，蒲黄炭、五灵脂、生甘草各 10 克。

应用方法：每日 1 剂，水煎分早晚服，10 日为 1 个疗程。

功能主治：清热解毒利湿，健脾补肾泄浊，凉血活血止血。主治慢性肾盂肾炎。

（6）固肾利湿化瘀汤

药物组成：黄芪、生地黄、熟地黄、土茯苓、白花蛇舌草各 30 克，山茱萸、当归、泽泻、赤芍、白芍各 15 克，车前子、石韦、丹参各 20 克，蝉蜕、红花、甘草各 10 克。

加减：尿痛、尿频、尿急者，加大黄 10 克，瞿麦、萹蓄各 15 克，小蓟 30 克；腰痛甚者，加川续断、菟丝子、桑寄生各 30 克；胁腹胀满者，加枳壳、延胡索、莱菔子各 12 克，广木香 6 克；伴血尿甚者，加茜草 10 克，白茅根 30 克，蒲黄炭 20 克。

应用方法：每日 1 剂，水煎分早晚服，30 日为 1 个疗程。待临床症状消失、尿液检查阴性后，用黄芪 20 克，车前草、茜草各 10 克，蒲公英 15 克，泡茶每日饮，持续 6 个月。

功能主治：益气固肾，利湿活瘀。主治慢性肾盂肾炎。

（7）五味消毒饮加味方

药物组成：蒲公英 30 克，金银花、紫花地丁、野菊花、紫背天葵各 15 克。

加减：尿痛短涩者，加瞿麦、萹蓄、车前子、木通；少腹或尿道胀痛者，加乌药、枳壳；血尿者，加小蓟、白茅根、蒲黄；尿液混浊者，加萆薢、薏苡仁；年老体弱、下坠欲尿或尿不自禁者，加黄芪、党参、升麻、白术、川续断；舌红少津者，加生地黄、知母、芦根；尿频而无急痛者，加桑螵蛸、益智仁。

应用方法：急性期每日 2 剂，水煎服；待急性期症状控制后改为每日 1 剂，水煎分 2 次服；每日 2 剂者，分 4～6 次服完。病程长达 50 日以上者，待症状消失后用六味地黄丸调养善后。

功能主治：清热解毒，利湿通淋。主治急慢性肾盂肾炎。

29. 治疗肾结石常用的验方有哪些

（1）排石汤

药物组成：金钱草、黄芪各 60 克，小茴香、车前子各 20 克，海金沙、川牛膝、赤芍、橘核各 15 克,大黄 10 克,丹参 30 克,炙甘草 3 克。

应用方法:每日 1 剂,水煎分 2 次服,7 日为 1 个疗程。服药后多饮水,适当做跳跃运动。

功能主治:清热祛湿,活血化瘀,通淋排石。主治泌尿系结石。

(2)肾石汤

药物组成:海金沙、丹参、苍术各 25 克,鸭跖草、茯苓、石韦、瞿麦、冬葵子、鸡内金各 20 克,金钱草 30～60 克,车前子、三棱、莪术、川牛膝、红花各 15 克,生甘草 10 克。

加减:肾结石体积较大者,加穿山甲、皂角刺各 25 克;气虚血瘀者,加鸡血藤 30 克,香附 20 克;肾阳虚者,加熟附子、肉桂各 10 克,仙茅、补骨脂各 25 克。

应用方法:每日 1 剂,水煎分早晚饭前服;服药 20 分钟后多饮开水,并适量活动。

功能主治:清热利湿,软坚排石。主治肾结石。

(3)四金汤

药物组成:金砂牛 10 克,金钱草、海金沙、鸡内金各 15 克。气虚加党参 15 克,猫爪草 12 克;血瘀加路路通、土牛膝各 12 克;湿热加石韦、泽泻各 15 克,车前子 10 克。

应用方法:每日 1 剂,水煎分早晚服,10 日为 1 个疗程。

功能主治:利湿通淋,化瘀通络,软坚消石。主治肾结石。

(4)金黄排石汤

药物组成:金钱草 40 克,海金沙、滑石(包煎)、车前子(包煎)、黄芪各 30 克,鸡内金 25 克,石韦 20 克,枳壳、厚朴、川牛膝各 15 克,杜仲、琥珀末(冲服)各 10 克。

加减:阴虚者,加生地黄 30 克;阳虚者,加制附子、桂枝各 10 克;血尿者,加白茅根 30 克,茜草 20 克;腰痛甚者,加川续断 20 克;腹痛甚者,加三七 15 克,延胡索 10 克;便秘者,加大黄、芒硝各

10 克;合并泌尿系感染者,加黄柏 20 克,紫花地丁 15 克,鱼腥草 30 克;气滞血瘀者,加王不留行、赤芍、桃仁各 15 克,丹参 20 克。

应用方法:每日 1 剂,水煎服;亦可以水煎代茶饮,10 日为 1 个疗程。

功能主治:清热利湿,通淋排石,佐以益气补肾。主治泌尿系结石。

(5)六味地黄加味方

药物组成:山药、生地黄、茯苓、牡丹皮、地龙各 25 克,山茱萸、泽泻、三棱、莪术、延胡索各 20 克,滑石、车前子、海金沙各 30 克,怀牛膝 50 克。

加减:若结石久攻不下者,加昆布、海藻各 25 克。

应用方法:每日 1 剂,水煎分早晚服。

功能主治:滋阴补肾,破瘀通络,排石通淋。主治肾结石。

(6)补中益气加味方

药物组成:黄芪、党参各 20 克,白术、瞿麦、萹蓄各 12 克,升麻、柴胡、陈皮、当归、赤芍、枳壳各 10 克,石韦、鸡内金各 15 克。

加减:伴血尿者,加白茅根、蒲黄炭各 12 克。

应用方法:每日 1 剂,加水 1 000 毫升,煎至 400 毫升,分 2 次温服。

功能主治:益气健脾,化石通淋。主治肾结石。

(7)血府逐瘀加减方

药物组成:桃仁、川芎、牛膝、枳壳、黄芪、鸡内金(研末、冲服)各 15 克,当归、赤芍、柴胡、生地黄各 10 克,王不留行 30 克,甘草 5 克。

加减:伴大便秘结、身体壮实者,加生大黄 10 克;尿路梗阻、肾功能不全者,加黄芪 30 克;伴有尿路感染者,加蒲公英 10 克,厚朴 15 克;女性月经量少、行经则乳房胀痛者,加浙贝母 15 克,鳖甲 10 克。

应用方法：每日1剂，水煎分早晚服。

功能主治：化瘀通淋，行气止痛，利尿排石。主治肾结石及肾积水。

30. 治疗肾病为何要谨慎合理地使用中草药

现今，越来越多的中草药被用于治疗急性肾炎、慢性肾炎、肾病综合征等肾脏疾病，治疗肾病的验方，以及新的中成药更是层出不穷，有相当一部分肾病患者认为中药无不良反应，应用中药治疗即使无效也无坏处，今天用这个验方，明天又换那个新药。其实中草药同样有不良反应，治疗肾病也应注意谨慎合理地使用中草药。

(1)中草药也有不同程度的不良反应：一般认为，中草药无不良反应，其实这种观点是错误的。是药三分毒，有相当一部分中草药有不同程度的不良反应，尤其是长期服用时，其不良反应更加明显。前些年的"关木通致肾衰竭事件""龙胆泻肝丸事件"不都是由中草药的不良反应引发的吗？例如，中药七叶一枝花、皂角所含皂苷和酚类，长期服用可引起恶心呕吐、头痛、食欲下降、便溏、腹胀等症状，并可引发肝细胞坏死；郁金、姜黄所含樟脑能引发中枢兴奋、烦躁不安、头痛头昏；桃仁可致神经系统严重损害；川楝子所含毒素可抑制呼吸，引发内脏出血等。即使药性比较平和、没有发现其有明显不良反应的中草药，长期服用也有偏热偏凉、滋腻碍胃等问题，其安全性也大打折扣。因此，使用中草药治疗肾病必须谨慎选择，合理运用，做到选药恰当，剂量合适，疗程适当。

(2)应用中草药诈骗钱财者时有发生：采用中草药治疗急慢性肾脏疾病，以其疗效相对较好，无明显的不良反应，具有简、便、廉的特点，而深受广大患者欢迎。需要指出的是：有不少利欲熏心者打着用中草药治疗肾病的幌子，把中草药治疗肾病当成赚钱、骗钱的重要手段，应用中草药诈骗肾病患者钱财者时有发生。目前，街头、小报随处可见的治肾病小广告,其承诺比比皆是,只要稍有医学常识者都知道以上承诺纯属谎话。那么,为什么有如此众多的承诺广告呢?其结论就是利用肾病患者求医若渴的心理诈骗钱财。因此,肾病患者必须保持清醒的头脑,多问几个为什么,谨慎使用中草药,千万不可轻信治疗肾病的小广告。

(3)中药同样面临药贵而疗效不稳定:中草药曾以简、便、廉著称,享有较高的声誉,问题是现今许多中药贵得令人咋舌,含有冬虫夏草、穿山甲、山茱萸、砂仁等名贵中药材的中药汤剂其价钱更是高得离谱,取一剂中药少者二十元、三十元,多者可达五十元、六十元,甚至一百多元,治疗急慢性肾病不是服用十剂、八剂中药就能达到目的的,一吃就是几十剂、上百剂,方能稳定其病情,价格自然也就不菲,所以使用中草药同样面临药贵的问题。另外,中草药治疗肾病还存在疗效不确定的问题,并不像人们想象的那样如何好,一用就能改善肾病患者症状甚至治愈肾病是不现实的,如中药治疗慢性肾衰竭的疗效就欠佳。治疗急慢性肾病,需要辨证准确,治法、用药得当,并注意与其他治疗调养方法密切配合,方能取得好的疗效,过分强调药物的作用往往适得其反。因此,应用中草药治疗肾病要三思而行,要视患者的具体情况谨慎合理地使用。

31. 中成药的处方来源有哪些,组方有何特点

中成药是指以中药材为原料,在中医理论指导下,按照规定的处方、生产工艺和质量标准,生产的复方制剂或提取加工而成的中药新剂型。中成药具有组方严谨、疗效确切、便于携带、服用方便、适宜工业化生产等特点,受到人们的普遍欢迎。中成药既有可供医生治病使用的处方药,又有可供具有一定医药知识的患者自行购用的非处方药,其品种繁多,仅适用于急性肾炎、慢性肾炎、肾病综合征,以及肾盂肾炎、肾结石等肾病者,就有百余种。

（1）中成药的处方来源：中成药的处方来源有历史文献选录的处方、民间验方，以及新研制的药方。历代文献选录的处方，多为医药学家对历史上长期用药经验或对当时用药经验的总结，特点是组成严谨，疗效确切，如经方指张仲景《伤寒杂病论》中的处方；民间验方是指历代文献中未收载而民间流传很广的有效经验处方；新研制的中成药则是指近年来按《新药审批办法》或《药品注册管理办法》研制、经国家药政部门批准生产的中成药，其中一部分是按中医理论研制的，也有一部分是按照现代医学理论和方法研制的。

（2）中成药的组方特点：来源于医药文献的中成药，是古人遵循祖国医学理论，按照"主、辅、佐、使"的配伍原则组方的，"主、辅、佐、使"的配伍原则能非常好地体现中医的"整体观念"和"辨证论治"的思想，可以在中医理论体系的指导下，最大限度地发挥药品的治疗作用。新研制的中成药部分是在总结临床经验的基础上，按照中医药理论组方的，此外还有一部分是根据药物的化学成分、动物实验结果或有关研究报道、资料而设计的，这类中成药不能单用中医理论来解释，可以说是中西医结合、中药与现代科学相结合的产物。

32. 如何选择治疗肾病的中成药

用于治疗各种肾病的中成药较多，它们各有不同的使用范围，临床上如何选择使用，直接关系到治疗效果。在选用中成药前，首先要仔细阅读说明书，了解其功效和主治，之后根据具体情况，有的放矢的使用。

（1）医生指导：虽然相对西药而言中成药的不良反应要低得多，但是由于中成药有其各自的功效、适应证。若药不对症，不仅无治疗作用，反而会加重病情，甚至引发不良反应，因此肾病患者在选用中成药时，一定要请教医生，在医生的指导下选用。

（2）阅读标签：大凡中成药，在其外包装上都有标签，有的还有说明书，不论是标签还是说明书，其上面都能提供该药的功效、适应证、用法用量、注意事项等，仔细阅读中成药上面的标签和说明书，对正确选用中成药大有好处。

（3）辨病选药：即根据肾病的诊断选药，这些药物一般无明显的寒热偏性，只要诊断为肾病，明确是急性肾炎、慢性肾炎、肾病综合征，还是肾盂肾炎、肾结石等，就可根据病情选择应用。

（4）辨证选药：即根据肾病患者的发病机制和临床表现的不同，通过辨证分型，确立相应的治则，之后根据治疗原则选取中成药。绝大多数中成药是针对不同证型而设的，只有用于适宜的证型才能发挥最好的疗效。要做到辨证选药，既要了解药性，也要清楚中成药的药物组成、功能主治，还要掌握辨证论治的方法。

（5）综合选药：即综合考虑肾病患者的病、证、症来选择适宜的中成药。有时患者可表现为多种证型的复杂情况，且症状也较突出，故要选用两种或几种药物进行治疗。随着治疗的进展，证、症均会发生改变，治疗选药也要相应的调整。

33. 怎样保管治疗肾病的中成药

肾病患者在病情稳定时一般是在家中进行治疗的，且服用中成药者居多，保管好中成药关系到用药的安全有效，所以也应给予重视。

（1）适量储备中成药：肾病患者家中多自备有药物，其中以中成药居多，需要注意的是家庭自备中成药不宜太多，太多不仅浪费金钱和药物，还容易变质失效。对于慢肾病患者来说，通常最多保存1～2周的用药量，若需要继续服用可用完再购买。

（2）妥善保管中成药：中成药应放在适当的地方，避免日光直射、高温及潮湿，以干燥、通风、阴凉处为宜，并防备小儿误拿、误服。已经开启的瓶装中成药应注意按瓶签说明保管（如加盖、防潮

 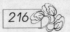

等）。储存中成药一定要有标签,写清药名、规格,切勿仅凭记忆无标签取放。

（3）防止中成药变质:防止中成药变质是正确保存中成药的关键所在,为了防止中成药变质,瓶装中成药用多少取多少,以免污染。对瓶装液体中成药更应注意,只能倒出,不宜再往回倒,更不宜将瓶口直接往嘴里倒药。

（4）注意检查中成药:服用中成药前应检查药品,注意其有效期、失效期等,不能服用超过有效期或已失效的药物。当然,药品质量的好坏与保管有密切关系,保管不善,药品可能提前变质,所以在用前还须检查药品质量,若有发霉变质应妥善处理,不可再服。对药名、规格有疑问的药,切勿贸然使用,以免发生意外。

34. 如何服用治疗肾病的中成药

治疗肾病最常用的是内服中成药,正确掌握服用方法,对保证安全有效地使用中成药,具有十分重要的意义。

（1）服药时间:服药时间的确定,应根据病情的需要,以尽量发挥药物的治疗作用,减少不良反应为原则。通常情况下,无特殊规定的一般口服药,每日量分 2～3 次饭前或饭后 0.5～1 小时服用。除非特别要求,一般不宜在饭前或饭后马上服药。因为,服药后即进食或进食后即服药均会增加胃的容量,加重胃部胀满不适等症状。

要根据药物作用的不同,采用不同的服药时机。通常具有补益作用的中成药宜在饭前服,以利吸收;具有润肠通便作用的中成药宜在空腹或半空腹时服,以利清除胃肠积滞;具有健胃作用的中成药用于开胃的宜饭前服用,用于消食导滞的宜饭后服用;对胃有刺激的药物宜饭后服,以缓和药物对胃黏膜的刺激。个别特殊服用方法的药物应严格遵照医嘱。

（2）服用注意:服药前应仔细阅读药品说明书,注意其中的使用方法、注意事项及禁忌证。培养合理的用药习惯,切不可随意加大剂量、品种或过早地停用药物,尤其要养成在医生、药师指导下用药的习惯。要注意药物的不良反应,如若出现,应及时到医院就诊,以免贻误病情。

对于肾病患者来说,片剂、胶囊剂、丸剂应用较多。通常片剂、胶囊剂是整片、整粒服下,肠溶片必须整片吞服,不得压碎;大蜜丸可掰成小块服。在服药时应取立姿,并喝足量的水,切不可不用水送而干吞药物。

35. 治疗肾病常用的中成药有哪些

(1)肾炎片

药物组成:一枝黄花、马鞭草、白茅根、车前草、葫芦壳、白前。

功能主治:清热解毒,利水消肿。适用于急性肾炎、慢性肾炎和泌尿系感染。

用法用量:每次 6～8 片,每日 3 次,温开水送服。

注意事项:低盐饮食,治疗期间忌食辛辣刺激性食物。

(2)三金片

药物组成:金樱根、金刚刺、羊开口、金沙藤、积雪草。

功能主治:清热解毒,利湿通淋,益肾。适用于下焦湿热、热淋,小便短赤,淋漓涩痛,以及肾虚、湿热下注型急性肾盂肾炎、慢性肾盂肾炎、膀胱炎、尿路感染者。

用法用量:每片相当于原药材 3.5 克,每次 3 片,每日3～4次,温开水送服。

注意事项:忌烟酒及辛辣食物,不宜在服药期间同时服用滋补性中药,对本品过敏者忌用。

(3)肾炎舒片

药物组成:苍术、茯苓、白茅根、防己、生晒参、黄精、菟丝子、枸杞子、金银花、蒲公英等。

功能主治：益肾健脾，利水消肿。适用于脾肾阳虚型肾炎引起的水肿、腰痛、头晕、乏力等。

用法用量：每片 0.25 克，每次 6 片，每日 3 次，温开水送服。

注意事项：低盐饮食，水肿甚者或血压过高者应禁盐，忌辛辣刺激之品。

（4）肾康宁片

药物组成：黄芪、丹参、茯苓、泽泻、益母草、淡附片、锁阳、山药。

功能主治：温肾益气，活血渗湿。适用于肾气亏损型慢性肾炎及肾功能不全所引起的腰酸疲乏、畏寒肢冷及夜尿增多等。

用法用量：每次 5 片，每日 3 次，温开水送服。

注意事项：治疗期间忌用激素，限制食盐的摄入量，以低盐饮食为宜，避免刺激性食物及肾毒性药物。

（5）八正合剂

药物组成：瞿麦、车前子、萹蓄、大黄、滑石、栀子、甘草、川木通、灯心草。

功能主治：清热通淋，利尿。适用于湿热下注所致小便短赤，淋漓涩痛，口燥咽干等。

用法用量：每次 15～20 毫升，每日 3 次，摇匀服。

注意事项：本品苦寒，脾肾阳虚者忌用。

（6）石淋通片

药物组成：金钱草、石韦、海金沙、滑石、忍冬藤。

功能主治：清热利湿，通淋排石。适用于膀胱湿热，石淋涩痛，尿路结石，以及肝胆膀胱湿热型泌尿系感染。

用法用量：每片 0.35 克，每次 4 片，每日 3 次，温开水送服。

注意事项：忌食辛、燥、酸、辣食物，孕妇忌服。

（7）结石通片

药物组成：广金钱草、玉米须、石韦、鸡骨草、茯苓、车前草、海金沙、白茅根。

功能主治:清热利湿,通淋排石、镇痛止血。适用于泌尿系感染,膀胱炎,肾炎水肿,尿路结石,小便混浊,尿道灼痛等。

用法用量:每片相当于原药材2克,每次5片,每日3次,温开水送服。

注意事项:忌食辛、燥、酸辣食物,孕妇忌服。

(8)排石颗粒

药物组成:车前子、甘草、木通、滑石、瞿麦、金钱草、苘麻子、忍冬藤、石韦、徐长卿。

功能主治:清热利水,通淋排石。适用于湿热下注型用于肾结石、输尿管结石、膀胱结石等。

用法用量:每次10克,每日3次,开水冲服,或遵医嘱。

注意事项:脾虚便溏者及孕妇慎用,服药期间应多饮水并适当活动。忌油腻食物。

(9)清淋冲剂

药物组成:瞿麦、萹蓄、木通、车前子、滑石、大黄、甘草。

功能主治:清热泻火,利尿通淋。适用于膀胱湿热,尿频涩痛,淋漓不畅,癃闭不通,小腹胀满,口燥咽干等。

用法用量:每次10克,每日2次,开水冲服。

注意事项:本品苦寒,体质虚弱者不宜服,孕妇忌服。

(10)肾舒冲剂

药物组成:白花蛇舌草、大青叶、瞿麦、海金沙、萹蓄、黄柏、淡竹叶、茯苓、生地黄、甘草。

功能主治:清热解毒,利水通淋。适用于尿道炎、膀胱炎、急性肾盂肾炎、慢性肾盂肾炎等。

用法用量:每次30克,每日3次,开水冲服。

注意事项:本品苦寒,体虚胃寒者不宜服,孕妇忌服。

（11）复肾宁片

药物组成：车前子、木通、栀子、萹蓄、制大黄、知母、黄柏、瞿麦、牛膝、乳香、防己。

功能主治：清热解毒，渗湿利尿。适用于肾盂肾炎、急性尿路感染、慢性尿路感染。

用法用量：每次 6～8 片，每日 3 次，温开水送服。

注意事项：脾胃虚寒、便溏者不宜服，孕妇忌服，不宜久服。

（12）血尿胶囊

药物组成：棕榈子、菝葜、薏苡仁。

功能主治：清热利湿，凉血止血。适用于急慢性肾盂肾炎血尿，肾炎血尿，泌尿系结石、肾挫伤所引起的血尿，以及不明原因所致血尿，亦可作为治疗泌尿系肿瘤的辅助药物。

用法用量：每粒 0.5 克，每次 5 粒，每日 3 次，饭后温开水送服。

注意事项：孕妇慎用。

（13）肾宁散胶囊

药物组成：西瓜翠衣、紫皮大蒜等。

功能主治：消炎，利尿，消除水肿及尿蛋白。适用于急性肾炎、慢性肾炎、肾盂肾炎。

用法用量：每粒 0.5 克，每次 12～20 粒，用白茅根 50 克煎水 400 毫升冲服，每日早晚空腹各 1 次。

注意事项：治疗期间适当限制食盐摄入，忌服激素及刺激性食物。

（14）知柏地黄丸

药物组成：知母、黄柏、熟地黄、山茱萸、牡丹皮、山药、茯苓、泽泻。

功能主治：滋阴降火。适用于阴虚火旺，潮热盗汗，口干咽燥，耳鸣遗精，小便短赤者。

用法用量：每次 8 丸，每日 3 次，淡盐汤或温开水送服。

注意事项：脾虚便溏，消化不良者不宜使用。

（15）肾炎消肿片

药物组成：桂枝、泽泻、陈皮、香加皮、苍术、茯苓、生姜皮、大腹皮、黄柏、椒目、冬瓜皮、益母草等。

功能主治：健脾渗湿，通阳利水。适用于脾虚湿盛型急慢性肾炎，症见肢体水肿，晨起面肿甚，午后腿肿较重，按之凹陷，身体困重，尿少，脘胀食少，舌苔白腻，脉沉缓等。

用法用量：每片 0.32 克，每次 4～5 片，每日 3 次，温开水送服。

注意事项：治疗期间适当限制食盐摄入，忌食辛辣刺激性的食物，忌服有肾毒性的药物。

（16）肾炎解热片

药物组成：白茅根、连翘、荆芥、杏仁、陈皮、大腹皮、泽泻、茯苓、桂枝、车前子、赤小豆、生石膏、蒲公英、蝉蜕等。

功能主治：疏解风热，宣肺利水。适用于风热型急性肾炎，症见发热不恶寒或热重寒轻，头面眼睑水肿，咽喉肿痛或口干咽燥，肢体酸痛，小便短赤，舌苔薄黄，脉浮数者。

用法用量：每片 0.32 克，每次 4～5 片，每日 3 次，温开水送服。

注意事项：治疗期间适当限制食盐摄入，忌食辛辣刺激性食物，忌服具有肾毒性的药物。

（17）济生肾气丸

药物组成：熟地黄、山茱萸、牡丹皮、山药、茯苓、泽泻、肉桂、附子、牛膝、车前子。

功能主治：温肾化气，利水消肿。适用于肾虚水肿，腰膝酸重，小便不利，痰饮喘咳者。

用法用量：每次 9 克，每日 2 次，温开水送服。

注意事项：本品多温燥渗利之品，孕妇慎用。服药期间忌生冷、油腻、辛辣、刺激之品，以防助湿生痰。

(18)泌尿宁颗粒

药物组成：柴胡、五味子、萹蓄、黄柏、白芷、川续断、桑寄生、菌麻子、甘草。

功能主治：清热通淋，利尿止痛，补肾固本。适用于热淋，小便赤涩热痛，以及泌尿系感染等。

用法用量：每次12克，每日3次，开水冲服。

注意事项：体虚胃寒者不宜用。

(19)金匮肾气丸

药物组成：附子、肉桂、熟地黄、山药、山茱萸、泽泻、茯苓、牡丹皮。

功能主治：温补肾气。适用于肾气不足，腰痛膝软，消渴水肿，肾虚咳喘，小便频数，大便溏泻者。

用法用量：每次9克，每日2次，温开水送服。

注意事项：阴虚有火，以及阳热实证患者不宜用。

(20)肾炎温阳片

药物组成：人参、黄芪、附子、党参、茯苓、肉桂、五加皮、木香、大黄、白术、葶苈子等。

功能主治：温肾健脾，化气行水。适用于慢性肾炎，症见脾肾阳虚，全身水肿，面色苍白，脘腹胀满，纳少便溏，神倦食少者。

用法用量：每片0.32克，每次4～5片，每日3次，温开水送服。

注意事项：治疗期间适当限制食盐摄入，忌食辛辣、刺激性的食物，忌服有肾毒性的药物，注意起居调节，预防感冒，避免劳累。

(21)肾炎平颗粒

药物组成：金樱子、菟丝子、山药、墨旱莲、女贞子、莲须、黄芪、党参、白术、茯苓、紫苏叶、蝉蜕、益母草。

功能主治：疏风活血，补气健脾，补肾益精。适用于脾虚湿困及脾肾两虚之轻度水肿，倦怠乏力，头晕耳鸣，纳呆食少，腰膝酸软,夜尿增多者。

用法用量:每次 10 克,每日 2 次,开水冲服。

注意事项:治疗期间适当限制食盐摄入,感冒发热、咽喉肿痛者忌服,注意休息,避风寒,防外感,避免劳累。

(22)肾复康胶囊

药物组成:白茅根、槐花、藿香、土茯苓、益母草。

功能主治:清热利尿,益肾化浊。适用于热淋涩痛,急性肾炎水肿,慢性肾炎急性发作。

用法用量:每粒 0.3 克,每次 4~6 粒,每日 3 次,温开水送服。

注意事项:过敏体质者慎用。服药期间饮食宜清淡易消化、低盐、低脂,戒除烟酒,忌食腥发食物及辛辣肥腻食物。适当休息,避免过度劳累,尤其要节制房事,以免病情加重恶化。

(23)复方石韦片

药物组成:石韦、黄芪、苦参、萹蓄。

功能主治:清热燥湿,利尿通淋。适用于小便不利,尿频、尿急、尿痛,下肢水肿等;也用于急性肾炎、慢性肾炎、肾盂肾炎、膀胱炎、前列腺炎、尿道炎见上述症状者。

用法用量:每片 0.35 克,每次 5 片,每日 3 次,温开水送服,15日为 1 个疗程。

注意事项:本品苦寒,体质虚寒者不宜用。

(24)尿毒清颗粒

药物组成:大黄、黄芪、桑白皮、苦参、白术、茯苓、制何首乌、白芍、丹参、车前草。

功能主治:通腑降浊,健脾利湿,活血化瘀。适用于脾虚血瘀型慢性肾衰竭氮质血症期和尿毒症早期。本品可降低血肌酐、尿素氮、稳定肾功能、延缓透析时间,对改善肾性贫血、提高钙、降低血磷也有一定作用。

用法用量:每袋重 5 克,每日 6:00、12:00、18:00 各服 1 袋,

22:00服2袋,每日最大量8袋,用温开水冲服。

注意事项:本品为含糖制剂,糖尿病肾病所致肾衰竭者不宜用。孕妇慎用,过敏体质者慎用。坚持长期对肾炎及高血压肾病、糖尿病肾病等的合理治疗。限制蛋白饮食,摄入含高热能、维生素及微量元素的食物。血钾高者限制含钾食物,避免食用果汁。水肿及高血压者应限制食盐的摄入。

(25)尿感宁冲剂

药物组成:海金沙、金钱草、凤尾草、萆草、紫花地丁。

功能主治:清热解毒,通淋利尿,抗菌消炎。适用于急性尿路感染、慢性尿路感染。

用法用量:每次15克,每日3～4次,开水冲服。

注意事项:本品苦寒,脾肾阳虚者忌用。

(26)肾石通冲剂

药物组成:金钱草、王不留行、瞿麦、萹蓄、延胡索、鸡内金、丹参、木香、海金沙、牛膝。

功能主治:清热利湿,活血止痛,化石排石。适用于肾结石、膀胱结石、输尿管结石、前列腺结石等。

用法用量:每次12克,每日2次,开水冲服。

注意事项:孕妇禁服。

(27)慢肾宝合剂

药物组成:地骨皮、太子参、泽泻、全蝎、龟甲。

功能主治:益气滋肾,利水通络。适用于气阴两虚型慢性肾炎,症见面、肢水肿,腰膝酸痛,倦怠乏力者。

用法用量:每次5毫升,每日3次,口服。

注意事项:尿毒症患者忌服。

(28)肾炎四味片

药物组成:细梗胡枝子、石韦、黄芪、黄芩。

功能主治:活血化瘀,清热解毒,补肾益气,消肿利尿。适用于慢性肾炎恢复肾功能,增进食欲,改善自觉症状。对临床症状水肿、高血压、蛋白尿、尿红细胞及管型均有不同程度的改善作用,对慢性肾功能不全和降低非蛋白氮、酚红排泄率有较明显的改善。

用法用量:每次 8 片,每日 3 次,饭后温开水送服,3 个月为 1 个疗程。

注意事项:服药期间忌服激素类药物及环磷酰胺、氮芥等。

(29)清热通淋胶囊

药物组成:爵床、苦参、白茅根、硼砂。

功能主治:清热利湿通淋。适用于下焦湿热所致之热淋,症见小便频急,尿道刺痛,尿液混浊,口干苦等,以及急性下尿路泌尿系感染见上述症状者。

用法用量:每片 0.37 克,每次 4 片,每日 3 次,温开水送服,2 周为 1 个疗程。

注意事项:肾功能不良者注意定期复查,虚证慎用,孕妇忌服。

(30)琥珀消石颗粒

药物组成:赤小豆、当归、琥珀、海金沙、金钱草、鸡内金、蒲黄、牛膝、郁金。

功能主治:清热利湿,通淋消石。适用于石淋、血淋,也用于泌尿系统结石。

用法用量:每袋相当于原药材 35 克,每次 1 袋,每日 2 次,开水冲服。

注意事项:素体虚寒者不宜用。

36. 药物敷贴法调治肾病有何作用

药物敷贴法是把中草药药物经加工处理,在人体体表某一部位外敷或贴穴,使外敷药物通过肌肤吸收或借助对穴位、经络的刺激作用来治疗疾病的一种外治方法。药物敷贴法以取材简单、方便实用、价格低廉、不良反应较少、适应证广泛而著称。药物敷贴法不仅可治疗所敷部位的病变,而且可以通过经络"内属脏腑,外络肢节,沟通表里,贯通上下"的作用,选择针对疾病的经络穴位,治疗全身性疾病。

药物敷贴法和中医其他治疗方法一样,也是以中医学整体观念和辨证论治为指导思想的,主要是通过药物的作用、局部刺激作用,以及经络调节而起治疗作用的。正如清代医家吴师机所说:"外治之理,即内治之理,外治之药,亦即内治之药,所异者法耳。"也就是说,内治和外治法的理、方、药三者是相同的,不同者仅仅是方法各异而已。根据肾病患者的不同病情和证型,按药物性味、归经及作用进行辨证选药,使外敷药通过肌肤毛孔吸收,发挥药物自身的治疗作用,"外惹内效",调整脏腑功能,调和阴阳气血,可收到宣肺利水、利尿消肿、健脾补肾、滋阴助阳、清热利湿、利尿通淋、温肾健脾等多种功效,能减轻或缓解急性肾炎、慢性肾炎、肾病综合征、肾盂肾炎、肾结石等肾病患者水肿、小便不利、神疲乏力、腰部酸痛、蛋白尿等诸多症状,阻止或延缓肾病进一步发展,促使其逐渐康复。同时,外敷药物对穴位的刺激,可改善局部血液循环,通过经络的传导作用来补虚泻实,促进阴阳平衡,增强机体抗病能力,这也有助于改善肾病患者的自觉症状和促使病体逐渐康复。

37. 应用药物敷贴法调治肾病应注意哪些

为了保证药物敷贴法调治肾病安全有效,避免不良反应发生,在应用时应注意以下几点。

(1)注意局部消毒:敷药局部要注意进行清洁消毒,可用75％酒精擦拭局部皮肤,也可用其他消毒液洗净局部皮肤,然后敷药,以免发生感染。

(2)做到辨证选药:外敷药和内服药一样,也应根据病情的不同辨证选药,抓住疾病的本质用药,方能取得好的治疗疗效,切不可不加分析地乱用。药物敷贴法必须在医生的指导下,掌握操作要领和注意事项,根据药物敷贴法的适应证选择患者,严禁有敷贴禁忌证者进行药物敷贴治疗。

(3)正确选穴敷药:在应用穴位敷药时,所取穴位不宜过多,每穴用药量宜小,贴敷面积不宜过大,时间不宜过久。要注意外敷药物的干湿度,过湿容易使药糊外溢,太干又容易脱落,一般以药糊为稠厚状有一定的黏性为度。

(4)重视不良反应:一些刺激性较大或辛辣性的药物对皮肤有一定的刺激作用,可引起局部皮肤红肿、发痒、疼痛、起疱等不良反应;有些患者敷药后还可出现皮肤过敏等现象,还有些患者对胶布或伤湿止痛膏过敏。对这些患者应及时予以对症处理,或改用其他治疗方法。敷贴部位皮肤有破损者及伴有其他重病者,不宜采用药物敷贴法。

(5)注意配合他法:药物敷贴疗法调治肾病的作用有限,虽然能改善或缓解患者的自觉症状,但难以达到治愈的目的。临床中需注意与药物治疗、饮食调理、起居调摄等其他治疗调养方法配合应用,以提高疗效。

38. 调治肾病常用的药物敷贴处方有哪些

处 方 1

配方:生姜、青葱、大蒜各等份。

用法:将生姜、青葱、大蒜共捣烂如泥,敷贴于脐部,外用纱布覆盖,胶布固定。每日3次,10日为1个疗程。

适应证:肾炎初起,面浮肢肿者。

处 方 2

配方:蓖麻仁70粒,石蒜1头。

用法:将蓖麻仁、石蒜一同捣烂如泥,外敷于两足底之涌泉穴,外用纱布覆盖,胶布固定,约8小时后取掉。每日1次,7日为1

个疗程。

适应证:急性肾炎、慢性肾炎水肿体质较强者。

处 方 3

配方:龙胆草15克,鲜车前草3克,冰片1.5克。

用法:先将龙胆草研为细末,再入鲜车前草、冰片共捣烂如泥,敷贴于脐部,按紧后外用纱布覆盖,胶布固定,每日1次。

适应证:急性肾盂肾炎、慢性肾盂肾炎。

处 方 4

配方:商陆、大戟、芫花、甘遂、牵牛子各3克,冰片2克,葱白2根。

用法:将商陆、大戟、芫花、甘遂、牵牛子、冰片共研为细末,与捣烂如泥的葱白充分混合,敷贴于脐部,外用纱布覆盖,胶布固定,于12小时后取下。每日1次,可连用3日。

适应证:急性肾炎水肿。

处 方 5

配方:新鲜田蓼草1把,食盐、75%酒精或白酒各适量。

用法:将新鲜田蓼草洗净,捣烂如泥状,拌少许酒精或白酒,稍加食盐做成饼状,敷贴于脐部,外用胶布固定,干则更换,可连续敷贴1个月。

适应证:急性肾炎尿血。

处 方 6

配方:大黄、姜黄各等份,樟脑、食醋各适量。

用法:将大黄、姜黄共研为细末,每次取药末3~5克,加少许樟脑及食醋调和后敷贴于脐部,用纱布覆盖,胶布固定,每日1次。

适应证:急性肾盂肾炎、慢性肾盂肾炎。

处 方 7

配方:马蹄金、地胆草各30克。

用法:将马蹄金、地胆草共捣烂如泥,敷贴于脐部,外用纱布覆盖,胶布固定。每日1次,直至水肿消退。

适应证:肾炎水肿。

处 方 8

配方:荔枝草鲜草60克,食盐适量。

用法:将荔枝草鲜草捣烂如泥,加食盐调成膏,敷贴于脐部,外用纱布覆盖,胶布固定,每日1次。

适应证:急性肾炎水肿。

处 方 9

配方:商陆、大戟、甘遂各等份。

用法:将商陆、大戟、甘遂共研为细末,每次取药末5～10克,纳入肚脐中,外用纱布覆盖,胶布固定,每日1次。

适应证:急性肾炎水肿。

处 方 10

配方:大蒜25克。

用法:将大蒜捣烂如泥,外敷于两侧腰部,用胶布固定,每日1次。

适应证:关格证(肾衰竭)。

处 方 11

配方:鲜虎杖根100克,乳香15克,琥珀10克,麝香(代)1克。

用法:将鲜虎杖根捣烂如泥,与乳香、琥珀、麝香再混合继续捣成膏状,每次取药膏如枣大,放于胶布中间,敷贴于神阙、膀胱俞、肾俞穴上,每日1次。

适应证:石淋、血淋(肾结石)。

39. 中药灌肠疗法有什么优点

中药灌肠疗法是通过直肠和结肠给药,使具有调整脏腑功能、恢复机体阴阳平衡等作用的中药,通过肠壁半透膜的通透作用,直接进入血液循环而作用于机体,以达到治疗疾病目的的一种独特治疗方法。中药灌肠也是中医治疗急性肾炎、慢性肾炎、慢性肾衰竭等肾病常用的方法之一。肾病患者通过选取适宜的中药汤剂进行灌肠治疗,可纠正机体的病理状态,抑制蛋白质分解,增强肠道蠕动,促进肌酐和尿素氮等代谢废物排泄,从而减轻肾脏的负担和损害,促使肾病逐渐康复。

中药灌肠治疗肾病有肯定的疗效,且较口服中药有以下优点:一是通过直肠给药药物吸收后不经肝门静脉而直接进入体循环,直达病所,可增加药物的利用度;二是通过直肠给药可避免药物对胃黏膜的刺激,药效不受消化道诸多因素的影响,维持时间较长;三是选取大黄、芒硝、蒲公英、栀子等具有通腑泻下、清热解毒等作用中药灌肠,利用肠道导泻,可有效增加粪氮等机体代谢废物和毒素的排出,此乃非透析治疗的重要排毒途径;四是中药灌肠治疗肾病还具有处方灵活,便于因人而异随症加减的特点,能突出中医辨证论治之特色。

中药灌肠的具体方法是根据病情的需要辨证论治,选取适宜的中药,每剂中药煎2次,每次将药物浓煎成100～300毫升,用灌肠器经肛门将药液注入。一般每日灌肠1～2次,每次宜保留30分钟以上,药液温度控制在37℃～40℃。应当注意的是:灌肠的药液温度不能过高也不能太低,肛门及灌肠器具要进行常规消毒,以免造成感染。

40. 治疗肾病常用的中药灌肠处方有哪些

处方1

配方:大黄10～15克,丹参12～30克,金银花12～18克,防风、桂枝、杏仁各10克,白茅根15～30克,茯苓15～20克,甘草6～9克。

用法:上药加入清水适量,水煎取汁,浓缩至100毫升,药液温度控制在 37℃ 左右,保留灌肠。每次保留 30 分钟以上,每日保留灌肠 1～2 次。

功效:宣肺祛风解表,清热解毒化湿,健脾化瘀利水。

适应证:风遏水阻型急性肾炎。

处 方 2

配方:生大黄 12 克,熟附子 10 克,煅牡蛎 30 克。

用法:上药加入清水适量,水煎取汁,浓缩至 200 毫升,药液温度控制在 37℃ 左右,保留灌肠。每次保留 30～60 分钟,每日保留灌肠 1 次,7～10 日为 1 个疗程,2 个疗程间隔 5 日,可治疗 2～3 个疗程。灌肠后大便次数以每日 2～3 次为宜,不宜过泻,以免损伤正气。

功效:清热解毒,寒温并用,通腑泄浊。

适应证:慢性肾炎。

处 方 3

配方:生地黄 10～30 克,丹参 12～30 克,赤芍 10～20 克,紫花地丁、甘草各 6～15 克,薏苡仁、猪苓、茯苓各 15～30 克。

用法:上药加入清水适量,水煎取汁,浓缩至 100 毫升,药液温度控制在 37℃ 左右,保留灌肠。每次保留 30 分钟以上,每日保留灌肠 1～2 次。

功效:清热解毒祛湿,活血化瘀泄浊,健脾利湿消肿。

适应证:湿热蕴结型急性肾炎。

处 方 4

配方:大黄 20～30 克。

用法:取大黄加入清水适量,水煎取汁,浓缩至 100 毫升,药液温度控制在 37℃ 左右,保留灌肠。每次保留 30 分钟以上,每日保留灌肠 1～2 次,灌肠后大便次数以每日 2～3 次为宜。

功效:清热解毒泻下。

适应证:急性肾炎水湿内蕴,热毒未尽,以邪实为主者。

处 方 5

配方:生大黄、煅牡蛎、蒲公英、六月雪、槐花各 30 克。

用法:上药加入清水适量,水煎取汁,浓缩至 200 毫升,药液温度控制在 37℃ 左右,保留灌肠。每次保留 40～60 分钟,每日保留灌肠 1 次,7～10 日为 1 个疗程,2 个疗程间隔 5 日,可治疗 2～3 个疗程。灌肠后大便次数以每日 2～3 次为宜,不宜过泻,以免损伤正气。

功效:清热解毒,化湿泄浊。

适应证:慢性肾炎。

处 方 6

配方:金银花、野菊花各 30 克,红花 20 克,煅牡蛎、大黄各 10 克。

用法:上药加入清水适量,水煎取汁,浓缩至 200 毫升,药液温度控制在 37℃ 左右,每晚滴注灌肠 1～2 小时,保留 3～4 小时。

功效:清热解毒,活血化瘀,通腑泻浊。

适应证:慢性肾衰竭。

处 方 7

配方:大黄 10～30 克,煅牡蛎 30 克,蒲公英 20 克。

用法:将大黄、煅牡蛎、蒲公英共研为细末,用开水 600～800 毫升浸泡 30 分钟,待药液温度降至 38℃ 左右时,低位保留灌肠。每次保留 20 分钟,每日灌肠 1 次,7～10 日为 1 个疗程。

功效:清热解毒,通腑泄浊。

适应证:慢性肾衰竭。

处 方 8

配方:大黄、煅牡蛎各 30 克,蒲公英 40 克,黄芪 50 克。

用法:上药加入清水适量,水煎取汁,浓缩至 150～200 毫升,药液温度控制在37℃左右,保留灌肠。每次保留30～60分钟,每日灌肠1次,15日为1个疗程。

功效:益气扶正,清热解毒,通腑泄浊。

适应证:慢性肾衰竭。

处方 9

配方:熟附片10克,生大黄15克,煅牡蛎、蒲公英、煅龙骨、红藤、白芍、丹参各20克。

用法:上药加入清水适量,水煎取汁,取汁400毫升,药液温度控制在37℃左右,保留灌肠。每次保留30分钟以上,每日保留灌肠1～2次。

功效:清热解毒,活血化瘀,通腑泻浊。

适应证:慢性肾衰竭。

处方 10

配方:生大黄、煅牡蛎、巴戟天、蒲公英各30克,槐花炭15克。

用法:上药,洗净,浸泡30分钟,第一次加6倍药量的水,第二次加4倍药量的水,煎煮时间分别为1小时和45分钟,合并2次煎煮液,过滤浓缩至适量。将浓缩液冷置12小时,取上清液再过滤,滤液浓缩至250毫升,分装、灭菌制成灌肠液。每次250毫升,保留灌肠1小时以上,每晚1次,大便为每日2～3次,15日为1个疗程。

功效:补益脾肾,泻浊解毒。

适应证:慢性肾衰竭尿毒症。

四、饮食调养肾病

1. 肾病患者的饮食调养原则是什么

饮食调养是调治急性肾炎、慢性肾炎、肾病综合征、肾衰竭、肾盂肾炎、肾结石等肾病的重要方法,患者必须重视饮食调理,注意选用饮食药膳进行调治,应遵循以下原则。

(1)根据中医辨证对症进食:食物有寒、热、温、凉之性和辛、甘、酸、苦、咸五味,其性能和作用是各不相同的,因此肾病患者在进行饮食调养时,必须以中医理论为指导,根据不同的病情特点,在辨证的基础上立法、配方、制膳,以满足所需的食疗、食补及营养的不同要求,做到合理搭配,对症进食,切勿盲目乱用。

(2)做到饮食有度防止偏食:美味佳肴固然于身体有益,但不一定就等于无害。饮食虽然可以调养疾病,但若食之过量,甚至偏食,则会导致阴阳失调、脏腑功能紊乱,而诱发新的病症。因此,饮食要有节制,不能一见所喜,就啖饮无度。早、中、晚三餐是人类在长期的历史进程中自然形成的一种最适宜人体需要的饮食规律,过量或不足的饮食对身体都是不利的,也不利于肾病患者的治疗和康复,一般来说,饮食的基本原则应是早吃好、午吃饱、晚吃少,每餐进食以微饱即可。食疗也要讲究疗程,不宜长时间单纯食用某一种或某一类食物,要防止食疗过程中的偏食。

(3)纠正不合理的膳食结构:纠正不合理的膳食结构在肾病的防治中占有十分重要的地位,在肾病的饮食调理中,应注意保持适宜的膳食结构,在适宜的总热能范围内调节好糖类、蛋白质、脂肪三大营养素,以及维生素和无机盐的平衡。不同肾病患者的饮食要求不尽一样,总体来说,肾病患者的饮食除了多吃清淡易消化、富含维生素的食物,如新鲜蔬菜、水果,还需讲究低盐、低脂的原则,在肾功能正常时可以正常食入蛋白,若肾功能不好则需食入优质低蛋白、高纤维食物,同时要注意避免食用容易增加肾脏负担和伤肾的食物。

(4)注意配合其他治疗方法:饮食调养既不同于单纯的食物,也不同于治病的药物,它是通过适当的饮食对疾病进行调养,以增强体质,辅助药物发挥疗效,故在应用过程中需要根据病情全面考虑。食疗的作用较弱,只能作为一种辅助调养手段,应注意与药物治疗、起居调摄、情志调节等其他治疗调养方法配合应用,以发挥综合治疗的效能,提高临床疗效。

2. 肾病患者如何判断自己的体质

人体在体质上存在着个体差异,中医通常将人的体质分为正常质、气虚质、阳虚质、血虚质、阴虚质、阳盛质及气郁质七种类型,了解人的体质特点是辨证用膳、正确选择食疗方法的重要一环,急性肾炎、慢性肾炎、肾病综合征、肾衰竭、肾盂肾炎、肾结石等肾病患者可根据以下描述判断自己的体质类型。

(1)正常质:正常的人多由先天禀赋良好,加之后天调养得当所形成。具有阴阳平衡,气血旺盛流畅,脏腑功能协调正常,机体抗病能力强的生理特征。

(2)气虚质:元气不足,脏腑功能衰弱,抗病能力不强。主要表现为精神疲惫,肢体倦怠,动则易出汗,易于感冒等。

(3)阳虚质:阳气偏衰,功能减退,热能不足,抗寒力弱。主要表现为面色淡白无华,口淡不渴,形寒喜暖,四肢欠温,不耐寒冷,精神不振,大便易溏,小便清长。

(4)血虚质:营血不足,濡养功能减弱。主要表现为形体瘦弱,面色苍白无华,口唇指甲色淡无华,毛发干枯易落。

(5)阴虚质：阴精偏衰，功能虚亏。主要表现为形体消瘦，五心烦热，口渴喜饮，舌质红，苔薄少。

(6)阳盛质：阳气偏盛，机体各种功能亢奋，热能过多。表现为形壮体热，面色红光，喜冷怕热，口渴喜饮，口苦口臭，小便短赤，大便干结等。

(7)气郁质：机体气机壅滞不畅，以妇女多见。主要表现为性情急躁易怒，忧郁寡欢，时欲叹息，食欲缺乏等。

3. 肾病患者的饮食如何因人、因时、因地而异

肾病患者由于性别、年龄、体质不同，患病的季节、所处的地理环境各异，加之病情不同、饮食习惯和嗜好也不一样，故不同肾病患者的饮食应因人、因时、因地而异.原则上是根据急性肾炎、慢性肾炎、肾病综合征、肾衰竭、肾盂肾炎、肾结石等肾病患者的具体情况选择适宜的食物。

人的体质有阴、阳、强、弱的不同，如阴虚的人形体偏瘦，舌质偏红且瘦而干，易于"上火"，情绪易激动，饮食应当以清淡为宜，忌食辛辣火燥之品；而阳虚的人则相对较丰腴，肌肉松弛，舌体胖大而质淡，饮食应偏重甘而温，而不宜寒凉。另外，由于年龄不同，生理状况的差异，故而食疗也有区别。老年人组织器官与生理功能逐渐衰退，应注意补益，但不可太过，否则会适得其反，饮食应当清淡可口，荤素搭配，以素为主，同时烹调要细、软、烂、熟，宜少食多餐。青壮年由于劳动强度相对较大，能量消耗多，应保证食物营养充足、合理多样、富含蛋白质和维生素，忌偏食挑食。再如，同样是肾炎，不同的患者由于表现不同，其饮食也不尽一样，如以水肿为突出表现者，可适当多吃一些具有健脾化湿、利水消肿作用的食物，如冬瓜、薏苡仁等；而以脾虚气滞、胃纳欠佳为主要表现者，则可适当多吃一些具有理气健脾养胃作用的食物，如藿香、山药、山

楂等。对于肾盂肾炎出现小便频涩刺痛症状者,则应适当多吃具有清淡利湿泻火作用的食物,尽可能避免辛辣之品。

因时而异是适应四季气候的变化,选择相宜食物,但并不排斥其他一般性常用食品。一年中有春夏秋冬四季,节气时令、温度、湿度等是有差别的,急性肾炎、慢性肾炎、肾病综合征、肾盂肾炎、肾结石等肾病患者在不同季节吃什么、怎样吃也应随时令而有区别。如春、夏季节应注意饮食有利于阳气保养,而秋、冬季节饮食要有利于阴气维护才有利于养生。春天宜多食小白菜、油菜、胡萝卜、芹菜、菠菜等;夏季以甘寒清凉为宜,适当添加清淡、祛暑的食物,如黄瓜、苦瓜、绿豆、赤小豆、薏苡仁、丝瓜等;秋季食物可适当多吃荸荠、百合、甘蔗等;冬季食品则宜多吃大枣、核桃仁、羊肉等。

我国地域辽阔,地理环境多样,尤其风俗各异,饮食习惯也相差很大,因地而异则有利于疾病的治疗和身体的康复。例如,西北地区多高原,气温低且干燥,故食物宜偏湿润,而南方地区气温偏高、多雨、潮湿,所以食物宜偏辛燥。

4. 肾病患者能否选用保健补品

保健补品用之得当确可促进病体的康复,但病有当补与不当补之分,同时保健补品还有补阴补阳、补气补血等的不同,保健补品不可滥用、过服,有的患者以为保健补品有益无损,多多益善,但往往适得其反,要根据患者的具体情况有目的、有针对性地选用保健补品,切不可不加分析地乱用。当今人们生活水平提高了,加上一些商家广告的不恰当宣传,使人们迷信一些保健补品而长期滥用,这样不仅贻误治疗时机,还容易掩盖病情,增加肾脏负担,反而不利于肾病的治疗和康复,日常生活中因滥用保健补品贻误病情、引发的失误时有发生。

肾病患者能否选用保健补品,在众多的保健补品中,哪些适合肾病患者食用,这是广大患者较为关心的问题。大凡具有补养气血、补肾养肾,能调整肾脏功能,改善或消除水肿、神疲乏力、小便淋涩等诸多症状,增强机体免疫功能和抗病能力,促使肾病患者顺利康复的保健品,对急性肾炎、慢性肾炎、肾病综合征、肾盂肾炎、肾结石等肾病是有利的,可以选用,只有少数保健补品滋腻碍胃,容易助湿生痰,增加肾脏的负担,对调治肾病不利,这些保健补品肾病患者不宜服用。

"补"的目的除立足于补充人体必需的营养成分外,还应包括调整人体脏器功能及物质代谢平衡,所以对肾病患者来说,凡具有增强机体抗病能力,促使阴阳平衡,脏腑功能协调,改善或消除水肿、神疲乏力、小便淋涩等诸多症状,恢复肾脏正常功能的药物和食物均有一定补益作用。核桃仁、松子具有补气血、益肾精的功效,冬瓜、山药具有健脾利水的作用,这些食物均有利于急性肾炎、慢性肾炎、肾病综合征、肾衰竭、肾盂肾炎、肾结石等肾病的防治,称得上肾病患者的"补药"。

肾病患者要在医生的指导下按中医辨证论治的原则选用保健补品,不能光听广告。人参虽是名贵的补品,但并非每个人都可以用,气虚者可以适当选用,阳热炽盛者则忌用人参;甲鱼具有滋补阴津的功效,适宜于肝肾阴虚之患者,阳虚患者不宜应用。保健品只能说是对某些病症有保健作用,能够包治百病的保健品是没有的,辨证论治是中医的特色和优势,选用保健补品当以辨证为基础,我们要切记。

5. 肾病患者进补的原则和禁忌有哪些

绝大多数肾病患者的体质有不同程度的虚损存在,肾病患者根据体质和病情的需要进行调补是必要的,当然进补也有其原则和禁忌。

(1)进补的原则:辨证论治是中医的特色和优势,中医有"虚者补之""实者泻之""寒者热之""热者寒之"等治疗疾病的基本原则,这些原则不仅适用于中医药治病,也同样适用于进补,可以说是进补的基本原则。通常进补时,要根据进补对象不同的身体状况分别采用各不一样的进补方法。此外,还要区别进补对象的体质是阴虚、阳虚等。阳气虚弱者,应给予甘温益气之品,使阳气旺盛,而对于阴精亏损者,则要用厚味之补益精血之品,使阴精充足。在选择滋补性食品时要有所区别,不能混淆,如阴虚火旺与阳气不足者虽都可用补法,但前者宜清补,可选用百合、鸭蛋、牛奶、莲子、冰糖等,而后者宜温补,可选用桂圆、海参、羊肉、荔枝、蚕蛹、韭菜等。辨别疾病的性质对进补来说也十分重要,如病属寒盛者宜给予温热食物,如干姜、羊肉、红糖等;病属热盛者宜给予清凉食物,如西瓜、鲜藕等;若伴有脘腹胀满、消化不良者则要以消食为主,可给予山楂、白萝卜之类。总之,进补不局限于吃补品,凡是适合自己身体状况的调养都是进补。"秘者,通便谓之补",意思是说便秘的人通大便也是一种进补的方法,就是这个道理。

(2)进补的禁忌:通常人们认为,肾病与肾虚密切相关,大凡补肾之补品都可应用,其实这种观点是错误的。就急性肾炎、慢性肾炎、肾病综合征、肾衰竭、肾盂肾炎、肾结石等肾病患者来说,忌无虚滥补、忌虚不受补、忌守药待康。无虚滥补不但徒耗药物,浪费钱财,还会导致阴阳失调,正常的脏腑功能受到扰乱,所以进补时必须明辨虚实,以免遭受无虚滥补之殃。有一些虚弱患者在服用补品和补药后,病症不减反而加重,或出现口干、舌燥、失眠、腹胀、嗳气等一系列不良反应。出现这种情况一是由于患者脾胃虚弱,消化吸收功能已不健全,而补血、补阴之品如阿胶、甲鱼等多滋腻碍胃,不易消化吸收,容易滞留胃肠而产生消化不良的症状;另一种原因是补不对症,阴虚者盲目用温热补品,使原有的阴虚症状加重。因此,必须根据体质选用适当的进补方式,或清补,或平补,或温补等,同时还要注意消化功能,不能伤胃碍胃,更不能增加肾脏的负担,以防止虚不受补,适得其反。一个人患病之后,要想恢复健康,光靠服用补品和补药不是行的,身体虚弱,有先天不足的原因,也有后天失养引起的,如饮食失调、情志不遂、房劳过度等,因此体虚者除了进补之外,进行适当的体育锻炼、注意饮食调节、保持良好的卫生习惯和精神状态也是十分重要的。

6. 肾病患者怎样选择适合自己的进补方法

进补是为了调养身体,补益正气,增强机体抗病能力,防治疾病,延年益寿。根据急性肾炎、慢性肾炎、肾病综合征、肾衰竭、肾盂肾炎、肾结石等肾病患者具体情况之不同选用适宜的进补方法进补,其好处是显而易见的。现代研究证明有些补品、补药确实能增强机体的免疫功能,提高机体的适应能力,调整肾脏功能,改善或消除肾病患者水肿、神疲乏力、小便淋涩,以及蛋白尿、血尿等诸多症状,促使肾病患者顺利康复。同时,补品和补药能改善人体内分泌的状况,调节机体代谢,从而强身健体,减少疾病,延缓衰老,延年益寿。

进补对肾病患者大有好处,其前提是必须进补得法。那么,如何选择适合自己的进补方法呢? 选择适合自己的进补方法应做到根据身体虚弱程度、体质状况、自觉症状,以及食用方法是否方便而定。虚弱症状明确的,宜选用药补,因为药补功效确定,补力较强,见效相对较快。对于没有明确虚弱症状且希望通过进补强身者来说,补药终究是药,此时选用食补更为合适。老年人及消化功能低下的人,可选用粥补;久病体弱、气血不足等精气大亏的人,可食用滋腻厚味的食物进行调补。补品和补药各有特性,有些病症只宜于某一食物,有些病症却非某一补药不能奏效,必须分别选用。例如,怕冷、手足不温者,服用羊肉、桂圆、红参等可以取得良好的效果,以食疗为宜;而气阴两虚、口渴、咽燥、干咳、疲乏无力者,服用西洋参、百合可补气阴,其效果较好,以药补为主。进补应以服用方便为好,如在家休养者可将各种补虚食物制成点心食用,或佐餐食用,而坚持上班或出差远行者,则以服用补虚之中成药或保健补品比较方便。

7. 肾病患者如何掌握膳食中的钾盐含量

(1)补钾:钾代谢紊乱在肾病中极为常见,必须及时纠正,否则会导致严重的后果。一般而言,血钾低时应酌情补充钾盐,血钾高时则应严格控制钾盐的入量。血清钾正常值为 3.5～5.5 毫摩/升,<3.5 毫摩/升为低血钾,>5.5 毫摩/升为高血钾。当血钾正常、24 小时尿量在 1 000 毫升以上时,可不必控制膳食中含钾量;若血钾升高、每日尿量<1 000 毫升时,则应注意适当限制膳食中的钾盐含量,一般全日不得超过 1 700 毫克。除掉必须食用的优质蛋白质食品中的含钾量外,其他食品中每日的含钾量应<1 500毫克;当患者血钾降低、每日尿量>1 500 毫升时,还需酌情补充钾盐。

(2)食物含钾量:为了便于肾病患者掌握膳食中的含钾量,下面我们列举常用的蔬菜、水果类食物中的含钾量,以供参考。

①含钾量较低的食物。每 100 克食物含钾量在 150 毫克以下有洋葱、南瓜、西葫芦、冬瓜、茄子、西瓜、葡萄、苹果、沙果、鸭梨、菠萝等。

②含钾量中等度的食物。每 100 克食物中含钾量在150～250毫克的有鲜马铃薯、芋头、胡萝卜、白萝卜、大白菜、洋白菜、芹菜、蒜黄、蒜苗、小葱、黄瓜、丝瓜、苦瓜、西红柿、香瓜、柑橘等。

③含钾量较高的食物。每 100 克食物中含钾量在 250 毫克以上的有鲜豌豆、扁豆、山药、藕、荸荠、小白菜、苋菜、菜花、鲜蘑菇、木耳、海带、紫菜、大枣、香蕉等。

8. 肾病患者如何掌握水的摄入量

水肿是肾病患者的主要体征之一，一般情况下出现水肿的肾病患者，必须严格控制水的摄入，保持液体平衡。当然，并不是所有的肾病患者都需要控制水的摄入量，如肾结石患者通常就应适当多饮水。正确掌握水的摄入量是治疗调养肾病的重要一环，那么如何掌握水的摄入量呢？

在讨论如何掌握水的摄入量时，首先应明确"显性失水""非显性失水"和"内生水"的含义。"显性失水"是指尿、粪、呕吐物、胃肠道引流物等所失去的水分；"非显性失水"系皮肤、呼吸道散发的水分；"内生水"则是指食物氧化和细胞新陈代谢所释放的水分。"显性失水量"容易估计，"内生水量"的计算比较复杂，"非显性失水量"可按每小时 0.5 毫升/千克体重或每日 12 毫升/千克体重这两个实用常数计算。当然，还要根据年龄、体温、气温、湿度等进行适当调整。在实际应用时，估计失水量可以 400~500 毫升为底数，加前 1 日的尿量、引流液等排出量。

在急性肾炎、肾病综合征、肾盂肾炎等肾病有明显水肿时，应限制水的摄入；如无明显水肿时，则不必限制饮水。无尿或严重少尿的患者，一般仅需补充无钠的可保障正常蒸发的和小量的尿中丢失的水就够了。医嘱中的水摄入量，应将每日产生的内生水350 毫升左右计入其中。许多慢性进行性肾脏病患者，在疾病的终末阶段发生少尿或无尿时，它们很可能在这种情况之前的数年保留盐和水的能力已经受损，这时如果盲目地限制水的摄入，就会促使已经受损的肾功能进一步恶化，医生必须经常对这类情况加以警惕，并立即补充其丢失量。慢性肾病患者心力衰竭时，水的排泄是减少的，故水的入量应严格控制。有的肾病患者没有明显水肿症状，但怕出现水肿，故盲目地限制饮水，这是没有必要的。

在估计水的摄入量时，不仅要观察患者有无口渴感、眼球弹性、口舌黏膜及皮肤弹性，还需观察尿量多少、血压变化及胶体渗透压作为参考依据。不过临床实践中还以每日观察患者的体重变化作为估计水的入量比较方便和实用。

9. 肾病患者如何掌握食盐的摄入量

食盐（主要为氯化钠）是我们日常生活中所必不可缺的调味品，在菜肴中适当放点盐，即调味又有利于人体健康。食盐可以调节人体内水分均衡的分布，维持细胞内外的渗透压，参与胃酸的形成，促进消化液的分泌，能增进食欲，同时还可以维持机体内酸碱平衡和体液的正常循环。人不吃食盐或吃得过少会造成体内的钠含量过低，出现食欲缺乏、四肢无力、眩晕等，严重时还会出现厌食、恶心呕吐、心率加速、肌肉痉挛等。当然，过多的摄入食盐同样也是不符合生理要求的，高盐饮食会增加胃癌的发生率，导致肾脏负担增大，还会促使骨钙质流失，增加骨质疏松症的发生率，同时高盐饮食也是导致高血压、水肿、心脏病甚至是引起中风的危险因素。由上可以看出，食盐是人体所必需的，多了不行，少了也不好，通常情况下，人体每日的需盐量宜控制在6克左右，这样才可以维护身体的健康。

大家都知道肾病患者常需要限盐，那么是不是所有的肾病患者都需要限盐呢？回答是否定的。有些肾病患者需要限盐，而有些患者则不必限盐。肾病时，肾脏对钠的调节功能受到影响，钠的排泄障碍，由于钠的增多，水也发生潴留，往往表现为水肿和高血压，因此肾病患者限盐的主要临床指征就是水肿和高血压。肾病患者限盐可分为无盐饮食和低盐饮食。

（1）无盐饮食：患者有明显水肿或血压明显升高时，应该禁盐，就连含盐的食物（如碱发馒头、咸糕点）、碳酸氢钠（小苏打）、酱油等都在禁忌之列。这种情况见于急性肾炎初期、慢性肾炎急性发作期、肾病综合征，慢性肾衰竭伴有中、重度高血压及水肿的患者也应禁盐。无盐饮食可能影响患者的食欲,可以用无盐酱油或糖、醋、姜、蒜等调味品以增进食欲。禁盐时间的长短应根据具体情况而定,进无盐饮食的标准是出现明显的水肿和高血压,若患者这两个症状不太明显或基本消失,则可改为低盐饮食。

(2)低盐饮食:低盐饮食适合于轻微水肿、高血压,以及水肿、高血压消退后的患者。急性肾炎、慢性肾炎及肾病综合征恢复期,慢性肾衰竭无水肿、高血压者都可用低盐饮食。低盐饮食要求每日钠盐摄入量在3～5克,患者也可用低钠盐。在低盐饮食期间,不要吃咸鸭蛋、咸鸡蛋、咸菜等。

若肾病患者未出现过水肿、高血压,或者水肿及高血压消失,没有反复者,则不必严格限盐,但食盐量也不宜过多,饮食以清淡为宜,可适当多吃蔬菜、瓜果。对于使用利尿药的患者,要注意检查血清钠,血钠低时也不应严格限盐。

10. 急性肾炎患者的饮食有何要求

急性肾炎时,由于肾小球滤过率降低,导致水、钠潴留,临床以血尿、蛋白尿、少尿、水肿、高血压为主要临床表现,并可有多为一过性的氮质血症,因此饮食的基本要求是"低蛋白、高热能、限制水盐"。

(1)限制蛋白质的摄入:蛋白质供给量依据病情而定。症状较轻者,蛋白质控制在每日20～40克,以减轻肾脏的负担,低蛋白饮食的时间不宜过长,以防止发生贫血。一旦血中尿素氮、肌酐清除率接近正常,无论有无蛋白尿,蛋白质供给量应逐步增加至每日每千克体重0.8克,以利于肾功能修复。宜选用含必需氨基酸多而非必需氨基酸少的优质蛋白质,如鸡蛋、牛奶、瘦肉和鱼等。

(2)限制钠及水分摄入:在急性肾炎发病初期,以水肿为主要症状,因肾脏不能正常地排泄水、钠,限制饮水和忌盐是消除水肿的好方法。应根据病情、尿量及水肿情况给予低盐或无盐饮食,同时注意限制水液的摄入量,水肿显著者每日入液量限制在1 000毫升以内,如有发热及呕吐时则应酌情增加液体摄入量。

(3)要限制钾的摄入量:急性肾炎少尿或无尿时,应严格控制钾的供给量,避免食用含钾高的食物,如鲜蘑菇、香菇、大枣、紫菜、香蕉、木耳等。

(4)保证恰当热能供应:急性肾炎时患者的食欲常较差,为了保证患者有充足的热能,减少因蛋白过低引发的组织自身消耗,宜选择一些优质、易于消化的高能食品。由于患者活动减少,甚至需要卧床休息,使热能消耗降低,所以热能的供给总量不必过高。

(5)糖类和脂肪要适量:饮食大部分由糖类供给,补充足够的糖类可以防止热能不足,也使食物供给少量蛋白质完全用于组织修复,宜增添甜点心、粉皮、凉粉等。不需严格限制脂肪总量,但少给含动物油脂多的及煎炸的食物,急性肾炎常伴有高血压,不宜多食动物脂肪,以防血脂升高,饮食以清淡易消化为佳。

(6)供给足量的维生素:要注意供给足量的维生素,多食用富含维生素的新鲜的绿叶蔬菜及水果。新鲜蔬菜能增进患者的食欲,除非是在少尿期限制钾时需限制蔬菜外,均应多供给新鲜蔬菜,恢复期可多供给山药、大枣、桂圆、莲子、银耳等富含维生素且具有健脾补肾作用的食物。维生素A、B族维生素、维生素C、叶酸,以及铁等均有利于肾功能恢复及预防贫血,食物中应足量补充。

(7)限制辛辣刺激食物:茴香、胡椒等的代谢产物含嘌呤,由肾脏排出,可增加肾脏的负担,故不宜多吃;动物肝、肾等内脏含核蛋白多,其代谢产物含嘌呤及尿酸也多,也应少吃。辛辣刺激性食物,以及油腻煎炸之食物不仅容易滋生湿热毒邪,还难以消化,所以也应注意限制。

11. 慢性肾炎患者的饮食有何要求

(1)蛋白质的摄入：根据肾功能确定蛋白质摄入量，病程长的患者，若肾功能损害不严重，食物中蛋白质不必严格限制，宜选用优质蛋白质，有氮质血症时按病情限制蛋白质的摄入量。

(2)盐和水的摄入：应视患者有无高血压及水肿情况，分别给予低盐、无盐饮食。水肿和高血压者，应限制食盐为每日2～3克，水肿严重时控制食盐在每日2克以下，或给予无盐饮食，同时应定期检查血钠、血钾水平。通常水分不需限制，可饮橘汁、西瓜汁、橙汁、果子水和菜汁等，不但可供给机体水分，还有利尿消肿的作用。

(3)维生素的摄入：应注意补充维生素A、B族维生素及维生素C、叶酸等，可适当多选用富含维生素A、B族维生素及维生素C的食物，有贫血者应多补充B族维生素、铁及叶酸丰富的食物，伴有高血压及高脂血症者需限制膳食中的饱和脂肪酸与胆固醇的含量。

(4)饮食要有节制：大家都知道，为了保证慢性肾炎的治疗和顺利康复，必须给予适当的热能。需要说明的是：慢性肾炎患者常有脾胃虚弱的情况存在，其饮食除了讲究质量外，还必须注意饮食要有节制，切实做到定时定量，不可过饥、过饱，以免伤胃，可适当多用具有健脾化湿补肾作用之食物，如山药、扁豆、薏苡仁等。

(5)根据病情进食：应注意密切结合慢性肾炎病情的变化，及时调整修订其饮食原则，以利于疾病的治疗和康复，如慢性肾炎急性发作时应按急性肾炎的饮食要求选用饮食，慢性肾炎出现大量蛋白尿时可按肾病综合征的饮食要求选用饮食等。

12. 肾病综合征患者的饮食有何要求

(1)供给适量蛋白质：尽管肾病综合征患者有大量蛋白丢失和低蛋白血症，但不建议使用高蛋白饮食，因为高蛋白饮食不但不能使肾病综合征患者血中白蛋白浓度升高,反而加重蛋白尿,损伤肾功能。肾病综合征患者的蛋白摄入宜"优质适量",优质就是以动物蛋白为主,适量就是每日1~1.2克/千克体重,即常人的蛋白摄取量。但在肾病综合征的早期和进展期可给予较多的优质蛋白饮食(每日1~1.5克/千克体重),以缓解低蛋白血症和由此引起的并发症,而在肾病综合征的慢性期和恢复期给予较少的优质蛋白饮食(每日0.7~1.0克/千克体重),以减少尿蛋白对肾小管的损伤,保护肾功能。对于部分食欲缺乏,又有"顽固性水肿"的患者,可短期内间断静脉补充白蛋白和血浆,以提高血浆胶体渗透压,消除水肿,若出现肾功能损害,应按慢性肾衰竭的饮食要求调整。

(2)保证足够的热能:饮食中应提供足够的热能,每日以126~146千焦/千克体重为宜,供给总量为每日8 368~10 460千焦,宜从糖类和脂肪中摄取。因肾病综合征常伴有高脂血症,因此限制动物脂肪是有益的,对富含胆固醇的食物要适当控制,如蛋黄、虾、蟹、肥肉、动物内脏等。由于患者脾胃虚弱,常有食欲不佳,所以饮食的选取还应注意养胃不伤胃,其品种应多样化,色香味形俱好,以增进食欲。

(3)限制水和盐的摄入:肾病综合征患者一般情况下都有水肿、高血压,因此原则上应限制水、盐的摄入,每日给予低盐饮食,必要时也可给予无盐饮食。每日摄水量通常为前日尿量加500毫升,一般在1 500毫升以内。当肾病综合征患者血浆蛋白<20克/升时,限制钠的摄入引起的食欲缺乏可影响蛋白质和热能的摄入,此时充足的蛋白质和热量摄入较限钠的摄入更为重要,因此限制钠的摄入应根据患者的具体情况,以有利于疾病的治疗康复、患者能够耐受且不影响患者的食欲为度。

(4)提供充足维生素:在肾病综合征的饮食调养中,应注意摄入富含维生素A、维生素D和B族维生素的食物,以增强机体的抗病能力。由于肾小球基膜通透性增加,尿中除丢失蛋白质以外,还同时丢失与蛋白结合的某些元素及激素,如钙、磷缺乏可导致骨质疏松,发生低钙血症,所以还应注意供给富含钙、镁、锌等的食物。

13. 糖尿病肾病患者的饮食有何要求

(1)持续性蛋白尿产生低蛋白血症:若有间歇性或持续性蛋白尿产生低蛋白血症,而无明显氮质血症的糖尿病肾病患者,饮食应注意蛋白质供给量除以每日每千克体重 1 克计算外,需增加尿中所排出的蛋白质量,此时患者肾功能大多已有减退,故蛋白质用量不宜过高。在日常饮食中,补充蛋白质要注意适量摄取优质高蛋白饮食,而不要盲目补充高蛋白,以免加重肾脏负担,加重病情。

(2)兼有水肿或高血压:兼有水肿或高血压的糖尿病肾病患者,其饮食原则应采用低盐、无盐或少钠饮食,以防水肿的发展和血压的增高。

(3)伴有高血压和高脂血症:糖尿病肾病患者多数伴有高度血压和高脂血症,饮食应注意适当减少脂肪并多选用不饱和脂肪酸,要特别注意控制胆固醇的摄入。

(4)空腹血糖:糖尿病肾病患者的饮食可根据空腹血糖情况参考食量大小而定,可适当增加糖类,但来自糖类的热能不应 $>70\%$。

(5)贫血:如糖尿病肾病患者出现贫血症状时,应在饮食调配中多供给富含铁质及维生素 C 的食物,如严重贫血必须服用药物,甚至输血。

(6)肾功能不全:糖尿病肾病患者出现肾功能不全时,如进行肾移植或透析疗法,其饮食治疗应严格按照医生的要求,在医生的指导下进行。

(7)蛋白摄入:糖尿病肾病患者要多吃"量低质优"的优质蛋白(动物),少吃非优质蛋白(谷物)。优质蛋白应占膳食蛋白的 50%

以上,谷物蛋白占10％,当然这里说的多吃优质蛋白并不是无限量地多吃,摄入总量一定要控制好。

糖尿病肾病患者要注意以高热能、低蛋白、低盐饮食治疗为主,合理控制热能、蛋白质、糖类,以及脂肪的摄入量,总热能按标准体重(千克)×(105～126)千焦计算。在饮食选择上,要注意谷物淀粉向麦淀粉转变,麦淀粉含蛋白最少,产生尿素氮和肌酐也最少,对保护肾脏较为有利。

14. 高血压肾病患者的饮食有何要求

(1)根据高血压肾病的病理及生理改变制定饮食原则

①无症状性蛋白尿或血尿,或者各类肾脏病的恢复期,只需适量减少蛋白质或食盐的摄入即可,基本上可按普通饮食。

②对有钠、水潴留而表现出水肿者,应限制水及盐的摄入,尤其伴有心力衰竭、重度高血压者,应当以低盐甚至无盐饮食,待恢复后再予以进食,特殊情况应根据血钠水平以决定食盐的摄入量。

③蛋白质的摄入以高质量蛋白质为宜,至于摄入量应根据病情而定,对肾功能不全者应严格限制,按规定量摄入蛋白质。

④凡有高血钾或高血钾倾向者,应严格限制含钾食物的摄入。

⑤特殊患者应按特殊要求对待。

(2)高血压肾病患者的饮食原则

①适量摄入蛋白质。蛋白质是人体必需的营养素,但如果蛋白质摄入过高,就会增加肾脏负担,加重肾脏损害,如果摄入不足,就会影响人体的营养供给,因此应根据高血压肾病患者的肾功能状况决定蛋白质摄入量。无明显肾功能损害时,蛋白质摄入量控制在每日50克左右;如果出现肌酐、尿素氮等明显异常,蛋白质的摄入量应减少为每日20～40克。

②控制热能供应。合适的热能应该根据病情决定,一般以维持理想体重为标准。由于这类患者往往有脂质代谢紊乱,所以减

少脂肪摄入不但有助于控制热能,而且还能改善代谢紊乱。

③低盐、高维生素饮食。高血压肾病患者应控制食盐的摄入,避免盐腌食品,加了防腐剂的食品也应尽量不吃。摄入充足的维生素,尤其是 B 族维生素对调节体内代谢有益,必要时可服用维生素补充剂。

④控制饮酒。饮酒对高血压肾病有百害而无一利,高血压肾病患者过量饮酒不仅会使血压难以控制,还会对肾脏造成进一步损害,所以一定要注意控制饮酒,最好戒除饮酒。

⑤合理摄入无机盐。钾与高血压肾病密切相关,在蔬菜、水果里钾的含量高,摄入含有丰富钾的食物有利于血压的下降和钠盐的排出。如果钙、镁食用量丰富,也有利于高血压肾病的治疗康复。

⑥膳食纤维不可少。适当多吃富含膳食纤维的食物,可以增强胃肠蠕动,减少肠道脂肪的吸收,有利于控制体重,防治便秘,调节血压等,这对高血压肾病的治疗是十分有益的,所以应注意摄入富含膳食纤维的食物。

15. IgA 肾病患者的饮食有何要求

对于症状不突出,且肾功能正常的 IgA 肾病患者,饮食不宜太限制,一般不需要严格限制食盐及蛋白质的摄入,可选用正常饮食,只要注意清淡易消化、营养均衡就行。可给予高热能、高维生素饮食,鼓励患者多吃糖类、粗粮、蔬菜等,高纤维素饮食有利于保持大便通畅和代谢废物的排泄,多吃对患者有益。如果出现高血压、肾功能减退则应当以优质低蛋白饮食为主,减少盐的摄入,但要保证每日足够的热能,如果没有水肿一般不限制水的摄入。

血尿常是 IgA 肾病的突出症状,多吃清淡且有利尿作用的食物对 IgA 肾病患者是十分有益的。通常情况下,IgA 肾病患者宜适当多吃一些具有清热泻火、凉血止血、清热利湿、利水通淋等作用的清淡、易消化食物,不宜食用海鲜、牛肉、羊肉等肥甘厚味,以及辛辣刺激之容易生湿生热、滋生内火之食物,可适当多吃新鲜蔬菜和适量水果,适当饮水,不宜食用补品、补药等滋腻上火之品。

IgA 肾病有明显水肿、高血压时,原则上应限制水、盐的摄入,每日给予低盐饮食,必要时也可给予无盐饮食。要注意控制蛋白质的摄入量,以优质低蛋白饮食为主,避免摄入过多含蛋白质丰富的食物。要重视供给足量的维生素,可适当多食用富含维生素的新鲜的绿叶蔬菜及水果。高血钾者还应注意少食高钾食品,如香蕉、南瓜、海带、紫菜等,血尿酸高的 IgA 肾病患者尤其要忌食动物内脏、豆类及菠菜等。

16. 慢性肾衰竭患者的饮食有何要求

慢性肾衰竭是各种慢性肾病发展的最终结局,此时肾功能已受到程度轻重不一的损害,由此而导致患者在饮食上也相当困惑。原因在于患者一方面是营养不良,体质下降,免疫力低下,因此需要补充蛋白质等。另一方面患者由于肾功能受损,无法完全将蛋白质等的代谢产物尿素、肌酐等有毒物质由尿中排出,导致血液中的尿素、肌酐浓度增加,因此需要控制进食蛋白质类食品。正是因为这种矛盾,使得慢性肾衰竭患者在饮食上陷于十分矛盾的境地,而且这种情况也令医生在治疗上十分棘手。

根据各方面的资料及临床经验,慢性肾衰竭患者的饮食应特别注意蛋白质、热能、维生素,以及水液平衡几个方面。要根据病情限制蛋白质的摄入量,原则是一方面设法减少血尿素氮的升高,另一方面还要满足患者的营养需要,在蛋白质的选择上,优质蛋白质要占 50% 以上,在低蛋白膳食时热能供给必须充足,每日热能摄入量最少应在 146 千焦/千克体重,每日 8 368～10 460 千焦。慢性肾衰竭患者因代谢异常及营养摄入不足,体内水溶性维生素水平常会下降,又因钙、磷代谢异常影响活性维生素 D_3 的合成,所以重视各种维生素的补充对患者非常重要。要注意钠、钾、钙、磷等的摄入量，理想的治疗膳食应提高钙含量降低磷含量，若合并水肿和高血压应限制钠盐，若患者服用利尿药或伴有呕吐、腹泻时，不应限制钠盐，甚至还需补充。若患者少尿或合并高钾血症时，应注意限制钾的摄入量，若每日尿量和血钾量正常时则不必再限制钾的摄入量，限制钾膳食应避免食用果汁，慎重选食蔬菜和水果；若患者每日尿量＞1 500毫升时，应观察血钾含量，必要时还需补钾。另外，掌握患者液体出入量平衡也很重要，一般视排出量决定摄入量。为了保证取得较好的食疗效果，慢性肾衰竭患者宜在医生的指导下，以保证充足的营养和合理的膳食结构，尽可能养肾不伤肾、不增加肾脏负担的前提下，根据食物的寒热温凉之性与自己的体质特点，选取恰当的饮食和适宜的药膳进行调理。

17. 肾盂肾炎患者的饮食有何要求

肾盂肾炎有急性和慢性之分，急性肾盂肾炎患者发病较急，病情通常较单纯，肾功能没有明显影响，其饮食上主要是要求多饮水，以便形成尿液冲洗尿道，减少细菌在尿路停留繁殖的机会，达到清洁冲洗的目的，最好每日饮水量在2 000毫升以上。在食物的选择上可适当多食新鲜蔬菜，多食具有清热解毒、化湿利尿作用的食物，如西瓜、冬瓜、黄瓜、绿豆、莲藕、梨等，不宜吃容易助湿生热之肥腻厚味，以及辛辣刺激性食物，如羊肉、狗肉、辣椒等，更不可吃滋补之品，以免湿热留滞，不利于其治疗康复。

慢性肾盂肾炎多因急性肾盂肾炎治疗不彻底或不注意个人卫生所致，病情较为复杂，饮食上的要求比急性肾盂肾炎要高。慢性肾盂肾炎在肾功能正常的情况下，除了适当多饮水外，还应注意提供丰富的营养素，包括适宜的热能、数量充足的优质蛋白质和维生素A、B族维生素、维生素C等。饮食的选择以清淡易消化、富有营养为原则，具有清热解毒、健脾化湿、补虚益肾作用的食物如绿豆、莲藕、薏苡仁、扁豆,以及新鲜蔬菜(如小白菜、萝卜、黄瓜、韭菜等)可适当多吃,滋腻碍胃、容易助湿生热,以及辛辣刺激性食品,如肥肉、辣椒、胡椒、糖果等,则应尽可能不吃或少吃。根据病情的需要选用适宜的药膳进行调理,对慢性肾盂肾炎的治疗康复大有帮助,所以慢性肾盂肾炎患者应注意在医生的指导下选用药膳进行调养。如果慢性肾盂肾炎导致了肾功能的损害,则应根据肾损害的程度等情况选用相当的饮食。

18. 肾结石患者的饮食有何要求

(1)养成大量饮水的习惯:大量饮水可以增加尿量,使尿液稀释,从而增加尿液内可以形成结石的各种晶体的溶解度,同时由于尿量增加可以冲洗结石核,减少结石形成的可能性。有研究表明,增加50%的尿量,可使肾结石患病率下降86%,所以肾结石患者应养成大量饮水的习惯。实践证明,大量饮水可使尿路结石大者化小,小者化无,有些结石患者不用其他治疗,单纯采用大量饮水即可使结石随尿排出。对于长期在出汗的环境中生活、工作的人而言,多饮水对预防结石的形成更为重要。那么,一天饮多少水合适呢?理论和实践告诉我们,每日饮水2 000毫升以上方能有效,如果其中1 000毫升能在晨起空腹时饮,那就更为理想。

(2)依结石成分调节饮食:因为形成结石的成分不同,所以饮食调节的方法也不一样。一般来说,草酸钙结石最多,约占89.5%,故应避免食用高钙及高草酸的食物,所谓高钙食物包括干果及豆类,高草酸食物包括菠菜、甜菜、可乐、红茶、辣椒等。防治尿酸结石应避免食用过多的动物内脏,如肝、肾等,也不宜多饮可乐、红茶,以及多食巧克力、鱼肉等食品,因为这些食品都含有丰富的嘌呤,进入体内后形成尿酸,尤其是痛风患者更应注意。防治胱氨酸结石必须严格限制食物中蛋白质的摄入,但长期低蛋白饮食又影响健康,所以无论防治什么类型的结石,调整饮食关键在于适量,这样既能达到防治结石的目的,又能避免造成机体的某种必要物质的缺乏。为了促使结石的软化和排出,可适当多吃具有化石排石作用的黑木耳、油炸核桃仁、鸡内金等,也可根据病情的需要选择适宜的药膳进行调养。

19. 肾病综合征伴高脂血症的患者饮食应注意什么

肾病综合征患者常伴发有高脂血症,高脂血症可引起动脉粥样硬化及肾小球损伤、硬化等,因而在治疗时要注意严格控制饮食。

肾病综合征伴发高脂血症分两种情况:一种是胆固醇升高,一种是三酰甘油升高。不同诱因引起的高脂血症在饮食中有不同的禁忌,因而对于患者来说要区别对待,应注意限制动物内脏、肥肉,以及某些海产品等富含胆固醇及脂肪的食物摄入。

肾病综合征伴发高脂血症以胆固醇升高为主者,应限制胆固醇、饱和脂肪酸含量高的食物,如含胆固醇高的动物内脏、脑、脊髓、蛋黄、鱼子、贝类和某些软体动物等应忌食。饱和脂肪酸因能促进食物胆固醇的吸收,因而应加以控制,忌食奶油制品、动物脂肪、棕榈油等。同时,肾病综合征患者应增加不饱和脂肪酸、糖类和优质低蛋白饮食的摄入,如多种植物油和鱼油等。

肾病综合征伴发高脂血症以三酰甘油升高为主者,应限制总热能的摄入,热能过高容易转变为体脂,可造成肥胖及并发脂质代谢失常而继发高脂血症,所以这种类型的肾病综合征伴发高脂血症的患者必须控制进食量,保持体重在标准范围内。高三酰甘油血症患者对糖类敏感,很容易通过肝脏转变成脂肪,因此患者应少吃糖类和甜食,特别是精制点心等。

肾病综合征伴发高脂血症的患者在治疗过程中,应遵从医嘱,合理安排日常饮食,严格控制饮食,重点控制脂肪和总热能的摄入,以促进其治疗和康复。

20. 哪些食物对以血尿为主的 IgA 肾病有帮助

血尿是 IgA 肾病的突出表现,对血尿患者,尤其是肉眼血尿患者,应在卧床休息的基础上大量饮水。除药物治疗外,可适当多吃西瓜、莲藕、绿豆、赤小豆、梨、萝卜、马兰头、小白菜、苦瓜等具有清热化湿、凉血止血作用的食物和富含维生素 C、B 族维生素等的新鲜蔬菜,以增加尿量,防止形成血块,达到控制或减少尿血的目的。不要吃辛辣刺激、助湿生热之食物,如韭菜、芥末、辣椒等,以防加重病情。下面几种食物对以血尿为主的 IgA 肾病大有帮助,患者可根据自己的具体病情选择食用。

(1)荠菜花 100～200 克,煮熟,代茶饮,每日 2 次。

(2)莲子 50 克,煮熟,捣烂,用适量鲜藕汁冲饮,每日 2 次。

(3)鲜芹菜适量,捣烂绞汁,每次 50～100 毫升,每日 2 次,空腹时冲饮,可连用 5～7 日。

(4)绿豆芽 200 克,入沸水锅中稍焯一下,加白糖调拌后食用,每日 1～2 次。

(5)苦瓜 200 克,白糖、食盐各适量。苦瓜洗净,切成细丝,入沸水锅中稍焯一下,加入白糖和食盐调拌后食用,每日 1～2 次。

(6)鲜藕、白糖、食盐各适量。鲜藕洗净,去皮,切成小条,入沸水锅中稍焯一下,加入白糖和食盐调拌后食用,每日 1～2 次。

(7)绿豆 100 克,白糖适量。绿豆淘洗干净,入锅中煮成稀粥,加适量白糖搅匀,温热食用,每日 1～2 次。

(8)雪梨 1 个,洗净,去皮后食用,每日 1～2 个。

(9)金银花、芦根、小蓟各 30 克,连翘、生地黄、荆芥、桔梗、淡豆豉、生甘草各 6 克,三七粉 2 克,赤小豆、大米各 50 克,白糖适量。前 9 味药水煎取汁,入淘洗干净的赤小豆、大米煮成粥,加入白糖调味,佐餐食用。

21. 高血压肾病患者饮食的"四少三多"原则是什么

(1)少盐饮食:高血压肾病患者的饮食应以清淡为宜,少吃咸食,吃盐过多会使血管硬化和血压升高,加重肾脏的负担。世界卫生组织规定每人每日摄盐量宜在 6 克以下,对于高血压患者,限盐不仅可提高降血压药物的疗效,还可使降血压药物的剂量减少,从而大大减少降血压药物的不良反应。日常生活中应注意看不见的盐,味精、酱油、西红柿酱、芥末、咸菜、酱菜等腌制品,香肠、酱牛肉、烧鸡等熟食,冰冻食品、罐头食品,以及方便快餐等,都含有食盐,在控制食盐时应予以注意。

(2)少吃甜食:甜食含糖量高,可在体内转化成脂肪,容易促进动脉硬化,不利于高血压肾病的治疗,所以应少吃。

(3)少吃动物脂肪:肥肉特别是动物内脏,如肝、心、大肠、脑等,含胆固醇较高,吃得过多易加速动脉硬化,不利于高血压肾病的治疗,应尽量少吃或不吃。

(4)戒烟少酒:有烟酒嗜好的高血压肾病患者会因吸烟或饮酒过多而加重肾损害,引发心脑血管病,所以应注意戒除吸烟,少饮酒,最好是戒除饮酒。

(5)多食含钾食物:钾在体内能缓冲钠的作用,多食含钾食物适用于高血压肾病肾功能正常的患者。含钾高的食物有黄豆、小豆、西红柿、西葫芦、芹菜、鲜蘑菇及各种绿叶蔬菜,水果有橘子、苹果、香蕉、梨、猕猴桃、菠萝、核桃、西瓜等。

(6)多吃含优质蛋白和维生素的食物:根据病情的需要适当多吃含优质蛋白和维生素的食物对高血压肾病的治疗和康复大有帮助,这些食物有鱼、牛奶、瘦肉、鸡蛋、豆类及豆制品。应当注意的是,有些肾病患者由于病情的需要应限制蛋白质的摄入量。

（7）多食含钙丰富的食物：高血压肾病患者每日坚持食用高钙食物，能使 2/3 左右的人收到明显的降血压效果，对肾病的治疗和康复也是十分有益的。含钙丰富的食物有很多，如奶制品、豆制品、芝麻酱、虾皮、海带、骨头汤、黑木耳、核桃、深色蔬菜等，均含有丰富的钙。

22. 糖尿病肾病患者为什么要慎食豆制品

糖尿病肾病是糖尿病患者的常见并发症，目前主张在糖尿病肾病早期阶段的饮食就应当限制蛋白质的摄入量，因为高蛋白饮食可增加肾小球的血流量和压力，加重高血糖、高血压所引起的肾脏病变。临床研究显示，低蛋白饮食可减少尿蛋白排泄，对已有大量尿蛋白、水肿和肾功能不全的患者，除限制钠盐（每日不超过 2 克）的摄入外，对蛋白质的摄入宜采取"少而精"的原则。建议蛋白质每日摄入量在 0.6～0.8 克/千克体重（若体重为 50 千克，每日蛋白质的摄入量不超过 40 克），且以高效价的动物蛋白为主，如牛奶、鸡蛋、肉类等，而豆制品是应当慎用甚至是禁用的。这是因为动物蛋白质属于优质蛋白，含有较多的必需氨基酸，为人体所需要。而豆制品含有较多的非必需氨基酸，长期大量食用不仅会引起肾小球损伤、硬化，出现蛋白尿，而且蛋白质代谢产物尿素氮需经肾小球滤出，必然增加肾脏的负担，会使肾功能进一步受到损害，使患者的病情进一步恶化。

由上可以看出，糖尿病肾病患者食用豆制品要注意，糖尿病患者出现肾脏并发症时应慎食豆制品，糖尿病肾病患者肾功能不全时则禁用豆制品。

23. 肾病患者能不能喝牛奶

牛奶味甘，性平，具有补虚损，益肺气，润皮肤，解毒热，润肠通便等功效,是病后康复及虚弱劳损患者最常用的营养保健饮品。牛奶含有丰富的蛋白质、钙质,特别是牛奶中的钙与蛋白质是结合在一起的,两者极易被人体吸收,是最好的高蛋白、高钙、低胆固醇食品,可作为补充蛋白质和钙的良好来源。同时,牛奶还含有维生素 B_2、维生素 B_1、维生素 A、叶酸、糖类、烟酸、铁、镁、钾、磷等成分,能全面提供人体需要的营养素、热能,提高机体的免疫功能,常喝牛奶可以延缓衰老,预防疾病,增强体质。

大家都知道,肾病患者过多摄入蛋白质易造成蛋白质代谢产物排泄障碍,肾病患者蛋白质的摄入量必须与肾脏的排泄功能相适应,通常要按照低盐、低蛋白的要求进食,以减轻肾脏的负担,而牛奶属于高蛋白饮品,那么肾病患者能不能喝牛奶呢?这里可以肯定地告诉大家,肾病患者根据自己的病情适当喝牛奶无须担心。

牛奶中优质蛋白质的含量占总蛋白的 80% 左右,不仅所含的必需氨基酸种类齐全、数量充足,蛋白质的结构还与人体非常接近,更有利于营养的吸收和利用。除了蛋白质外,牛奶中其他营养成分对于肾病患者也非常有利,慢性肾衰竭患者身体中往往钙磷比例失调,而牛奶中钙、磷比例合适,对纠正这种失调有很大作用。肾病患者蛋白质摄入少,所以并不需要过分限制热能的摄入,牛奶中的脂肪含量为 $2\% \sim 3.2\%$,含有丰富的能量,且极易消化吸收,很适合肾病患者,常喝牛奶还可使人皮肤润泽,减轻患者因为疾病造成的皮肤干涩、毛发枯黄等。牛奶中所含的糖类为乳糖,有调节胃酸、促进胃肠蠕动和消化腺分泌的作用,还能促进钙的吸收。牛奶中的乳糖含量不高,即使是糖尿病肾病患者,每日也可以饮 1 袋(250 毫升)牛奶,不另加白糖即可,不会引起血糖波动。慢性肾衰竭晚期,患者常有水肿、少尿等症状,必须限制饮水,牛奶含水分较多,也应计算到饮水量中。

肾病患者的饮食调养非常重要,肾病患者对蛋白的进食十分严格,患了肾病的人,要严格执行医生的医嘱,按照低盐、低蛋白的要求进食,然而蛋白质在人体健康中起着十分重要的作用,为了保证机体的营养需要,患者必须适量摄入优质蛋白质,如牛奶、鸡蛋、瘦肉等。一般情况下,肾病患者每日饮 250 毫升牛奶,吃 1 个鸡蛋(去黄),再加上 60 克左右的猪瘦肉,摄入的蛋白质量就比较合适了。

24. 肾病综合征患者严格控制蛋白质的摄入量或多食用蛋白质行吗

大量蛋白尿是肾病综合征的主要临床特点之一。有人认为,严格控制肾病综合征患者蛋白质的摄入量就能减少尿蛋白,并称之为"蛋白尿的克星",其实这种做法是不科学的。临床中常常遇到有的肾病综合征患者使用上述方法后尿蛋白确实减少了,但迅速出现消瘦、抵抗力下降、体力精神较差的状况,检查其肾小球基底膜并未能修复,肾病并未缓解。这是为什么呢?例如,一条河的上游水少,势必下游水更少,肾病时虽然基底膜筛孔变大,但由于严格控制蛋白质的摄入量,血浆蛋白量持续低下,漏出的也相应减少,这只是一种表面现象,而且不利于疾病的治疗和患者的健康。肾病综合征患者原来血浆白蛋白就低,倘若更进一步限制,就会越来越低,这样带来的后果是身体抵抗力急剧下降,易于发生感染,致使水肿反复,甚至招致体内蛋白质的分解加速。由上不难看出,肾病综合征患者严格控制蛋白质的摄入量是不恰当的。

肾病综合征患者严格控制蛋白质的摄入量不恰当,那么多食用蛋白质行吗?肾病综合征患者因为从尿中丢失了大量的蛋白质,如果得不到相应的补充,就会引起越来越明显的低蛋白血症,还会引起蛋白质营养不良,影响各组织器官的正常生理功能,从这个角度来说,应当及时补充蛋白质,但也不是说补给的蛋白质越多越好,多食用蛋白质也不行。因为补给的蛋白质越多,蛋白质在体内代谢产生的氮质也越多,肾脏的负担就越多。另外,供给蛋白质过多,从肾小球滤过的蛋白质就多,对肾小球毛细血管的损害就大,使肾功能下降增快。

由上可以看出,肾病综合征患者严格控制蛋白质的摄入量和多食用蛋白质均不妥当。从科学的角度来看,肾病综合征患者应进食正常人所需要的蛋白质加上每日从尿中丢失的蛋白质的量,并注意给予含必需氨基酸多的优质蛋白质,同时还需要供给足够的热能,这样有利于改善低蛋白血症,提高机体抗病能力,促进水肿消退和疾病的康复。

25. 如何做好肾病患者的饮食护理

大家都知道肾病患者的饮食问题十分重要,选择适宜的饮食药膳进行调养是中西医之共识,是肾病患者得以顺利康复的重要一环,如果饮食不当,很容易加重病情,所以肾病患者及其家属都应重视饮食问题,注意选择恰当的饮食进行调养。

肾病患者的绝大部分时间是在家中度过的,在没有医生强制性治疗的情况下,患者本人应自觉遵守医生的医嘱,家庭成员也应担负起监督肾病患者合理进行饮食调养的责任,做好其饮食调配的护理工作,使患者的饮食符合治疗的要求。一般来说,肾病患者的饮食护理应掌握以下原则。

(1)严格按医嘱的要求进食:饮食调养要根据医嘱的要求进行,如食盐的控制、蛋白质的控制、饮食上的宜忌,以及饮水的多少等,患者本人及家庭成员对这些都要了然于胸,如果不明白应及时咨询医生,并严格实行这些要求,切不可想当然或根据自己的嗜好盲目进食,比如有明显水肿的患者必须控制食盐的摄入量等。

(2)做到持之以恒不怕麻烦:肾病患者病程一般较长,其治疗取效较慢,饮食调养将是长期的,容易产生厌烦情绪,肾病患者及家属切记要做到持之以恒,不要怕麻烦,否则势必前功尽弃。例如,水肿患者食盐控制好时水肿可逐渐消退,若食盐控制时好时坏则水肿很难呈逐渐消退之势,病情反复在所难免。又如,食物的烹调有一些要求较为严格,如果怕麻烦而草率从事,不按烹调方法和要求进行,其食疗的作用不仅难以显现,还可能引发诸多不适。

(3)家庭成员注意做好配合:由于肾病患者的饮食要求比较严格,一般都以清淡易消化饮食为主,并忌饮酒及过多食盐等,所以作为患者的家庭成员,除为患者做好饮食调配外,还应尽力为患者创造出一个符合调养要求的饮食环境,做到相互体谅,做好配合工作。

26. 适宜于肾病患者食用的粥类食疗方有哪些

(1)翠衣粥

原料:西瓜皮 100 克,大米 50 克,冰糖适量。

制作:将西瓜皮洗净,切碎,剁成细蓉,用洁净纱布绞出汁液,盛入碗中备用。把淘洗干净的大米放入砂锅中,加入清水适量煮粥,待米熟粥成时,调入西瓜皮汁液和冰糖搅匀,再煮沸即可。

用法:每日 1 剂,温热食用。

功效:清热解毒,利水消肿。

适应证:急性肾炎、慢性肾炎急性发作,以及急性肾盂肾炎。

(2)丝瓜粥

原料:鲜嫩丝瓜 1 根,大米 50 克,白糖适量。

制作:把丝瓜去皮,洗净,切成小粒备用。将大米淘洗干净,放入砂锅中,加入清水适量煮粥,待米熟粥将成时,放入丝瓜粒,继续煮至米及丝瓜熟烂粥成,加入白糖溶化调匀即可。

用法:每日 1 剂,早餐食之。

功效:清热解毒,利水。

适应证:湿热壅盛型急性肾炎、膀胱湿热型肾盂肾炎。

（3）冬瓜粥

原料：新鲜连皮冬瓜 100 克，大米 50 克，白糖适量。

制作：将冬瓜洗净，切成小块，与大米一同放入砂锅中，加入清水适量煮粥，待米熟粥成时，再加入白糖溶化调匀即可。

用法：每日 1 剂，早餐食之。

功效：清热解毒，利水消肿。

适应证：湿热壅盛型急性肾炎、膀胱湿热型肾盂肾炎。

（4）鲜藕粥

原料：鲜藕、大米各 50 克，白糖适量。

制作：把鲜藕去皮，洗净，切成小粒，与淘洗干净的大米一同放入砂锅中，加入清水适量煮粥，待米熟粥成时，加入白糖溶化调匀即可。

用法：每日 1 剂，早餐食之。

功效：清热凉血。

适应证：热毒壅盛、迫血下行型 IgA 肾病及膀胱湿热型肾盂肾炎。

（5）茯苓粉粥

原料：茯苓粉、大米各 30 克，大枣（去核）7 枚，红糖适量。

制作：先将大米淘洗干净，放入砂锅中，加入清水适量煮粥，煮数沸后放入大枣，继续煮至米熟粥将成，加入茯苓粉，用筷子搅匀稍煮，使其成粥，再加红糖少许调匀即可。

用法：每日 1 剂，早餐食之，可常食用。

功效：健脾祛湿。

适应证：脾气虚弱型急性肾炎、脾肾气虚型慢性肾炎，以及肺脾气虚型 IgA 肾病。

（6）当归补血粥

原料：当归 10 克，黄芪、生薏苡仁各 50 克。

制作：将当归、黄芪水煎去渣取汁，与淘洗干净的生薏苡仁一

263

同放入锅中煮成粥即可。

用法:每日 1 剂,温热食用。

功效:健脾益气养血。

适应证:慢性肾炎、肾病综合征及慢性肾衰竭气血不足者。

(7)车前绿豆粥

原料:车前子、绿豆各 50 克,橘皮 20 克,通草 10 克,高粱米 100 克。

制作:将车前子、橘皮、通草水煎去渣取汁,与淘洗干净的高粱米、绿豆一同放入锅中煮成粥即可。

用法:每日 1 剂,佐餐食用。

功效:清热利尿,解毒除湿。

适应证:肾盂肾炎及肾结石出现小便淋涩、尿急尿痛者。

(8)滑石粥

原料:滑石(布包)20～30 克,瞿麦 10 克,大米 50～100 克。

制作:将滑石、瞿麦水煎去渣取汁,与淘洗干净的大米一同放入锅中煮成粥即可。

用法:每日 1 剂,佐餐食用。

功效:清热利湿通淋。

适应证:湿热蕴结型肾结石及膀胱湿热型肾盂肾炎。

(9)车前叶粥

原料:鲜车前叶 30～60 克,葱白 1 根,大米 50～100 克。

制作:将鲜车前叶、葱白水煎去渣取汁,与淘洗干净的大米一同放入锅中煮成粥即可。

用法:每日 1 剂,佐餐食用。

功效:清利湿热。

适应证:膀胱湿热型、湿热留恋型肾盂肾炎。

(10)百合绿豆粥

原料:鲜百合 25 克,绿豆 50 克,大米 60 克。

制作:将百合掰开后洗净,与淘洗干净的绿豆、大米一同放入砂锅中,加入清水适量,大火煮沸后,改用小火煮至绿豆、百合及大米熟烂粥成即可。

用法:每日1剂,温热食用。

功效:滋阴清热,利尿消肿。

适应证:急性肾炎,对伴有口干咳嗽者较为适宜。

(11)芡实大米粥

原料:芡实30克,大米50克,白果仁10克。

制作:将芡实洗净,打碎;白果仁洗净,去心。把芡实、白果与淘洗干净的大米一同放入锅中,加入清水适量,大火煮沸后,改用小火煮至白果仁、大米熟烂粥成即可。

用法:每日1剂,早餐食之。

功效:补益脾肾,固精止遗

适应证:慢性肾炎及肾病综合征出现蛋白尿不易消除者。

(12)赤小豆鱼粥

原料:赤小豆50克,鲤鱼(或鲫鱼)1条。

制作:先将鱼宰杀,去鳞片、鳃及肠杂等,洗净,放入锅中水煮取汁备用。另水煮赤小豆做粥,待粥将成时入鱼汁调匀(不加作料),再稍煮即成。

用法:每日1剂,早餐食之。

功效:清热解毒,利水。

适应证:湿热壅盛型急性肾炎、膀胱湿热型肾盂肾炎。

(13)浮萍黑豆粥

原料:浮萍100克,黑豆、大米各50克,白糖适量。

制作:先将浮萍水煎去渣取汁备用。把淘洗干净的黑豆、大米一同放入砂锅中,加入清水适量,小火煮粥,待粥将成时,再加入药汁,继续煮至黑豆、大米熟烂粥成,再加入白糖溶化调匀即可。

用法:每日1剂,温热食用。

功效:补肾纳气,祛风行水。

适应证:风水泛滥型急性肾炎。

(14)参芪杞子粥

原料:党参、黄芪各 30 克,枸杞子 10 克,粳米 100 克,白糖适量。

制作:将党参、黄芪水煎去渣取汁,与淘洗干净的枸杞子、粳米一同放入砂锅中,加入清水适量煮粥,待七成熟时,倒入药汁,继续煮至米熟粥成,加入白糖溶化调匀即可。

用法:每日 1 剂,分早晚温热食用。

功效:益肾健脾,渗湿利水,补气益肺。

适应证:慢性肾炎、肾病综合征,以及慢性肾衰竭出现气虚症状者。

(15)山药菟丝粥

原料:山药 30~50 克,菟丝子 10~20 克,粳米 100 克,白糖适量。

制作:将菟丝子水煎去渣取汁,与洗净、切碎的山药及淘洗干净的粳米一同放入锅中煮粥,待米熟粥成时,加入白糖溶化调匀即可。

用法:每日 1 剂,分早晚温热食用。

功效:利水祛湿,健脾温肾。

适应证:慢性肾炎、肾病综合征及阴虚型慢性肾衰竭。

(16)葫芦壳粥

原料:葫芦壳 30 克,大米 50 克,白糖适量。

制作:将葫芦壳洗净,捣烂,水煎去渣取汁,与淘洗干净的大米一同放入砂锅中煮粥,待米熟粥成时,再加入白糖溶化调匀即可。

用法:每日 1 剂,温热食用。

功效:补肾利水消肿。

适应证:急慢性肾炎、肾病综合征、慢性肾衰竭,以及 IgA 肾病出现水肿症状者。

(17)白术猪肚粥

原料:白术、槟榔各 10 克,猪肚 1 个,大米 100 克,生姜适量。

制作:先将猪肚洗净,切成小块,与白术、槟榔、生姜一同放入砂锅中,水煎去渣取汁,与淘洗干净的大米一同放入砂锅中煮成粥即可。

用法:每日 1 剂,分早晚温热食用,猪肚可取出蘸酱油佐餐食用。

功效:补中益气,健脾补肾。

适应证:脾气虚弱型急性肾炎,脾肾气虚、水湿滞留型慢性肾炎,以及脾肾不足、气血两虚型慢性肾衰竭。

(18)茅根银花蒲公英粥

原料:鲜白茅根 100 克(或干品 50 克),鲜蒲公英 60 克(或干品 30 克),金银花 30 克,大米 100 克。

制作:将白茅根、蒲公英、金银花水煎去渣取汁,浓缩至 200 毫升备用。把淘洗干净的大米放入锅中,加入清水适量,大火煮沸后,改用小火煮至粥将成时调入药汁,继续煮至大米熟烂粥成即可。

用法:每日 1 剂,分早晚温热食用。

功效:清热解毒,凉血止血。

适应证:热毒壅盛、迫血下行型 IgA 肾病及急性肾盂肾炎。

(19)桂草粥

原料:肉桂 5 克,车前草 12 克,大米 50 克,红糖适量。

制作:先将肉桂、车前草水煎去渣取汁备用,再把淘洗干净的大米放入砂锅中,加入清水适量煮粥,七成熟时入药汁,继续煮至米熟粥成,加入红糖溶化调匀即可。

用法:每日 1 剂,早餐食之。

功效:温阳利水。

适应证:脾肾阳虚、水湿泛滥型慢性肾炎,脾肾阳虚型肾病综合征及脾肾阳虚型 IgA 肾病。

(20)二子二仁粥

原料:车前子 10 克,韭菜子 6 克,核桃仁 3 枚,薏苡仁 30 克。

制作:把韭菜子、车前子分别淘洗干净,烘干后研成细粉,与捣碎的核桃仁和淘洗干净的薏苡仁一同放入砂锅中,加入清水适量,大火煮沸后,改用小火煮粥,至薏苡仁熟烂粥成即可。

用法:每日 1 剂,温热食用。

功效:补虚益肾,清热利湿通淋。

适应证:脾肾两虚、余邪未清型肾盂肾炎。

27. 适宜于肾病患者食用的汤羹类食疗方有哪些

(1)杜仲羊腰汤

原料:羊腰子 2 个,杜仲 15 克,葱花、生姜末、食盐、料酒各适量。

制作:将羊腰子洗净,剖成两半,去除臊腥物,在冷水中浸泡片刻,去掉血水,与淘洗干净的杜仲一同放入砂锅中,加入清水适量,大火煮沸后,再加葱花、生姜末、食盐、料酒,改用小火煮至羊腰熟烂即成。

用法:每日 1 次,佐餐食用。

功效:温阳补肾,强壮筋骨。

适应证:脾肾阳虚型肾病综合征。

(2)荠菜白茅根猪脬汤

原料:新鲜荠菜 150 克,蜜枣 3 个,白茅根 30 克,猪膀胱 1 个,食盐、香油各适量。

制作:将荠菜、蜜枣、白茅根分别洗净,猪膀胱用食盐擦洗干净,再用沸水烫过,把荠菜、蜜枣、白茅根及猪膀胱一同放入砂锅中,加入清水适量,大火煮沸后,改用小火慢炖30～50分钟,用食盐、香油调味即可。

用法:每日1次,随意喝汤。

功效:健脾和胃,清热利尿。

适应证:下焦湿热蕴结型肾盂肾炎、肾结石。

(3)鱼腥草瘦肉汤

原料:鱼腥草60克,猪瘦肉100克,食盐适量。

制作:将鱼腥草洗净,切成段;猪瘦肉洗净,切成小块。把鱼腥草、猪肉一同放入砂锅中,加入清水适量大火煮沸后,改用小火慢炖,待猪肉熟烂,再放入食盐调味即可。

用法:每日1次,食肉,喝汤。

功效:清热利湿通淋。

适应证:膀胱湿热型肾盂肾炎、湿热蕴结型肾结石。

(4)鲤鱼冬瓜汤

原料:鲜活鲤鱼500克,冬瓜150克,葱花、生姜末、食盐、味精、香油各适量。

制作:先将鲤鱼宰杀,去鳞、鳃及内脏,洗净,切块,放入锅中,加入清水适量,大火煮沸后,再加入洗净、去皮、切块的冬瓜及葱花、生姜末,改用小火煮至鱼肉熟烂时,放入食盐、味精,再煮两沸,淋入香油即成。

用法:佐餐当菜,吃鱼,喝汤。

功效:健脾祛湿利尿。

适应证:脾气虚弱型急性肾炎,脾气虚弱、水湿滞留型慢性肾炎,以及脾虚湿阻型肾病综合征、肾盂肾炎。

(5)银耳大枣羹

原料:银耳20克,大枣100克,白糖适量。

制作:将银耳用水泡发,洗净,再与洗净的大枣一同放入砂锅中,加入清水适量,煮成羹状后入白糖调味即可。

用法:每日 1~2 次,佐餐食用。

功效:滋阴生津,益气利尿。

适应证:肾阴不足、湿热留恋型慢性肾盂肾炎。

(6)虾皮茅根黄瓜汤

原料:虾皮 50 克,鲜白茅根 60 克(干品 30 克),黄瓜 150 克,生姜末、葱花、酱油、鲜汤、食盐各适量。

制作:将虾皮洗净,用温水泡发,放入蒸碗中,加葱花、生姜末、鲜汤,入笼屉中,用大火蒸 10 分钟;白茅根洗净,切碎,放入砂锅中,水煎去渣取汁,将药汁与洗净、切成小块的黄瓜一同放入砂锅中,大火煮沸后,再倒入蒸熟的虾皮,并加入适量鲜汤及少许酱油、食盐,搅匀,再煮沸片刻即成。

用法:当菜佐餐,随意食用。

功效:清热除湿,利尿通淋。

适应证:膀胱湿热型肾盂肾炎、湿热蕴结型肾结石。

(7)茵陈菠菜瘦肉汤

原料:茵陈 80 克,菠菜 150 克,猪瘦肉 100 克,食盐、味精、葱花、生姜丝、植物油各适量。

制作:将茵陈水煎取汁;猪瘦肉洗净,切成细丝;取锅烧热,入植物油适量,待油热后入葱花、生姜丝,煸炒肉丝,肉熟后起锅备用。将药汁、肉丝及洗净的菠菜一同放入锅中,再加清水适量,煮至菠菜熟烂,调入食盐、味精即成。

用法:每日 1 次,食菜、肉,喝汤。

功效:清热利湿,益气健脾。

适应证:湿热内结、脾虚失运型肾盂肾炎及肾结石、急性肾炎、慢性肾炎、肾病综合征。

(8)参芪冬瓜汤

原料:党参、黄芪 20 克,冬瓜 100 克,味精、食盐、香油各适量。

制作:将党参、黄芪水煎去渣取汁,趁热加入洗净、切成小块的冬瓜,再煮 10 分钟,放入食盐、味精、香油即可。

用法:每日 1～2 次,食冬瓜,喝汤。

功效:健脾益气,升阳利尿。

适应证:脾虚阳气不振、水饮停滞型急性肾炎及慢性肾炎、肾病综合征、慢性肾衰竭。

(9)山药银耳大枣汤

原料:鲜山药 100 克,银耳、冰糖各 15 克,大枣 10 枚。

制作:将鲜山药去皮,洗净,切成小薄片,盛入碗中,备用。银耳用冷水泡发,掰开,拣去杂质后撕成小朵状,与洗净的大枣一同放入砂锅中,加入清水适量,大火煮沸后改用小火再煮 30 分钟,加入山药片及冰糖,继续煮至汤稠即成。

用法:每日 1 剂,分早晚食用。

功效:健脾益气,滋肺补肾。

适应证:急性肾炎恢复期。

(10)薏苡仁鲫鱼汤

原料:薏苡仁 30 克,冬瓜皮(鲜品)50 克,鲫鱼 1 条(重约 200 克)。

制作:将鲫鱼宰杀,去鳞、鳃及内脏洗净,把淘洗干净的薏苡仁塞入鱼腹中,用细线扎紧,备用。将冬瓜皮洗净,切成小片,与鲫鱼一同放入砂锅中,加入清水适量,大火煮沸后,改用小火煨煮 1 小时左右,待鱼肉熟烂即成。

用法:佐餐当菜,吃鱼,喝汤,当日吃完。

功效:健脾益肾,利尿消肿。

适应证:急性肾炎、慢性肾炎、肾病综合征水肿。

(11)冬瓜薏米汤

原料:冬瓜 250 克,生薏苡仁 50 克,海带 100 克。

制作:将冬瓜洗净,切块;生薏苡仁淘洗干净;海带洗净,切小片,与冬瓜、薏苡仁同放入砂锅中,加清水适量,共煮成汤即可。

用法:随意食冬瓜、薏苡仁、海带并喝汤。

功效:利尿消肿,健脾利湿。

适应证:急性肾炎、慢性肾炎、肾病综合征及慢性肾衰竭等肾病出现水肿、小便不利者。

(12)鲫鱼小豆汤

原料:鲫鱼1条,赤小豆200克。

制作:将鲫鱼宰杀,去鳞、鳃及内脏,洗净后与赤小豆一同放入砂锅中,加入清水适量,用小火炖至鱼肉熟烂,不加任何调料。

用法:每日1次,早晨服用,只喝汤,不食鱼、肉及赤小豆。

功效:利小便,消水肿,清热毒,止烦渴。

适应证:急性肾炎、慢性肾炎及肾病综合征等肾病出现水肿、小便不利症状者。

(13)乌龟玉米须汤

原料:乌龟1只,鲜玉米须60克,猪瘦肉50克,食盐、香油各适量。

制作:将猪瘦肉洗净,切成细丝;玉米须洗净;把乌龟宰杀,去内脏,洗净,入沸水锅中焯片刻,捞出,切成小块。将猪肉丝、玉米须一同放入砂锅中,加入清水适量,大火煮沸后,改用小火煨煮至乌龟肉熟烂,加入食盐,淋入香油,搅匀即成。

用法:当菜佐餐,随意食肉,喝汤。

功效:滋阴清热,润燥除烦,利水消肿。

适应证:肝肾阴虚型急性肾炎及慢性肾炎及肾病综合征。

(14)豆芽车前蘑菇汤

原料:黄豆芽200克,鲜蘑菇50克,鲜车前草100克(干品50克),香油、青蒜末、食盐各适量。

制作:将黄豆芽、蘑菇分别洗净;黄豆芽去根,蘑菇切片;鲜车前草洗净,切段,放入砂锅中,水煎去渣取汁。将药汁与黄豆芽、蘑菇片一同放入砂锅中,用中火煨煮15分钟左右,至黄豆芽和蘑菇熟透,撒入青蒜末,加入食盐,淋上香油,搅匀即成。

用法:当菜佐餐,随意食用。

功效:清热解毒,利湿通淋。

适应证:急性肾盂肾炎。

(15)鲤鱼汤

原料:鲜活鲤鱼1条,荜菝5克,葱花、生姜末、芫荽、料酒、食醋、食盐各适量。

制作:先将鲤鱼宰杀,去鳞、鳃及内脏,洗净,切成块,放入锅中,加入清水适量,大火煮沸后,再加入葱花、生姜末、芫荽、料酒、食醋,改用小火煮至鱼肉熟烂时,放入食盐稍煮即成。

用法:佐餐当菜,吃鱼,喝汤。

功效:健脾祛湿,利尿消肿。

适应证:急性肾炎恢复期仍有水肿症状,且身体较为虚弱者;也用于脾虚水湿不化型慢性肾炎、肾病综合征。

(16)参芪鲤鱼汤

原料:鲜活鲤鱼250～300克,党参、黄芪、白术、茯苓、当归各12克,丹参、生地榆、马鞭草各30克,炙甘草6克,大枣4枚,生姜10克,食盐适量。

制作:将党参、黄芪、白术、茯苓、当归、丹参、生地榆、马鞭草、炙甘草、大枣、生姜浸泡于冷水中60分钟,备用;把鲤鱼宰杀,去鳞、鳃及内脏,洗净。把上述诸药一同塞于鱼腹中,用线缝好,与浸泡药之水一同置于砂锅中,大火煮沸后,改用小火煮至鱼肉熟烂时,放入食盐少许再稍煮即成。

用法:佐餐当菜,吃鱼,喝汤。

功效:健脾益气补肾,消除蛋白尿。

适应证:脾肾不足型慢性肾炎及肾病综合征,症见长期蛋白尿,面色萎黄,形体衰弱,疲乏无力,食欲缺乏,水肿不退者。

(17)桑白皮赤豆鲫鱼汤

原料:桑白皮30克,赤小豆60克,鲫鱼150克,陈皮5克,生姜适量。

制作:将鲫鱼宰杀,去鳞、鳃及内脏,洗净;桑白皮、陈皮分别洗净,切碎;生姜洗净,切成薄片。赤小豆淘洗干净,与桑白皮、陈皮一同放入砂锅中,加入清水适量,大火煮沸后,改用小火煨煮15分钟放入鲫鱼、生姜片,改用中火继续煮至鱼肉熟烂即成。

用法:佐餐当菜,吃鱼,喝汤,当日吃完。

功效:清热利湿,疏风消肿。

适应证:风水泛滥型急性肾炎。

(18)芡实党参猪腰汤

原料:芡实30克,党参20克,猪腰子1个。

制作:将猪腰子洗净,除去白色臊腺,用斜纹刀交叉剖切成腰花条,与淘洗干净的芡实、党参一同放入砂锅中,加入清水适量,大火煮沸后,改用小火煨煮,至猪腰花熟烂,汤汁呈黏糊状即成。

用法:每日1剂,佐餐当菜,随意食用。

功效:益气健脾补肾。

适应证:脾肾不足型慢性肾炎、肾病综合征。

(19)山药扁豆莲子汤

原料:鲜山药250克,白扁豆、莲子各15克,芡实30克,冰糖20克。

制作:将鲜山药去皮,洗净,切成小薄片,盛入碗中,备用;白扁豆、芡实、莲子分别洗净。把白扁豆、芡实一同放入砂锅中,加入清水适量,浸泡30分钟,大火煮沸后,改用小火再煨煮30分钟,加入山药片及冰糖,继续煮至白扁豆、莲子、芡实熟烂汤稠即成。

用法:每日1剂,分早晚食用。

功效:健脾补肾,祛湿消肿。

适应证:脾肾阳虚型慢性肾炎、肾病综合征。

(20)苋菜大枣豆豉羹

原料:苋菜 250 克,淡豆豉 30 克,薏苡仁 50 克,葱白适量。

制作:将苋菜洗净,切成小段,备用。把薏苡仁淘洗干净,放入砂锅中,加入清水适量,浸泡 30 分钟,大火煮沸后,改用小火再煨煮 40 分钟左右,待薏苡仁酥烂,加入淡豆豉、苋菜段,继续煮至成羹时,撒入切成末的葱白,搅匀后再稍煮即成。

用法:每日 1 剂,分早晚食用。

功效:清热利尿,解毒除烦

适应证:湿热蕴结下焦之急性肾盂肾炎、慢性肾盂肾炎、肾结石。

28. 适宜于肾病患者食用的菜肴类食疗方有哪些

(1)三金煲乌龟

原料:乌龟 200 克,金钱草 30 克,海金沙 20 克,鸡内金 15 克,葱花、生姜末、食盐各适量。

制作:将乌龟宰杀,去内脏,洗净,入沸水锅中焯片刻,捞出,切成小块;金钱草、海金沙、鸡内金分别淘洗干净,放入纱布袋中,扎紧袋口。把乌龟肉块、药袋一同放入砂锅中,加入清水适量,大火煮沸后,再放入葱花、生姜末、食盐,改用小火煲煮,至乌龟肉熟烂,取出药袋,滤尽汁液即成。

用法:当菜佐餐,随意食龟肉,喝汤。

功效:滋阴补肾,通淋排石。

适应证:肝肾阴虚型肾结石。

(2)芪枣炖鲈鱼

原料:北黄芪 30 克,大枣 15 枚,鲈鱼 1 条,黄酒、葱花、生姜末、食醋各适量。

制作:将北黄芪、大枣分别拣去杂质,淘洗干净,北黄芪切成

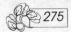

片,大枣去核;鲈鱼宰杀,去鳞、鳃及内脏,洗净;把黄芪片、大枣一同装入鲈鱼腹中,用细线扎一下。再把鲈鱼放入砂锅中,加入清水适量,大火煮沸后,烹入黄酒,加入葱花、生姜末及少许食醋,改用小火煨炖1小时左右,待鲈鱼肉熟烂酥香即成。

用法:随意食肉,喝汤,黄芪片、大枣可同食之。

功效:滋补脾肾,温阳利水。

适应证:脾肾不足、水湿浸渍型慢性肾炎及肾病综合征。

(3)制黑豆

原料:黑豆500克,熟地黄、山茱萸、黑芝麻、茯苓、补骨脂、菟丝子、墨旱莲、当归、桑葚、五味子、枸杞子、地骨皮各10克。

制作:将黑豆洗净,泡发备用。把熟地黄、山茱萸、黑芝麻、茯苓、补骨脂、菟丝子、墨旱莲、当归、桑葚、五味子、枸杞子、地骨皮水煎2次,取药汁,把泡好的黑豆放入药汁中,大火煮沸后,改用小火煨炖,直至汁收干,炮制成制黑豆。

用法:适量食之,可常食。

功效:健脾补肾温阳。

适应证:脾肾阳虚型慢性肾炎及肾病综合征、肾结石。

(4)地丁炒田螺

原料:鲜紫花地丁50克,田螺肉、食盐、香油各适量。

制作:将田螺肉清洗干净,与淘洗干净的紫花地丁一起用香油炒熟,加食盐调味即成。

用法:每日1剂,佐餐随意食用。

功效:清热解毒,利水通淋。

适应证:肾盂肾炎及肾结石出现小便黄赤短少、淋痛不通症状者。

(5)凉拌西瓜皮

原料:西瓜皮500克,食盐、味精、酱油、白糖、蒜蓉、香油各适量。

制作:西瓜皮洗净,削去表皮和残剩的内瓤,切成薄片,加入食盐腌渍,挤去多余的水分,再加入蒜蓉、酱油、白糖、味精、香油,拌匀即成。

用法:每日 1～2 次,佐餐食用。

功效:滋阴清热。

适应证:阴虚火旺型急性肾炎及慢性肾炎、肾病综合征、IgA 肾病、肾盂肾炎、肾结石等肾病出现口渴心烦、小便赤热症状者。

(6)凉拌莴苣

原料:莴苣 250 克,食盐、味精、食醋、香油各适量。

制作:将莴苣去皮,洗净,切成细丝,在沸水锅中焯一下,用食盐腌制,加食醋、味精、香油调味拌匀即可。

用法:每日 1 剂,佐餐食用。

功效:清热利尿。

适应证:急性肾盂肾炎及湿热蕴结型肾结石。

(7)腰花杜仲

原料:羊腰子(或猪腰子)1 对,杜仲 15 克,食盐、葱花各适量。

制作:先将腰子洗净,切开,去皮膜,切成腰花,与杜仲一同放入锅中,加入清水适量炖煮,煮沸数沸后放入食盐、葱花,继续炖至腰花熟烂即可。

用法:腰花做夜宵食之。

功效:补益肾气。

适应证:肾气亏虚型慢性肾炎及肾病综合征、慢性肾衰竭。

(8)核桃仁炒韭菜

原料:核桃仁 50 克,韭菜 150 克,食盐、香油各适量。

制作:先将核桃仁用香油炸成黄色,再加入洗净、切段的韭菜,调入食盐,稍炒即成。

用法:每日 1 剂,佐餐食用。

功效:补肾助阳。

适应证:肾阳不足、脾肾阳虚型慢性肾炎及肾病综合征、慢性肾衰竭。

(9)菠萝荸荠炒鸡片

原料:菠萝片150克,荸荠100克,鸡脯肉200克,火腿肉15克,鸡蛋1个,清汤、植物油、黄酒、生姜末、葱花、湿淀粉、味精、食盐、香油各适量。

制作:将荸荠洗净,去外皮,切成片;火腿肉洗净,切成细丝;鸡脯肉洗净,切成小片,放入碗中,加黄酒、葱花、生姜末、湿淀粉及鸡蛋清,拌和均匀,上浆备用。炒锅上大火,加入植物油,烧至七成热时,入葱花、生姜末煸炒出香,倒入上浆的鸡脯肉片,不断翻炒至断生,加入清汤、荸荠片,用炒勺划散,加入火腿丝及菠萝片,煮沸后再翻炒片刻,入味精、食盐,淋入香油,拌匀即成。

用法:当菜佐餐,随意食用。

功效:健脾益气补肾,清热利湿通淋。

适应证:脾肾不足、内有湿热型肾盂肾炎、肾结石、慢性肾炎。

(10)玉米须煲蚌肉

原料:玉米须50克(鲜品100克),蚌肉150克,葱花、生姜末各适量。

制作:将玉米须拣去杂质,洗净,放入纱布袋中,扎紧袋口。蚌肉洗净,切成片,与玉米须袋一同放入砂锅中,加入清水适量,大火煮沸后,放入葱花、生姜末,拌匀,改用小火继续煨煲1小时,取出玉米须袋,滤尽汁液即成。

用法:当菜佐餐,随意食肉,喝汤,当日吃完。

功效:清热滋阴,利尿降血压,益气补虚。

适应证:急性肾炎恢复期。

(11)黑豆酿梨

原料:大雪梨1个,小黑豆50克,冰糖适量。

制作:将黑豆淘洗干净,装入洗净、切口的雪梨中,再把梨口盖上,置于笼屉中蒸 40 分钟即成。

用法:每日 1 剂,分 2 次食用。

功效:益阴补肾利尿。

适应证:肾阴虚型肾结石,以及肾阴不足、湿热留恋型肾盂肾炎。

(12)炒丝瓜

原料:嫩丝瓜 250 克,植物油、生姜丝、葱花、蒜片、虾皮、酱油、食盐、香油各适量。

制作:将丝瓜刮去皮,洗净,切成片,放入盘中备用。炒锅上大火,加入植物油烧热,放入生姜丝、葱花、蒜片、虾皮,翻炒出香味后下丝瓜片,再加食盐、酱油,继续翻炒至丝瓜片熟透,淋上香油即成。

用法:每日 1~2 次,佐餐食用。

功效:凉血解毒,祛瘀利尿。

适应证:湿毒浸淫型急性肾炎、膀胱湿热型肾盂肾炎、湿热蕴结型肾结石。

(13)荠菜小蓟拌马兰

原料:新鲜荠菜 150 克,新鲜小蓟 50 克,新鲜马兰 100 克,白糖、香油、味精、食盐各适量。

制作:将新鲜荠菜、新鲜小蓟、新鲜马兰分别拣洗干净,码齐,入沸水锅中焯至断生回软,捞出后放入冷开水中过凉,切成小段状,摆入盘中,中间为荠菜,上面为小蓟,四周为马兰,再加入白糖、味精和少许食盐,淋入香油,轻拌即成。

用法:当菜佐餐,随意食用,当日吃完。

功效:清热解毒,凉血止血。

适应证:肾盂肾炎、肾结石出现血尿,以及 IgA 肾病以血尿为突出表现者。

（14）鱼腥草拌莴苣

原料：新鲜鱼腥草150克，莴苣500克，葱花、生姜末、酱油、食盐、味精、食醋、香油各适量。

制作：将新鲜鱼腥草拣去杂质，洗净，入沸水锅中焯一下，捞出入冷开水中过凉，切成小段，放入碗中，加少许食盐拌揉，腌渍一下。莴苣弃叶，去皮，洗净，切成细丝，用少许食盐拌腌一下，沥去汁液，码放在盘中，上面铺上鱼腥草，加葱花、生姜末、酱油、食醋、味精稍拌，淋入香油即成。

用法：当菜佐餐，随意食用。

功效：清热解毒，利湿通淋。

适应证：湿热蕴结型急慢性肾盂肾炎及肾结石。

（15）竹笋拌莴苣

原料：竹笋、莴苣各200克，食盐、香油、白糖、味精、生姜末各适量。

制作：将莴苣洗净，去皮，切成滚刀块；竹笋洗净，切成滚刀块；把莴苣、竹笋一同在沸水锅中煮熟，捞出沥干水装碗内。把食盐、香油、白糖、味精、生姜末一起调匀，浇在竹笋和莴苣块上，拌匀装盘即成。

用法：每日1～2次，佐餐食用。

功效：清热利尿。

适应证：肾盂肾炎及肾结石下焦湿热出现小便淋涩、疼痛症状者。

（16）山药腐竹鸡片

原料：腐竹1片，鸡肉250克，鲜山药100克，生姜片、葱丝、植物油、十三香、酱油各适量。

制作：将鸡肉洗净，切成小片，加调味料腌10分钟，备用；腐竹洗净，切成小片，用沸油炸脆，捞出放入盘中。炒锅上大火，加入植物油，烧热后爆香生姜片及葱丝，再下鸡肉片翻炒，待鸡肉熟透后放入洗净、切片的山药,继续翻炒至山药熟透,入调味料,勾芡,放入盘中,与腐竹一同拌匀即可。

用法:每日 1 剂,佐餐食用。

功效:补脾胃,消蛋白。

适应证:脾虚失运型慢性肾炎及肾病综合征呈现形体消瘦、倦怠乏力、纳差食少、尿蛋白长期不消者。

(17)凉拌芹菜

原料:新鲜蒲芹(药芹)250 克,甜杏仁 20 克,香干 4 块,白糖、味精、香油、食盐各适量。

制作:将芹菜拣去杂质及叶片,洗净,码齐后入沸水锅中焯至断生回软,捞出放冷开水中过凉,用刀切成小段,按药瓣形成摆放在盘中;甜杏仁去皮、尖,入沸水锅中煮熟,捞出切成薄片;香干洗净,入沸水锅中焯透,捞出切成细丝。把甜杏仁、香干一同放入芹菜瓣的中心和四周,再加入白糖、味精、香油,调入少许食盐即成。

用法:当菜佐餐,随意食用。

功效:清热凉肝,补益脾肾。

适应证:脾肾两虚、余邪未清型慢性肾盂肾炎。

(18)黄芪蒸鹌鹑

原料:鹌鹑 2 只,黄芪 50 克,葱段、生姜片、黄酒、食盐各适量。

制作:将鹌鹑宰杀,去毛、爪及肠杂等,洗净,把淘洗干净的黄芪放入鹌鹑腹中,用线扎一下,再把鹌鹑放入蒸碗中,加入葱段、生姜片、黄酒、食盐,注入适量清水,入笼屉中用大火蒸 30～50 分钟即成。

用法:当菜佐餐,随意食用,黄芪并可嚼食。

功效:补肺健脾,利水消肿。

适应证:肺脾气虚型慢性肾炎及肾病综合征。

(19)山药大枣蒸甲鱼

原料:甲鱼 250 克,山药 50 克,大枣 15 枚,冰糖 20 克。

制作:将甲鱼宰杀,去头、尾、爪及内脏,洗净,入沸水中焯透,捞出,冷水中过凉,切成块,放入蒸盆中,再加入洗净、切片的山药及淘洗干净的大枣,撒上冰糖,并加适量清水,入笼屉中用大火蒸1小时即成。

用法:当菜佐餐,随意食用。

功效:滋阴补肾,健脾和胃。

适应证:肝肾阴虚型慢性肾炎及肾病综合征,症见水肿、小便不利、腰膝酸软、神疲乏力、目睛干涩、口干心烦、食欲缺乏者。

(20)大蒜煨黑鱼

原料:大蒜头2个,黑鱼150克。

制作:将大蒜头掰开,剥去外膜,分成大蒜瓣,洗净备用。把黑鱼宰杀,去内脏,将大蒜瓣装入鱼腹中,用细线缝一下,再用湿绵纸包裹,外面用黄泥封好,于木炭火中煨熟,去黄泥取出即成。

用法:每日1剂,当菜佐餐食用。

功效:健脾化湿,利水消肿。

适应证:脾虚水湿不化型慢性肾炎及肾病综合征。

29. 适宜于肾病患者的主食类食疗方有哪些

(1)赤小豆粟米饭

原料:赤小豆、粟米各100克,大米50克。

制作:将赤小豆、粟米、大米分别淘洗干净,把赤小豆放入锅中,加入清水适量,煮至八成熟时捞出,掺在粟米、粳米中,置饭盒中,再加入清水适量(高出米面约1厘米),放入蒸锅中蒸熟即成。

用法:当主食随意食用。

功效:健脾益肾,利湿消肿。

适应证:脾肾虚损、水湿不化型急性肾炎及慢性肾炎、肾病综合征。

（2）扁豆火烧

原料：白扁豆粉、山药粉各 50 克，发酵面 500 克，葱末、食盐、植物油各适量。

制作：将葱末、食盐放入碗中，加入植物油拌匀，稍腌片刻待用；把发酵面用扁豆粉、山药粉为面扑揉匀，并按扁擀成大面片，取拌好的葱末撒在面片上，再将面片由下向上卷成长卷，切成 10 个火烧剂子，捏住两头的外皮（包住葱末和食盐），并逐个稍旋拧，擀成圆薄饼。取平底锅上中火，加入植物油，烧热后放入圆薄饼，烙熟即可。

用法：当主食随意食用。

功效：补虚扶正，健脾益肾。

适应证：脾肾不足型慢性肾炎及肾病综合征。

（3）山药茯苓煎饼

原料：山药粉、茯苓粉各 100 克，荞麦面 150 克，植物油适量。

制作：将山药粉、茯苓粉与荞麦面混匀，用水调成稠糊状备用。平底锅上大火，加入植物油，烧热后每次取面糊适量，上锅摊成煎饼，煎熟即成。

用法：当主食，分早晚餐食用。

功效：健脾利湿，补虚润燥。

适应证：脾虚湿阻型慢性肾炎及肾病综合征出现脘痞腹胀、肢软乏力、大便溏薄等症状者。

（4）山药面条

原料：山药粉 1 000 克，荞麦面粉 2 000 克，鸡蛋 300 克，大豆粉 100 克，香油、葱花、食盐、味精、菠菜叶各适量。

制作：将山药粉、荞麦面粉、大豆粉一同放入容器中，再把打破搅匀的鸡蛋倒入容器中，加适量清水及食盐，和成面团，擀成薄面片，切成面条。每次取适量面条，下入沸水锅中，煮熟后放入香油、食盐、葱花、菠菜叶、味精，再稍煮即成。

用法:每日1～2次,当主食随意食用。

功效:补脾助运,补虚益肾。

适应证:脾肾不足型急性肾炎及慢性肾炎、肾病综合征、肾结石。

(5)槐花包子

原料:小麦面粉1 000克,鲜嫩槐花500克,猪肉250克,骨头汤400克,酱油、香油、葱花、发酵剂、食用碱、糯米粉、食盐各适量。

制作:将鲜嫩槐花洗净,剁成碎末;猪肉洗净,剁成末肉,放入盆内,分3次加入酱油,每次加入后搅拌均匀,再加入糯米粉,拌开后倒入骨头汤,放入槐花末、葱花、香油及少许食盐,制成包子馅。面发好后加入食用碱揉匀,面团揉成条,揪成面剂,擀成中间稍厚边缘稍薄的圆包子皮,包上馅,捏成包子生坯,直接放入蒸笼中,用大火蒸熟即成。

用法:当主食,分早晚餐随意食用。

功效:滋阴益肾,补血止血,健脾益髓,清热解渴。

适应证:肾病综合征、慢性肾衰竭、慢性肾炎等肾病所致之肾性贫血。

(6)参枣米饭

原料:党参20克,大枣10枚,大米150克,白糖适量。

制作:将党参、大枣、大米分别淘洗干净;大枣去核,党参切片。把党参、大枣、大米一同放入锅中,加入清水适量,按常法煮成米饭。

用法:视需要加入适量白糖,当主食于佐餐食用。

功效:健脾益气。

适应证:脾肾气虚型慢性肾炎及急性肾炎、肾病综合征、IgA肾病等。

(7)韭菜荞麦面饼

原料:赤韭菜150克,荞麦面粉250克,小麦面粉100克,植物油、鸡蛋、食盐各适量。

制作：将荞麦面、小麦面一同放入盆中，加温水和鸡蛋液调成糊；韭菜洗净，切成细末，倒入面糊中，加入食盐搅拌均匀。煎锅上大火，加入植物油，烧至油热时，倒入适量面糊，摊成薄饼，煎至两面微黄饼熟即可。

用法：当主食随意食用。

功效：补虚益肾，宽中通便。

适应证：肾气不足型慢性肾炎、肾病综合征，对伴有便秘者尤为适宜。

(8)粗粮面包

原料：山药粉、薏苡仁粉各100克，玉米面、燕麦面各150克，面粉(包括面扑)600克，酵母粉10克，鸡蛋2个，乳酸奶250毫升，玉米香型香精、植物油、菊糖各适量。

制作：将乳酸奶倒入小盆中，加入鸡蛋液，用筷子搅匀，再加入酵母粉、菊糖、香精和植物油，搅成糊液备用。取面盆倒入面粉(约500克)、山药粉、薏苡仁粉、玉米面、燕麦面，加适量清水拌匀，倒入奶蛋糊，和成发酵面坯，放1小时左右发酵，面发酵后用面扑揉搓成4个(每个250克左右)椭圆长面包剂子，面包剂子表面刷上少许蛋液或植物油待用。把烤箱调在180℃预热，用湿布隔热取出烤盘，刷上少许植物油，摆上面包剂子，烤20分钟左右取出，切成薄片码在盘中即可。

用法：当主食，分早晚餐随意食用。

功效：补虚扶正，健脾化湿。

适应证：脾肾不足、水湿停滞型急性肾炎及慢性肾炎、肾病综合征、肾盂肾炎等肾病患者尤为适宜。

30. 适宜于肾病患者的药茶方有哪些

(1)玉米须公英茶

原料:玉米须 30 克,鲜蒲公英 50 克,白糖适量。

制作:将玉米须、鲜蒲公英分别洗净,一同放入砂锅中,加入清水适量,煎取汁液,再入白糖调匀即可。

用法:每日 1 剂,代茶饮。

功效:清热利尿通淋。

适应证:肾盂肾炎及肾结石出现小便涩痛不畅、尿时有灼热感诸症状者。

(2)王不留行蜜茶

原料:王不留行 30 克,冬葵子、车前子各 20 克,蜂蜜适量。

制作:将王不留行、冬葵子、车前子分别洗净,一同放入砂锅中,加入清水适量,水煎去渣取汁,待药汁转温后调入蜂蜜即可。

用法:每日 1 剂,代茶饮。

功效:行气活血,清热化湿,利水排石。

适应证:湿热蕴结、气滞血瘀型肾结石。

(3)竹叶利尿茶

原料:竹叶 20 克,乌龙茶 2 克。

制作:将竹叶洗净,切碎,与乌龙茶一同放入茶杯中,加沸水冲泡,加盖焖 10 分钟即可。

用法:每日 1 剂,代茶饮。

功效:清热解毒,利水消肿。

适应证:肾盂肾炎及湿热蕴结肾结石型小便涩痛者。

(4)莲藕茅根饮

原料:鲜藕、鲜白茅根、荸荠各等份。

制作:将鲜藕洗净,切成小片;鲜白茅根洗净,切碎;荸荠洗净,切成小块。把藕片、白茅根、荸荠块一同放入砂锅中,加入清水适量,煎取汁液。

用法:每日 1 剂,代茶饮。

功效:清热利湿,凉血解毒。

适应证:湿热壅盛型急性肾炎、膀胱湿热型肾盂肾炎及膀胱湿热、迫血下行型 IgA 肾病。

(5)玉米须车前茶

原料:玉米须、生甘草各 10 克,车前子 20 克。

制作:将玉米须除去杂质,车前子用纱布袋装好,生甘草洗净,切成片,一同放入砂锅中,加入清水适量,煎煮 20 分钟,去渣取汁即可。

用法:每日 1 剂,分 2 次代茶温饮。

功效:清利湿热,消肿止痛。

适应证:急性肾炎、急性肾盂肾炎及肾结石出现湿热毒邪内蕴症状者。

(6)冬葵叶茶

原料:冬葵叶适量。

制作:将冬葵叶洗净,切碎,放入砂锅中,加入清水适量,煎取汁液即可。

用法:每日 1 剂,代茶饮。

功效:清热利水通淋。

适应证:肾盂肾炎及肾结石出现小便不利、尿频尿急、淋漓涩痛症状者。

(7)石韦金钱茶

原料:石韦、金钱草各 20 克。

制作:将石韦、金钱草一同放入砂锅中,加入清水适量,煎取汁液即可。

用法:每日 1 剂,代茶饮。

功效:清热利湿,凉血止血,利尿通淋。

适应证:急性发作期 IgA 肾病以尿血为突出表现,以及肾盂肾炎、肾结石小便频数涩痛、尿血症状者。

(8)三花金钱茶

原料:玫瑰花 15 克,厚朴花 10 克,绿萼梅 20 克,金钱草 30 克,绿茶适量。

制作:将玫瑰花、厚朴花、绿萼梅、金钱草、绿茶共为粗末,混匀后装入小纱布袋中,每袋 2 克。

用法:每次 1 袋,用沸水冲泡,代茶饮。

功效:理气清热,利湿通淋。

适应证:急性肾盂肾炎。

(9)紫草菊花饮

原料:紫草 15 克,菊花 10 克。

制作:将紫草、菊花一同放入砂锅中,加入清水适量,煎取汁液即可。

用法:每日 1 剂,代茶饮。

功效:清热解毒利湿。

适应证:急性肾炎、肾盂肾炎、IgA 肾病,以及湿热蕴结型肾结石。

(10)紫苏葱白茶

原料:紫苏叶 10 克,葱白 1 段,玉米须 60 克。

制作:将紫苏叶、玉米须分别洗净,与洗净、切碎的葱白一同放入砂锅中,加入清水适量,煎取汁液。

用法:每日 1 剂,代茶饮。

功效:解表散寒,利水消肿。

适应证:风水泛滥型急性肾炎。

(11)枸杞洋参茶

原料:西洋参 6 克,枸杞子 30 克,白糖 10 克。

制作:将西洋参洗净切,成小片,枸杞子洗净,一同放入砂锅中,加入清水适量,大火煮沸后,改用小火继续煎煮 30 分钟左右,调入白糖,搅拌均匀使白糖充分溶化即可。

用法:每日 1 剂,代茶饮,枸杞子、西洋参片可一并嚼服。

功效:益气补肾。

适应证:肝肾不足型慢性肾炎及肾病综合征。

(12)葵髓茶

原料:向日葵秆内髓芯 30 克。

制作:将向日葵秆内髓芯放入砂锅中,加入清水适量,煎取汁液即可。

用法:每日 1 剂,代茶饮。

功效:利水通淋。

适应证:急性肾盂肾炎、肾结石。

(13)车前草茶

原料:车前草 12 克。

制作:将车前草洗净,制成粗末,放入茶杯中,加沸水冲泡,加盖闷 10 分钟即可。

用法:每日 1 剂,代茶饮。

功效:清热化湿利尿。

适应证:急性肾盂肾炎、肾结石。

(14)黄芪茅根茶

原料:生黄芪、白茅根各 30 克,西瓜皮 120 克,白糖适量。

制作:将生黄芪淘洗干净;白茅根洗净,切段;西瓜皮洗净,切成小片。把黄芪、白茅根、西瓜皮一同放入砂锅中,加入清水适量,大火煮沸后,改用小火继续煎煮 30 分钟左右,调入白糖,搅拌均匀使白糖充分溶化即可。

用法:每日 1 剂,代茶饮。

功效:补气升阳,利水消肿。

适应证:气虚水湿型慢性肾盂肾炎、慢性肾炎、肾病综合征。

(15)玫瑰灯心茶

原料:玫瑰花瓣5～10克,灯心草3～5克。

制作:将玫瑰花瓣洗净,灯心草水煎取汁,趁热用药汁冲泡玫瑰花瓣即可。

用法:每日1剂,代茶饮。

功效:利气解郁,利水通淋。

适应证:肾盂肾炎及肾结石出现小便涩滞、小腹满痛症状者。

(16)薏苡仁大枣绿茶

原料:薏苡仁60克,大枣30克,绿茶3克。

制作:将薏苡仁、大枣一同放入砂锅中,加入清水适量,煎取浓汁,把浓汁兑入用沸水冲泡的绿茶中搅匀即可。

用法:每日1剂,代茶温饮之。

功效:健脾利湿,解毒化浊。

适应证:急性肾炎、慢性肾炎、肾病综合征、慢性肾衰竭。

(17)莲芡黑枣茶

原料:莲子、芡实各30克,黑枣10克。

制作:将莲子、芡实、黑枣一同放入砂锅中,加入清水适量,煎取汁液。

用法:每日1剂,代茶饮。

功效:健脾补肾。

适应证:急性肾炎、慢性肾炎及肾病综合征蛋白尿经久不消者。

(18)四皮茶

原料:茯苓皮30克,生姜皮15克,桑白皮20克,冬瓜皮60克。

制作:将茯苓皮、生姜皮、桑白皮、冬瓜皮分别洗净,一同放入砂锅中,加入清水适量,煎取汁液。

用法:每日1剂,代茶饮。

功效:健脾化湿,利水消肿。

适应证:急性肾炎、慢性肾炎及肾病综合征以水肿为突出表现者。

(19)二鲜饮

原料:鲜藕、鲜白茅根各120克。

制作:将鲜藕洗净,切成小片,鲜白茅根洗净,切碎,一同放入砂锅中,加入清水适量,煎取汁液。

用法:每日1剂,不拘时代茶饮。

功效:清热利湿,解毒凉血。

适应证:湿热壅盛型急性肾炎,膀胱湿热型肾盂肾炎,以及膀胱湿热、迫血下行型IgA肾病。

(20)鲜藕柏叶汁

原料:鲜藕250克,侧柏叶60克。

制作:将鲜藕洗净,切碎,与洗净、切碎的侧柏叶放入榨汁机中榨取汁液。

用法:每日1剂,用凉开水冲后代茶饮。

功效:清热凉血。

适应证:急性发作期IgA肾病、急性肾盂肾炎及肾结石出现湿热毒邪内蕴症状者。